U0350323

窄带成像喉镜临床应用

Clinical Application of
Narrow Band Imaging Laryngoscope

倪晓光　著

王贵齐　审阅

人民卫生出版社

著者简介
Biography

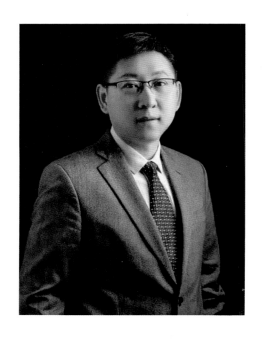

倪晓光

中国医学科学院肿瘤医院内镜科　主任医师

中国医学科学院肿瘤医院深圳医院内镜科　主任

学术兼职

中国医师协会内镜医师分会耳鼻咽喉内镜专业委员会常委

中国医药教育协会头颈肿瘤专业委员会常委

中国中医药研究促进会耳鼻咽喉科专业委员会常委

中国抗癌协会第二届肿瘤内镜专业委员会委员

中国癌症基金会癌症早诊早治项目（农村）专家委员会鼻咽癌专家组成员

意大利内镜外科协会国际会员

专业特长

2004 年毕业于中国协和医科大学，获肿瘤学专业博士学位。2005—2006 年在意大利米兰国立肿瘤研究所内镜中心做访问学者，后续在德国、日本及国内等多家内镜中心进修学习内镜专项技术。

在全国最早开展了头颈部肿瘤的窄带成像（NBI）喉镜临床应用研究，在国内外最先提出了喉癌 NBI 喉镜诊断分型，该分型明显提高了对咽喉部恶性肿瘤的早期诊断水平，目前已被国内外学者广泛引用，并命名为"Ni 分型"。出版了第一部鼻咽喉部肿瘤 NBI 喉镜诊断图谱《电子喉镜临床应用——鼻咽喉部肿瘤窄带成像内镜图谱》（人民卫生出版社，2015）。对鼻咽喉镜的检查手法进行了改进和创新，发明了"活检孔道注气法"来观察食道入口处。主要擅长鼻咽喉部肿瘤的内镜下诊断及鉴别诊断，在咽喉部良性肿瘤、声带白斑、声带息肉及声带早期癌的内镜下微创治疗等方面有丰富的临床经验。

以第一作者／通讯作者身份发表论文 50 余篇，参与编写中国内镜诊疗技术临床应用培训教材《咽喉内镜技术》，负责承担多项国家级、省部级课题的研究工作，2007 年被评为"北京市科技新星"。

序

Foreword

电子喉镜在鼻咽喉部疾病诊治过程中发挥重要的作用,是发现早期鼻咽喉部恶性肿瘤最有效的一种工具。倪晓光医生是我熟悉的青年专家,是中国医学科学院肿瘤医院专门从事电子喉镜检查的内镜专职医师,在喉镜检查的操作技术及肿瘤性疾病的诊断方面具有丰富的经验。他在 2015 年编著出版了一部专著《电子喉镜临床应用——鼻咽喉部肿瘤窄带成像内镜图谱》,是国内首部介绍鼻咽喉部肿瘤窄带成像技术的书籍。3 年的时间过去了,倪晓光医生又潜心钻研,收集整理了相关的病例资料,以 NBI 技术为主题,对 NBI 喉镜在鼻咽喉部肿瘤中的应用情况进行了更新和系统总结,编写成《窄带成像喉镜临床应用》一书,我很荣幸首先阅读该书,并再次受邀为这部书籍作序。

我作为一名早年即致力于头颈外科肿瘤疾病临床诊治领域的专科医师,临床工作中离不开电子喉镜的辅助。喉镜的发展经历了间接喉镜、硬性喉镜、纤维喉镜、电子喉镜等几个时代,近年来又出现了以 NBI 技术为代表的特殊光内镜。喉镜技术的进步促进和提高了鼻咽喉部疾病的诊断水平,增强了头颈部恶性肿瘤的早期诊断能力。我所在的首都医科大学附属北京同仁医院通过联合 NBI 喉镜技术,进一步完善了 CO_2 激光手术在喉癌治疗中的应用,显示出这项检查技术在喉部浅表病变的术前、术中、术后诊治环节都具有良好的应用前景,能够作为早期喉部肿瘤微创治疗的定性定量、无创筛查手段。

近几年来，NBI 喉镜在国内推广普及很快，这将极大提高鼻咽喉部肿瘤尤其是早期癌的诊断水平。但是由于缺乏相应的专业书籍介绍，广大基层医师在 NBI 喉镜的操作应用水平上还参差不齐。倪晓光医生在头颈部肿瘤的 NBI 喉镜检查方面于国内开展较早，这次他专门对 NBI 喉镜的相关内容进行了系统地梳理和总结，编写成这一册《窄带成像喉镜临床应用》的专题书籍。

本书首先介绍了 NBI 技术的基本原理，随后详细介绍了开展 NBI 喉镜需要掌握的相关技能，最后通过头颈部各个部位具体的病例来展示 NBI 喉镜在肿瘤性疾病诊断和鉴别诊断中的临床应用情况。该书汇聚了约 500 个典型病例的代表图片和 170 多个典型视频，通过典型病例的静态和动态图像资料让读者掌握不同类型病变的典型特点，尤其是具体临床分型的应用，以及如何通过分型判断病变的性质。

本书图文并茂、内容新颖，为 NBI 喉镜技术临床实践提供了先进、专业、适用的诊疗经验，具有较高的临床应用价值，不仅对从事头颈肿瘤和耳鼻咽喉头颈外科专业医师大有助益，也必将惠及患者利益。为此，我乐于为之作序，并向大家推荐。

黄志刚

中华医学会耳鼻咽喉头颈外科分会　副主任委员，候任主任委员

中国残疾人康复协会无喉者康复专业委员会　主任委员

北京医学会耳鼻咽喉头颈外科分会　主任委员

中华耳鼻咽喉头颈外科杂志　副总编

首都医科大学附属北京同仁医院　副院长

首都医科大学耳鼻咽喉头颈外科学　教授

我的 NBI 喉镜 10 年学习之路（2008—2018）

我是从 2007 年开始成为一名专职的喉镜检查医生，从 2008 年开始将 NBI 技术应用在头颈部肿瘤的内镜检查中。很幸运的是，由于我们内镜科主要从事消化道内镜检查，而 NBI 技术最早是在消化道肿瘤开展和应用的，所以对于我来说，较耳鼻咽喉头颈外科专业的同行们更早地接触了 NBI 喉镜的基本情况，并很快将 NBI 喉镜在消化道领域的应用经验运用到鼻咽喉部肿瘤的内镜检查中。NBI 喉镜开展初期，我申请了中国医学科学院肿瘤医院内部的课题研究并得到了资助，科室王贵齐主任特别邀请了头颈外科的徐震纲主任一起进行了讨论，并对 NBI 喉镜在头颈部肿瘤早期诊断中的应用提出了建设性的意见和方向。我于 2009 年在国内首先报道了 NBI 喉镜在下咽癌早期诊断中的应用情况，2010 年和 2011 年对其在喉癌中的应用进行了连续报道，2013 年对其在原发灶不明的颈部转移癌中的应用进行了报道，2017 年对其在鼻咽癌中的应用进行了报道，2018 年重点对声带白斑中的应用进行了研究，并组织举办了国内第一届 NBI 喉镜研讨会。一路走来，收获颇多，其中最值得骄傲的是我在 2011 年提出的喉部病变 NBI 喉镜诊断分型，近年来得到国内外同行的广泛引用，被命名为"Ni 分型"。2018 年有研究者对"Ni 分型"的诊断作用进行了荟萃分型，结果发表在喉镜领域最权威的 *Laryngoscope* 杂志上，充分肯定了这个分型在提高喉癌诊断准确性上具有重要的临床价值。

10 年前步入这行时，鼻咽喉部肿瘤对我来说是一个新的领域，让我感到一头雾水，看不到方向和前途。然而人总是要适应时代和生活，在日积月累与鼻咽喉部肿瘤的接触中，我觉得在这一领域还有许多工作可做。内镜检查的重点是做好肿瘤的诊断，尤其是早期诊断，而 NBI 喉镜在这方面就具有显著的优势。于是我在摸索中学习，在学习中提高，在提高中创新，把诊断做准确、把研究做细致、把工作做扎实，竭心尽力完成一名内镜医生的职责。如何评价一个内镜检查医生水平的高低？我的结论是你的内镜诊断越接近病理诊断，你的水平就越高，所以我一直在朝着这个方向努力。最初学习时，对白光下和 NBI 模式下感觉有异常的黏膜，都要取活检明确性质，等一周后再查询病理诊断结果，看看自己的内镜是否与病理诊断符合，研究 NBI 喉镜下的表现与病理诊断的关系，如此点滴地积累经验，现在终于让我在白光和 NBI 喉镜下的鼻咽喉部肿瘤诊断水平取得了长足的进步，对一般良恶性病变的鉴别诊断能力明显提高，让我对自己的临床判断能力更加自信。

10 年，对一个人的工作生涯而言，说长也长，说短也短。这 10 年是我人生最好的时光，我把精力主要用在 NBI 喉镜的研究上，使自己在喉镜的诊断能力上有提高、有进步、有自信，但对于耳鼻咽喉科这个学科来说，我一直认为自己是一个半路出家的新兵，至今对一些领域仍是一知半解。这次有机会对 10 年来开展的 NBI 喉镜工作进行一个总结，完全驱动于个人兴趣，对我来说这既是对前一阶段工作的小结，也是对下一步工作的展望，希望本书的出版对鼻咽喉部肿瘤的早期诊断有所帮助，希望对 NBI 喉镜感兴趣的同道有一些提示作用，但由于完全基于本人多年的临床观察和经验总结，难免有疏漏之处，还恳请同行们批评指正。

倪晓光 · 北京

倪晓光

2019 年 8 月 30 日

目 录

Contents

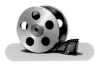

第 一 章

窄带成像技术的基本原理和临床应用

第一节　窄带成像技术的工作原理

　　普通电子内镜的照明光源为氙气灯，氙气发出白色光，透过快速旋转的红／绿／蓝（RGB）三原色滤光片照射到被摄物体上，反射的光线被内镜先端部的电荷耦合装置（charge coupled device，CCD）图像传感器接收。CCD 获取的是 RGB 的顺次信号，以 1 个像素为单位按顺序感光，产生红、绿、蓝三幅图像，通过图像处理中心的叠加，最终还原出一幅完整的彩色图像显示在电视监视器的屏幕上。

　　光是一种电磁波，同时具有波和粒子的特性。如果将光看作一种波，那么每一个波峰与相邻波峰之间的距离就称之为"波长"。可见光的波长在 400～700nm 范围，呈白色。不同波长的光可被人眼感知为不同的颜色，平均 400nm 波长的光一般感知为蓝色，550nm 为绿色，600nm 为红色。光的传播有反射、折射、吸收和散射，肉眼所看到的颜色实际上是反射光的颜色。比如当白光照在苹果的表面，苹果皮中的色素吸收波长 400～550nm 的光波，被吸收的光波转化为热量。换言之，白光中的蓝色 - 绿色光的能量转化为热量，未被吸收的 550～700nm 波长的光波被反射出来，反射光摄入眼中，苹果就被感知为红色。如果是青蓝光（主要是由蓝色光和绿色光组成）而不是白光照射苹果，由于蓝光和绿光会被苹果表面色素完全吸收，几乎没有光线发射，苹果就会看上去呈现为黑色，因此要想感知到物体的自然颜色必须是白色光。

　　常规电子内镜系统采用的是 RGB 广谱滤光片，允许 400～700nm 的红／绿／蓝（RGB）三色可见光通过，与普通照明光类似，图像逼真清晰，能够展现黏膜的自然原色。这种被称为"白光"的宽带照明光照射组织后，大部分光波发生散射或被吸收，仅小部分光波发生反射起到了成像的作用。通常情况下，光波越长，其穿透性越好，光线被反射得越少，散射得越多。图像的清晰度与反射光的多少有关，波长缩短后，穿透深度变浅，光线散射的少，反射的多，可以使图像变得清晰。此外，光谱的吸收、反射尚受到组织结构与血流的影响。光照射到生物体组织表面后部分反射，非反射光进入组织中主要被血管内血红蛋白吸收。血红蛋白对可见光的吸收峰位于 415nm（蓝光），同时对 540nm（绿光）的光谱也有较强吸收，而对波长较长的红光基本上不吸收。短波长的蓝色光穿透深度较浅，仅为 170μm，因此对于黏膜表面的血管观察效果非常好，绿色光穿透深度达 200μm，则能较好地显示中间层的血管，红色光穿透深度为 240μm，可用于显示黏膜下血管网。

　　利用这一成像原理，日本的奥林巴斯公司（Olympus）与日本国立癌症研究中心共同研发了一种新的内镜光源成像系统——窄带成像（narrow band imaging，NBI）内镜。NBI 技术研发的目的是用于消化道肿瘤的早期发现，考虑到早期癌变最初多起源于黏膜浅表层而且有黏膜表层微血管结构的改变，为了强调显示黏膜血管而不是还原黏膜的自然色，NBI 内镜系统使用了特殊的窄带光源而不是白光。NBI 就是一项用窄带光观察活体组织的技术，通过从普通宽带光波中分离出那些能被血管强烈吸收而不发生广泛、深入散射的窄带光而起作用。与传统电子内镜相比，NBI 内镜同样是应用带标准氙灯光源的红 / 绿 / 蓝（RGB）顺次式成像系统，但不同的是采用了特殊的窄谱滤光片，使内镜成像特点产生了新的变化。早期研制的 NBI 的光源具有 3 个特殊的滤光器（即 3-band NBI），通过滤光器使氙气灯光的波谱范围窄化到一定的波长范围[（415±30）nm、（445±30）nm、（500±30）nm]。目前医疗机构中使用的 NBI 光源（包括 Evis Lucera Spectrum 260、290 及 Evis Exera Ⅱ 180、190）则具有 2 个滤光器（即 2-band NBI），窄化后的波谱范围为（415±30）nm、（540±30）nm。

　　为什么要选定中心波长为 415nm（蓝色光）和 540nm（绿色光）的短波长的窄带光作为"照明光"呢？这是因为：①血红蛋白作为黏膜内吸收可见光的主要物质，对波长 415nm 蓝光和 540nm 绿光的吸收最为明显，利用这种特点，使黏膜表面的浅表微血管对 415nm 的蓝光吸收率高而呈现出棕褐色，较深黏膜层及黏膜下层的微血管对 540nm 的绿光吸收率高而呈现出蓝绿色，这样血管就与背景黏膜形成明显的对比效果，使黏膜组织内的血管形态容易识别出来；②光线的波长越短，对黏膜的穿透力越弱，只能达到黏膜表层，波长较短的蓝光和绿光在黏膜表面和浅层被反射。图像的清晰度与反射光的多少有关系，反射光越多，图像越清晰，因此短波长的光作为照射光可以增加组织表层构造的清晰度，而图像的对比度和波谱宽度有关，应用窄光谱将有助于提高图像的对比度。综上所述，NBI 内镜能够强化显示黏膜表浅的微血管形态和微细表面结构，并提高成像的对比度，从而有助于内镜检查时发现发生在黏膜表层的早期癌变事件。

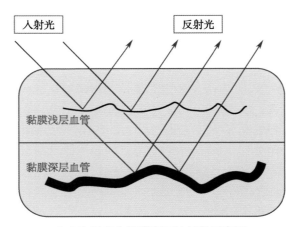

蓝光和绿光在黏膜表面的反射示意图

　　窄带干涉滤光片是窄带成像技术的核心部件，能够通过滤波器从入射光中选取特定的波长。NBI 系统中采用的是带宽为 30nm 的蓝绿滤光片，当氙灯产生的白光照射到滤光片上时，它只允许中心波长分别为 415nm、540nm，带宽为 30nm 的蓝绿复合光通过，其他波长的光线全部截止。电子内镜系统采用的是 RGB 广谱滤光片，允许 400~800nm 的 RGB 三色可见光通过。而窄带成像系统中不仅使得 RGB 三色光的带宽"窄带化"，而且截止了红色光成分，其主要原因是红光照射到黏膜表面或浅表血管及微血管会发生大量的漫反射，并被 CCD 接收，这样图像的对比度和边界的清晰度不如蓝绿双色窄带光。NBI 技术就是通过光波专用滤光片，改变入射光的颜色，获得了波长短、范围窄的蓝光和绿光，从而使黏膜浅层（表面）的细微结构和表浅的毛细血管网对比度增强,清晰度增加,在视觉上具有与内镜下染色同等的效果,使医生更容易对组织细微变化做出区别和判断,因此 NBI 内镜又称之为"电子染色内镜"。窄带成像内镜系统具有普通内镜和 NBI 两种工作模式,只需按动一个按钮,就可以完成两种模式之间的快速转换,操作简单方便。NBI 内镜的推出可以更清晰地观察黏膜腺管开口的形态以及黏膜表面的微小血管形态,为内镜医生提供了对比度更加明显的图像,带来了更为可靠的诊断信息。

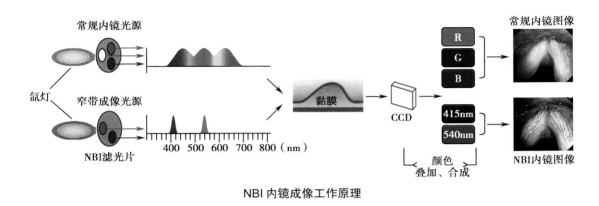

NBI 内镜成像工作原理

第二节　窄带成像技术的临床应用

为了提高消化道肿瘤的早期诊断水平,1994 年美国纽约大学医学院、东京技术研究所(Prof. N. Oyama)和奥林巴斯医疗系统公司接受"第二轮癌症控制综合 10 年战略"项目的资助,开始了将黏膜的颜色和结构数字化的研究,以便获得更客观/定量的病理性质信息。他们使用奥林巴斯公司开发的光谱仪,目标是实现对正常和异常黏膜的准确鉴别,通过对 2 000 余例食管、胃和结肠的黏膜进行分析,发现依靠光谱对正常和异常组织进行分类,很难获得稳定的诊断标准。但是通过这些研究,他们发现当选择某些窄带波长的光谱时,能够增强黏膜表面细节的显示,于是研究者改变研究方向,从光谱的定性数据转变为定性成像增强黏膜表面细节的研究。通过使用窄带光谱的滤光器,发现红光对黏膜深面有明显的增强显示作用,蓝光对黏膜浅层有明显的增强显示作用,而绿光介于二者之间,随后进一步研究发现,窄带波长的蓝光与血红蛋白的吸收峰吻合,能够增强黏膜表面细节的显示,通过大量的临床实验,最后于 1999 年 5 月首次实现 NBI 的概念。随后与日本国立癌症研究中心东病院的佐野宁(Yasushi Sano)医生进行合作,将 NBI 技术与内镜结合,于 1999 年 12 月 14 日获得世界第一例空腔脏器黏膜的 NBI 图像,日本学者佐野宁(Yasushi Sano)等于 2001 年在美国消化疾病周上首先进行了临床报道。2005 年 12 月带有 NBI 功能的内镜主机系统开始批量生产,陆续销往全球。NBI 内镜对黏膜表面构造的观察,不仅可以清晰显示黏膜表面的微小病变,而且使鉴别肿瘤性和非肿瘤性病变的精确度明显提高,使内镜的病变检出率和内镜诊断的准确率明显提高,为人们带来了一种新的简单易行的黏膜表面的观察工具,引起各国内镜学者广泛的关注。NBI 内镜最早应用于消化道早期癌的检出上,随后发现 NBI 内镜在咽喉部、膀胱及呼吸道气管和支气管早期癌的检出中也具有重要作用。消化道等实体肿瘤的癌变一般从黏膜的上皮层开始的,病变从不典型增生发展到癌的过程中离不开血管的滋养,在形态学上就表现出病变组织滋养血管的延伸、扩张、扭曲或新生等改变。NBI 的优势在于能够利用短波长的照射光(415nm)被血红蛋白吸收的特性使黏膜表层的末端微细毛细血管在屏幕上显示为棕色,而黏膜下的小静脉显示为蓝绿色,提高组织表面细微构造的对比度,使组织表层结构的血管形态清晰显示,从而有利于早期发现癌变事件,目前已经成为内镜常规检查中辅助发现早期癌变事件的一种有用工具。

NBI 内镜在临床上的应用主要体现在以下两个方面:

(一)发现早期癌变病灶

上皮性恶性肿瘤的起源一般最早起源于黏膜最表层的上皮层,恶性肿瘤细胞具有快速增殖的特性,细胞的增殖离不开营养物质的滋养,肿瘤细胞会分泌血管生长因子等促进血管的生成,来提供营养物质。当黏膜表面出现异常时,常常是血管增粗或增多,颜色上仅仅是发红,在普通内镜下,与正常背景的淡红色黏膜混杂在一起,很难区分,而 NBI 模式下色彩会变化,红色光被去掉了,只保留了绿色光和蓝色光,异常病灶表面增生的微血管呈现出棕褐色,背景黏膜呈现出淡绿色,起到了非常好的对比效果:一方面可以清楚的将病灶显示出来,有利于检查者发现可疑病灶,可以针对病灶进行靶向性活检;另一方面,可以利用颜色的变换突出显示效果,判断病变的侵犯范围,有助于提高病灶治疗前的精准评估。

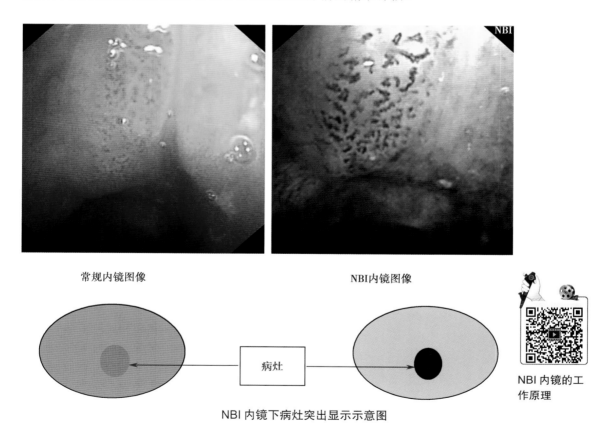

NBI 内镜下病灶突出显示示意图

(二)明确病灶的性质及判断病变的浸润深度以指导内镜下的微创治疗

NBI 内镜不仅能够发现病变,更重要的是,还能够根据黏膜表层微血管形态和消化道黏膜腺管开口的结构变化判断病灶的性质及病变的浸润深度。目前 NBI 技术常与放大内镜结合起来应用,更有助于对黏膜表面的微血管和腺管开口形态进行精细观察和准确判断。日本学者在 NBI 内镜诊断消化道早期肿瘤方面做了比较深入的研究,目前早期食管癌、早期胃癌和早期大肠癌的 NBI 结合放大内镜观察已经成为术前检查的重要部分，通过对黏膜表面微血管和腺管开口形态的观察，能够较准确地判断出病变的性质及病变的浸润深度。内镜黏膜切除术（endoscopy mucosal resection，EMR）及黏膜下剥离术（endoscopic submucosal dissection，ESD）对治疗局限在黏膜层的早期消化道癌具有明显的优势，NBI 因为能够较准确地评估病变的浸润深度，已经成为指导内镜下微创治疗的重要依据。

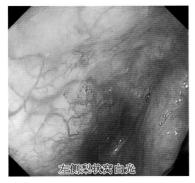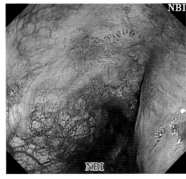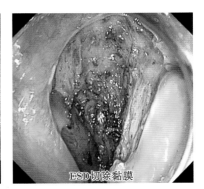

左侧梨状窝早期癌内镜黏膜下剥离术

第三节　窄带成像喉镜在头颈部肿瘤中的应用现状

　　头颈部器官的黏膜上皮多属于鳞状上皮，鳞状上皮在 NBI 喉镜下具有典型的特点，头颈部肿瘤的 NBI 喉镜下表现与食管癌有很大相似之处，所以许多鼻咽喉部肿瘤的 NBI 喉镜下诊断经验都可以参考食管癌的表现。

一、NBI 喉镜在喉癌中的应用

　　NBI 喉镜对喉部病变具有较好的诊断作用，能够发现早期的喉癌及癌前病变。Watanabe 于 2009 年最初报道了喉癌 NBI 喉镜下的典型特点，表现出棕褐色斑点或扭曲的血管，NBI 喉镜对喉癌诊断的敏感性和特异性均在 90% 以上。笔者团队根据喉部病变从正常→不典型增生→癌的过程中，黏膜表面的 IPCL 形态的动态变化，于 2011 年最早提出了 NBI 喉镜下喉部病变的 5 种 IPCL 分型。Ⅰ～Ⅳ型为良性病变，Ⅴ型多提示为恶性病变，Ⅴ型又进一步细分为 3 个亚型，其中 Va 型最为重要，表现为形状不规则的实心或者空心较粗大的棕色斑点，病变边界清晰显示，病理性质多对应为重度不典型增生和原位癌。该分型对喉部病变诊断的准确性为 90.4%，明显优于普通白光内镜（76.9%），对喉癌诊断的敏感性和特异性分别为 88.9% 和 93.2%。其中 Va 型对早期喉癌（重度不典型增生 + 原位癌）诊断的敏感性和特异性分别为 100% 和 79.5%，说明使用该分型可以提高 NBI 喉镜对喉癌（包括早期喉癌）的诊断效能。目前国际上 NBI 喉镜的诊断分型多参照 Ni 分型进行诊断，荟萃分型显示，Ⅴ型对喉癌诊断的总的敏感性为 0.82（95% CI：0.75～0.87），特异性为 0.93（95% CI：0.82～0.97）。NBI 喉镜下的 IPCL 分型不仅对初治的喉部病变具有重要的诊断意义，同样适用于手术及放疗后随访的喉部检查中，当术后或放疗后喉部黏膜表面再次出现清晰的斑点（Va 型）及蚯蚓或蛇形（Vb 型）微血管时，常提示病变局部复发，有助于术后早期发现复发病灶，并进行早期治疗。

二、NBI 喉镜在口咽癌和下咽癌中的应用

口咽和下咽部黏膜表面被覆的是复层鳞状上皮，发生癌变时黏膜表面微血管形态与喉癌及食管癌相似，因此在诊断上可以参照喉癌或食管癌的 NBI 分型，但较少出现喉部白斑覆盖引起的微血管不可见的Ⅲ型。尤其是下咽部，当黏膜表面出现轻度或中度不典型增生时，就可见 IPCL 有扩张，病灶区虽可见斑点，但相对较小、排列较稀疏、规则，边界不清楚。当病变进展到重度不典型增生与原位癌时，黏膜表面可出现排列紧密的棕色斑点，并且病变的边界能够较白光显示得更加清晰。当病变进展侵犯到黏膜下层时，可见病灶区微血管由斑点状转变为扭曲的线条状（如蛇形、蚯蚓或蝌蚪形）表现。而晚期较大的恶性肿瘤，其瘤体表面常伴有坏死，这时黏膜表面的微血管结构变形甚至被坏死组织覆盖而缺失。口咽部的舌根与扁桃体区，由于有丰富的淋巴组织，有时会受增生的淋巴滤泡影响，癌变时并不出现斑点状或扭曲扩张的微血管改变。Muto 等使用放大 NBI 内镜筛查 320 例食管癌患者同时伴发咽喉部和食管早期癌的发生情况，结果显示 8%（26/320）的食管癌患者同时伴有头颈部的浅表癌，NBI 内镜下浅表癌表现为边界清楚的棕褐色区域内有不规则的微血管，随机对照研究显示，NBI 内镜对头颈部浅表癌的检出率（100%）明显高于普通白光内镜（8%），$P<0.001$，NBI 内镜与白光内镜对头颈部浅表癌诊断的敏感性分别为 100% 和 7.7%，具有显著差别（$P<0.001$），特异性分别为78.6% 和 95.5%，无显著差别（$P=0.28$）。Yoshimura 等分析了口咽部和下咽部浅表癌的普通白光和 NBI 内镜下的特点，黏膜充血是咽喉部浅表癌的常见表现，在非放大 NBI 内镜下，浅表癌多呈现棕褐色区域，放大内镜下观察，可见微血管扩张、延伸、密度增加及不规则改变。在普通白光内镜下，黏膜充血对咽喉部浅表癌诊断的敏感性和特异性分别为 72% 和 59%，准确性为 62%，黏膜充血结合放大 NBI 内镜下的棕褐色区域和血管不规则表现对咽喉部浅表癌诊断的敏感性为 52%，特异性为 92%，准确性为 82%。吴俊华等报道了 90 例口咽和下咽部异常患者的 NBI 喉镜检查情况，发现 NBI 喉镜对口咽、下咽恶性病变诊断的敏感性为 98.8%，特异性为 89.2%，阳性预测值为 95.5%，阴性预测值为 97.1%，NBI 喉镜结果与病理检查结果具有高度一致性（kappa = 0.901，$P<0.01$）；NBI 喉镜对口咽、下咽恶性病变（尤其是重度异型增生、原位癌，$P<0.01$）及癌前病变（$P<0.01$）的诊断较普通白光内镜更为准确。笔者团队曾对 46 例下咽癌患者分别进行普通白光内镜和 NBI 喉镜检查，结果显示 NBI 喉镜共发现 86 个病灶，而普通白光内镜发现 79 个病灶，全部 86 个病灶中有 38 例属于浅表型病灶，普通白光内镜漏诊率为18.4%（7/38）；其中对重度不典型增生和原位癌的漏诊率为 26.3%（5/19），与 NBI 喉镜具有显著统计学差异（$P=0.034$）。

三、NBI 喉镜在鼻咽癌中的应用

鼻咽部表面主要被覆呼吸型假复层纤毛柱状上皮，鼻咽癌在组织学上以非角化型鼻咽癌为主。鼻咽癌在 NBI 模式下的典型表现是病变表面出现棕褐色蛇形或扭曲线条状的微血管，血管线条清晰明显。鼻咽癌 NBI 喉镜下的诊断标准还不统一，已经报道的鼻咽部病变 NBI 分型还不全面，鼻咽癌 NBI 喉镜下的典型特点与下咽癌和喉癌不同，不能完全参照咽喉部和食管鳞癌的 NBI 分型。早期下咽癌和喉癌病变表面常出现由于 IPCL 扩张形成的清晰较大的棕褐色斑点，而笔者团队研究发现鼻咽部很难发现早期癌，鼻咽部黏膜表面出现斑点状扩张的血管主要提示乳头状瘤或放疗后炎症改变。笔者团队根据鼻咽部不同性质病变黏膜表面的微血管在 NBI 模式下的表现分成 5 种类型（Ⅰ～Ⅴ型），其中Ⅰ～Ⅳ型属于良性，Ⅴ型提示为恶性鼻

咽癌，NBI 喉镜下 V 型表现对鼻咽癌诊断的敏感性、特异性、阳性预测值和阴性预测值分别为 80.6%、91.7%、96.7% 和 61.1%。

四、NBI 喉镜在口腔癌中的应用

口腔黏膜被覆复层鳞状上皮，易出现角化及上皮增厚，会影响黏膜表面微血管的显露。Takano 等最先提出 NBI 喉镜下口腔鳞状上皮的 4 种 IPCL 诊断分型：Ⅰ型，规则的棕褐色斑点，常为正常黏膜表现；Ⅱ型，IPCL 轻度扩张；Ⅲ型，IPCL 明显扩张、延长和扭曲；Ⅳ型，IPCL 形态破坏，出现较大的肿瘤新生血管。Shibahara 等提出的 NBI 喉镜下分型与 Takano 等基本相似，观察了 121 例口腔黏膜病变的 NBI 喉镜下表现，当 IPCL 形态出现Ⅲ型或Ⅳ型改变时，提示为恶性病变，对口腔癌诊断敏感性和特异性分别为 92.3% 和 88.2%。Yang 等分析了口腔白斑的三种 NBI 分型标准对高级别病变以上的诊断价值，标准一：散在稀疏的棕褐色斑点，边界较清楚的棕褐色区域；标准二：IPCL 形态扭曲、扩张呈较大斑点或卷绕的血管，棕褐色区域边界清晰；标准三：IPCL 形态进一步延长、扭曲或 IPCL 形态被破坏，出现肿瘤新生血管。研究发现 NBI 标准三对重度不典型增生、原位癌、浸润癌诊断的敏感性、特异性、阳性预测值、阴性预测值及诊断准确性最高，分别为 84.62%、94.56%、74.32%、97.06% 和 93.0%。口腔黏膜恶性病变主要表现为标准三型，特征是黏膜表面的 IPCL 扭曲延长或微血管结构被破坏。

五、NBI 喉镜在鼻腔病变中的应用

NBI 喉镜在鼻腔及鼻窦肿瘤中的研究较少，多为个案报道，Petersen 等报道了 1 例滤泡性淋巴瘤在鼻窦内的表现，常规白光鼻内镜检查没有发现病灶，使用 NBI 模式观察后，发现鼻窦内病灶清晰可见，表现为边界清晰的淡褐色 2 型和 3 型非典型性血管。Torretta 等报道了 1 例鼻血管外皮细胞瘤样肿瘤的 NBI 喉镜下表现，NBI 模式下肿物表面可见有延长、扩张成蚯蚓样的静脉血管，无异常的棕褐色区和无异常的 IPCL 等恶性肿瘤的血管特点。Trimarchi 等使用 NBI 喉镜观察肉芽肿性血管炎（Wegener 肉芽肿病）的相关表现，发现与正常对照和鼻息肉相比较，肉芽肿性血管炎在鼻腔黏膜表现多样化，可呈现出血管岛样（vascular islands pattern）、网状（web pattern）或异常扩张（hypertrophic vessels pattern）等表现，这些表现不一定涉及整个鼻腔，可在某个区域出现。通过这些异常的血管表现对肉芽肿性血管炎诊断的敏感性为 40%，特异性为 100%。笔者团队在临床中发现，鼻腔息肉样病变，NBI 模式下未见异常的 IPCL 出现，病变表面的血管纹理基本和正常黏膜相似。鼻腔内翻性乳头状瘤或癌变，可出现典型的 IPCL 扩张，表现为粗大斑点，与咽喉部的恶性肿瘤表现相似。但是鼻腔的淋巴瘤（尤其是 NK/T 细胞淋巴瘤），常以黏膜坏死为主要表现，此时黏膜血管被破坏，NBI 模式下无典型的特点。

六、NBI 喉镜在原发灶不明的颈部淋巴结转移性鳞癌中的应用

颈部淋巴结转移性鳞癌的原发灶多位于鼻咽喉部，大多数原发灶常依靠头颈部影像学（CT 和 MRI）和鼻咽喉镜检查而定位，但是仍有约 2%～9% 的患者经过仔细全面的检查后仍然无法发现原发灶，这给临床治疗带来了诸多困扰。笔者团队使用 NBI 喉镜对 53 例影像学和普通内镜检查未发现原发灶的颈部淋巴结转移性鳞癌患者进行了鼻咽喉部的检查，25 例（47%）患者在鼻咽喉部找到了原发灶。Filauro 等最近报道了 29 例原发灶不明的颈部淋巴结转移性鳞癌患者使用 NBI 喉镜的检查结果，共有 10 例（34.5%）患者通过 NBI 喉镜找到了原发灶，NBI 喉

镜对恶性原发灶判断的敏感性、特异性、阳性预测值、阴性预测值和准确性分别为91%、95%、91%、95% 和90%。这些隐匿性原发灶均具有病变小且浅表的特点，在鼻咽、口咽、下咽及喉部均有分布，常规影像学及普通内镜检查难以发现，PET-CT 扫描也没有异常的摄取，NBI 喉镜通过判断黏膜表面微血管的形态来发现病灶，可以准确活检明确诊断，能明显提高颈部淋巴结转移性鳞癌隐匿性原发灶的检出能力。

第四节　窄带成像喉镜在头颈部肿瘤中应用的局限性和前景展望

NBI 是一种新的内镜下成像技术，近年来与电子喉镜整合在一起，在头颈部肿瘤的检查中逐渐得到应用。NBI 喉镜通过着眼于黏膜腺体及黏膜表面微血管形态的观察，有助于发现一些在普通内镜下难以发现的病灶，为鼻咽喉部恶性肿瘤的早期诊治提供了一种全新的手段。

一、窄带成像喉镜在头颈部肿瘤中应用的局限性

NBI 喉镜在鼻咽喉部肿瘤中应用所遇到的临床问题有3个：

（一）硬件方面

NBI 喉镜主要是观察黏膜表面微血管及腺体形态，因此对内镜成像质量方面要求较高。消化内镜（胃镜和肠镜）做 NBI 检查时，常要使用带有放大功能的高清内镜，这样才能够把黏膜微血管形态及腺管形态显示得更加清晰，才能够把病变的性质判断得更准确。电子喉镜由于镜身较消化内镜明显纤细，因此成像像素质量方面要低于消化内镜，另一方面，目前还没有具有放大功能的电子喉镜，因此造成对黏膜表面微血管形态的显示方面不如消化内镜清楚。

（二）临床应用方面

NBI 喉镜在头颈部肿瘤的鼻咽、口咽、下咽、喉部、口腔及鼻腔都有过研究和报道，笔者团队也对这方面做过系列的研究，发现 NBI 喉镜对下咽和喉癌诊断作用最好，黏膜表面出现低级别的不典型增生时就可以显示出来，非常有利于发现早期癌变及癌前病变。口咽部的舌根及扁桃体由于有淋巴组织增生影响，会造成黏膜表面的微血管显示不清，诊断效果略差。鼻咽部表面被覆的是呼吸型假复层纤毛柱状上皮，发生癌变时与口咽、下咽及喉部的表现明显不同，另外鼻咽部处于韦氏环区域，淋巴组织也特别丰富，早期癌变很难发现，造成早期鼻咽癌的血管形态很难捕捉到。在临床应用和与同行交流中，发现个人经验目前在 NBI 喉镜检查中占有主导作用，尤其是病变表面出现斑点状表现时，不同的人经验不同可能有不同的判断，有的人认为是中度不典型增生，有的人可能认为达到重度不典型增生或原位癌的程度。由于电子喉镜的 NBI 功能缺乏充分的放大效果，又不能对斑点密度及大小做出测量，所以很大程度上依靠操作者的经验来判断，因此 NBI 喉镜的临床应用有一定的学习曲线过程。初学者开始要对 NBI 喉镜下发现的异常病变多做活检，然后通过与病理结果对比参照，总结各个病理形态下 NBI 喉镜下血管的形态学特点，只有这样才能够不断丰富自己对病变的认识及对病变性质判断的准确度。NBI 喉镜通过观察黏膜表面的细微结构能够对病灶的性质做出判断，经验丰富者，准确度较高，但是这仅是"估计"，是不能代替目前诊断的金标准"病理组织学诊断"的。鼻咽喉部恶性肿瘤 NBI 模式下的典型图像特点笔者做过基本的总结，喉部病变的进展过程做过初步的研究，但这些图像特点还没有达到成熟和标准的程度，还需要同行进一步丰富和补充。尤其对于鼻咽癌，笔者所在单位尚未发现过癌前病变阶段黏膜形态，鼻咽癌进展过程中黏膜血管的形态学变化特点尚不明确，有待进一步研究。

（三）操作技术方面

NBI 喉镜在操作过程上与常规内镜相似，但是对操作者有更高的要求。由于咽喉部是咽反射敏感部位，在检查时一定要做好充分的局部麻醉，让患者充分的配合检查过程，如果患者检查时反应较大，则医师很难做好 NBI 检查。NBI 喉镜下的光线由于去掉了较亮的红光，所以光线是比较暗淡的，要想观察到黏膜表面的微细血管形态，必须将内镜贴近可疑黏膜的表面，做到"靠近但不接触病变"，这样才能够观察到异常变化的微血管形态。不少单位具备了 NBI 的硬件设备，但是操作者应用不当，就很难体现 NBI 的临床价值，例如不能贴近病变，显像将会是非常暗的黏膜背景，无法看到黏膜表层细微结构和血管的变化，就无法对病灶的性质进行判断。另外，NBI 喉镜检查时需要操作者耐心细致，因为 NBI 所展现的就是细微的黏膜变化，检查时要将咽喉部的黏液及分泌物冲洗干净，要有一个干净清晰的视野，这样才能够在贴近病变时观察到黏膜的微血管，如果黏膜表面被污物或黏液覆盖，将会明显影响 NBI 的观察效果，甚至会出现误判。

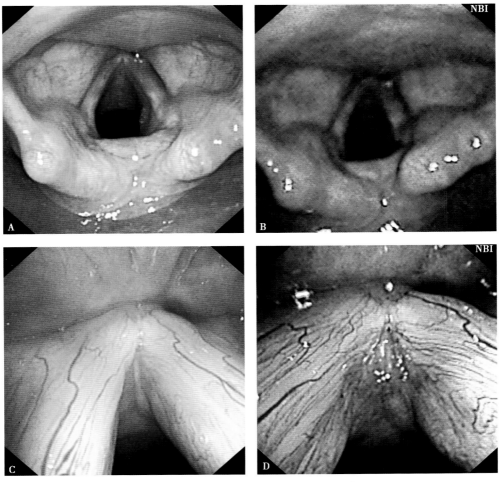

NBI 喉镜检查时要贴近病变表面进行观察

A. 普通白光下观察喉部结构　B. NBI 模式下观察喉部结构，距离较远，颜色呈黑绿色，看不到黏膜血管的任何结构　C. 白光下近距离观察声带　D. NBI 模式下近距离观察声带，可以清晰显示声带表面的血管纹理

二、窄带成像喉镜在头颈部肿瘤中应用的前景展望

鼻咽喉部恶性肿瘤的早期发现及早期治疗具有非常重要的临床意义,有助于重要器官功能的保留。随着 NBI 喉镜技术的开展及推广,基层医院对于头颈部肿瘤早期病变的检出率将得以提高。

(一)硬件方面

未来 NBI 喉镜生产厂商将进一步研发、推出高清放大的 NBI 主机系统及喉镜设备。喉镜首推纤细且带活检孔道的高清内镜,有助于对咽喉部黏膜的观察。

(二)临床应用方面

随着 NBI 喉镜技术的推广和临床资料的不断完善丰富,学者们将会对鼻咽喉部各种不同程度病变 NBI 喉镜下图像特点进行总结,借鉴 NBI 技术在消化道领域中的应用经验和模式,制定出鼻咽喉部肿瘤 NBI 喉镜下病变形态的诊断标准,不仅用于判断病变的性质,进一步可以通过 NBI 喉镜判断病变的浸润深度,从而为开展鼻咽喉部早期癌的内镜下微创治疗提供有益的帮助。

第五节 窄带成像喉镜的硬件配置

一、常用的与窄带成像技术结合的电子喉镜系统

不同公司生产的电子喉镜系统不完全一样,但基本上都由电子喉镜、图像处理器(内镜主机)、内镜光源及监视器四个部分组成。内镜冷光源通过光纤将光线照射到被检物体表面,置于电子内窥镜先端的物镜和图像传感器将物镜采集到的光学信号转换为电信号,再经过初级放大后通过电缆传输到图像处理器站进行后续的图像处理工作。图像处理系统对 CCD 采集到的图像信息进行初级放大,然后进行模数转换,将模拟信号转换为数字信号显示在监视器中。

随着技术的进步,一些新的内镜成像技术与电子内镜系统结合,出现了特殊光染色内镜,主要包括奥林巴斯公司的 NBI 技术、宾得公司的 i-Scan 技术和富士公司的智能分光比色(Fuji intelligent chromoendoscopy,FICE)技术。I-Scan 系统具有动态的对比增强、表面增强和色调增强三种功能,使其在观察血管形态和细微组织、判定病灶边缘以及对腺管开口形态进行分类等方面的性能大为提高。对于消化道内不同部位,主机软件通过控制入射光的波长,使不同部位的病变显示出最优电子染色效果。FICE 系统利用光谱分析技术原理而成,即将普通的内镜图像经处理、分析产生一幅特定波长的分光图像。这种分光图像的单一波长被赋予红色(R)、绿色(G)或蓝色(B)。不同组合的 RGB 分光图像再经处理产生 FICE 特定图像。由于黏膜层的血管中大量的血液是传播和扩散光的媒介,血红蛋白更有分光吸收特性,因此,对光的吸收和反射具有非同步的散射性和波长依赖性。在 400~600nm 波长范围内,FICE 技术可设定 5nm 间隔的任意波长,由

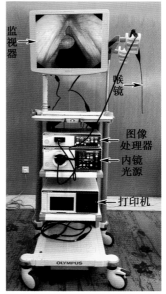

电子喉镜系统组成

于不同的波长可以穿透到黏膜的不同深度，因此可将普通的电子内镜彩色图像分解为多个单一波长的分光图像，采用先进的电子分光技术可以选用任何波长的红、绿、蓝（RGB）三色光的组合来观察胃黏膜不同的深度，可根据观察的病变不同，选定不同的分光图像，再将选定的分光图像还原为 FICE 图像，即可达到电子染色的目的。由于 NBI 技术是日本奥林巴斯公司的专利，所以目前带有 NBI 功能的电子喉镜系统均来自奥林巴斯公司。日本宾得也推出相应的带有 iScan 技术的电子喉镜系统。目前尚无带 FICE 功能的专门电子喉镜系统。

（一）电子喉镜构造

电子喉镜一般包括操作部、插入部、先端部、光导接头及视频接头 5 部分，其中操作部和先端部最重要。操作部有角度控制钮，控制先端部的上下运动弯曲；有吸引控制阀控制吸引管开通；有内镜控制开关，可以控制图像的采集，如带有 NBI 功能，可以将此功能整合在手柄的一个按钮上，便于进行特殊光与白光之间的快速转换；有活检钳子管道口，是活检及各种治疗器械的入口，插入后通过镜身内部的管道从内镜的前端部伸出。先端部为喉镜最前端的硬质部，长度约 5～8mm；外径因型号不同而异，分别由物镜、导光窗、吸引和活检工作孔组成。先端部易损坏，操作时要轻拿轻放。

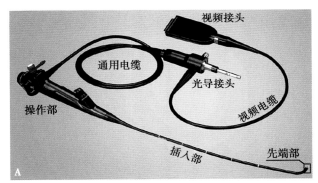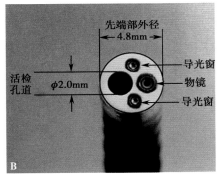

电子鼻咽喉镜及先端部结构（Olympus ENF-VT2）

（二）图像处理系统

图像处理系统又称为内镜主机，是一部专用电脑，配有键盘，用于处理从电子内镜传来的数字信号，使数字信号转变为图像信号，再现于监视器的屏幕上，是整套电子内镜系统关键装置，对成像质量具有决定性影响。成像原理不同的内镜其图像处理器也不同，不能互换连接和使用，在使用电子内镜时需要注意内镜和主机的匹配性。

（三）光源

冷光源是内镜的照明源，按灯泡类型可分为卤素灯型与氙气灯型两种光源。因这两种灯泡在制作时增加了吸收红外线的涂层，可以减少热量的产生，故被称为冷光源。氙气灯泡的色温接近太阳光，因此图像的色彩更显逼真，但价格昂贵；卤素灯泡价格便宜，但灯光颜色偏黄，色温较低，图像稍差。黑白 CCD 内镜必须配备氙气灯泡的冷光源，因其需要更高亮度的光线；彩色 CCD 内镜则可以选择氙气或卤素冷光源，可根据医院的使用情况进行产品的选择。

（四）监视器

监视器用于电子内镜的图像输出，是内镜各项性能指标的外在表现，它的好坏一方面可以影响到图像的质量，另一方面也直接影响到医生对病变的判断。监视器的选择要注重分辨率和色彩的还原性两个方面,现在电子内镜基本都标配有医学专用液晶显示器,对图像及色彩能够较清晰准确的再现和显示,但是价格较高。标配的监视器在出厂时已经做了基准的调整,工作中不需要再对色彩及对比度进行调节。一般民用的液晶监视器效果略差,民用的液晶显示器效果较好,但是内镜检查需长时间使用,会影响其使用寿命。

二、常用电子喉镜简介

电子喉镜属于软性内镜(flexible endoscope),软性内镜在选择上主要考虑的是以下参数。

(一)内镜的外径和工作孔道

软性喉镜(电子喉镜和纤维喉镜)可细分为专门用于检查不带有活检工作孔道的检查镜和带有活检工作孔道的检查、治疗一体镜两种类型。目前外径最细的喉镜是 1.8mm,可用于儿童和某些特殊病人的检查。带活检孔道的喉镜外径最细的是 4.9mm,配有标准 2.0mm 的工作孔道,可进行内镜下活检及介入治疗。

(二)内镜的主机系统

内镜的主机系统是整个内镜的核心部分,决定了内镜图像的质量。不同公司生产的内镜主机系统性能有所差别,在成像上选择不同的方式。日本有多家公司在软性内镜的生产上居于世界领先水平,其中 Olympus 公司在全球市场上占据主要的份额,不同性能的内镜品种齐全。

(三)是否有特殊功能

软性内镜是临床上腔内病变检查的主要手段,是恶性肿瘤早期诊断的重要工具。为了提高病变的检出率和对病变性质判断的准确率,许多公司对电子内镜系统进行了性能上的改革和技术上创新,推出了一些具有特殊功能的电子内镜,这些特殊功能明显提高了内镜下病变检出率和对病变性质判断的准确率。目前整合在电子喉镜上的主要是日本 Olympus 公司的窄带成像(narrow band imaging,NBI)技术和 Pentax 公司的 i-scan 技术。

表 1-5-1 目前市场上常用的电子喉镜和纤维喉镜技术参数列表

公司名称	类型	型号	插入部外径/mm	先端部外径/mm	工作管道内径(mm)	视野角度	景深/mm	特殊光功能
奥林巴斯(Olympus)	电子喉镜	ENF-VT2	4.9	4.8	2.0	90°	2～40	NBI
		ENF-VQ	3.6	3.6	/	90°	5～50	NBI
		ENF-VH	3.9	3.6	/	110°	5～50	NBI
		ENH-V3	2.6	2.9	/	90°	3.5～50	NBI
	纤维喉镜	ENF-GP	3.6	3.4	/	85°	5～50	无
		ENF-P4	3.6	3.4	/	85°	5～50	无
		ENF-T3	5.0	4.8	2.2	85°	5～50	无
		ENF-XP	2.2	1.8	/	75°	2.5～50	无
宾得(Pentax)	电子喉镜	Routine VNL11-J10	3.6	3.5	/	80°	3～50	i-scan
		Small VNL8-J10	2.9	2.4	/	80°	3～50	i-scan
		Therapeutic VNL15-J10	4.9	4.8	2.0	80°	3～50	i-scan
		VNL-1070STK	3.3	2.9	/	85°	3～50	无
		VNL-1190STK	3.7	4.1	/	80°	3～50	无
		VNL-1570STK	4.9	4.9	2.0	85°	3～50	无
		VNL-1590STi	5.1	5.6	/	100°	3～50	i-scan

续表

公司名称	类型	型号	插入部外径/mm	先端部外径/mm	工作管道内径(mm)	视野角度	景深/mm	特殊光功能
宾得（Pentax）	纤维喉镜	FNL-7RP3	2.4	2.4	/	75°	3～50	无
		FNL-10RP3	3.5	3.4	/	75°	3～50	无
		FNL-15RP3	4.9	4.8	2.2	75°	3～50	无
		FNL-10RBS	3.5	3.4	/	75°	3～50	无
富士（Fujifilm）	电子喉镜	ER-270FP	3.5	3.6	/	90°	3～50	无
		ER-270T	4.9	4.9	2	90°	3～50	无
	纤维喉镜	FR-120F	3.3	3.2	/	90°	3～50	无
		FR-120FP	2.4	2.2	/	90°	2～52	无

三、NBI 喉镜的选择

　　NBI 技术优势的充分发挥除了操作上的技巧外，与内镜整个系统的硬件配置也密切相关，目前日本奥林巴斯公司在主机及光源上配有 NBI 功能的主要有 4 款设备，目前最高端的是 CV190 系统，在成像清晰度上明显占优，170 系统成像质量较好、体积小巧，性价比也很高。在喉镜的选择上，无活检孔道的可选择 ENF-VH，具有高清的画质，有活检孔道的喉镜目前仅有 ENF-VT2 可以选择，但画质略差。在临床工作中，针对不同的人群和检查目的可以选择不同型号的内镜，建议 ENF-VT2 和 ENF-VH 两种内镜都配备，有助于 NBI 喉镜的开展。

表 1-5-2　目前带有 NBI 功能的喉镜主机设备比较

型号	CV-190	OTV-S190	CV-170	OTV-S7Pro
主机外观				
中国上市时间	2014 年 1 月	2014 年 1 月	2015 年 6 月	2009 年 2 月
优点	高清画质　氙灯光源，图像明亮　兼容性强	高清画质　氙灯光源，图像明亮	一体主机　安装便利　兼容性强	高清画质　氙灯光源，图像明亮
其他特点	兼容部分内科内镜		兼容部分内科内镜	

参 考 文 献

1. Asge Technology Committee, Song LM, Adler DG, et al. Narrow band imaging and multiband imaging. Gastrointest Endosc, 2008, 67(4): 581-589.

2. Emura F, Saito Y, Ikematsu H. Narrow-band imaging optical chromocolonoscopy: Advantages and limitations. World J Gastroenterol, 2008, 14(31): 4867-4872.

3. Sano Y, Kobayashi M, Hamamoto Y, et al. New diagnostic method based on color imaging using narrow band imaging(NBI) system for gastrointestinal tract. DDW Atlanta 2001 [abstract]: A696.

4. Larghi A，Lecca PG，Costamagna G. High-resolution narrow band imaging endoscopy. Gut，2008，57（7）：976-986.

5. Folkman J，Watson K，Ingber D，et al. Induction of angiogenesis during the transition from hyperplasia to neoplasia. Nature，1989，339（6219）：58-61.

6. East JE，Tan EK，Bergman JJ，et al. Meta-analysis：narrow band imaging for lesion characterization in the colon，oesophagus，duodenal ampulla and lung. Aliment Pharmacol Ther，2008，28（7）：854-867.

7. 张月明，贺舜，郝长青，等. 窄带成像技术诊断早期食管癌及其癌前病变的临床应用价值. 中华消化内镜杂志，2007，24（6）：410-414.

8. Piazza C，Dessouky O，Peretti G，et al. Narrow-band imaging：a new tool for evaluation of head and neck squamous cell carcinomas. Review of the literature. Acta Otorhinolaryngol Ital，2008，28（2）：49-54.

9. 王功华，张平. 电子内镜窄带成像系统的关键技术分析. 中国医疗设备，2011，26（10）：108-110.

10. Cohen. 消化内镜高清内镜和窄带成像综合图谱. 黄志刚，译. 北京：人民卫生出版社，2012.

11. 汤黎明，刘铁兵，陈晨，等. 窥镜窄波成像的原理与临床应用. 中国医疗设备，2009，24（6）：45-47.

12. 钱之欣，占强. 消化内镜特殊光学处理成像技术及其应用. 医学综述，2010，16（18）：2929-2832.

13. 姚艳芳，汤绍辉. 内镜窄波成像技术诊断结直肠病变的应用. 广东医学，2010，31（5）：658-660.

14. 姚方. 窄带成像联合放大内镜诊断早期胃癌的 VS 分类标准. 中华消化内镜杂志，2012，29（7）：361-363.

15. Emura F，Saito Y，Ikematsu H. Narrow-band imaging optical chromocolonoscopy：Advantages and limitations. World J Gastroenterol，2008，14（31）：4867-4872.

16. Inoue H. Magnification endoscopy in the esophagus and stomach. Dig Endosc，2001，13（Suppl）：S40-S14.

17. Nonaka K，Nishimura M，Kita H. Role of narrow band imaging in endoscopic submucosal dissection. World J Gastrointest Endosc，2012，4（9）：387-397.

18. Yoshida T，Inoue H，Usui S，et al. Narrow-band imaging system with magnifying endoscopy for superficial esophageal lesions. Gastrointest Endosc，2004，59（2）：288-295.

19. Inoue H. Magnification endoscopy in the esophagus and stomach. Dig Endosc，2001，13（Suppl）：S40-S14.

20. Minami H，Inoue H，Ikeda H，et al. Usefulness of Background Coloration in Detection of Esophago-Pharyngeal Lesions Using NBI Magnification. Gastroenterol Res Pract，2012：529782.

21. Inoue H，Kaga M，Ikeda H，et al. Magnification endoscopy in esophageal squamous cell carcinoma：a review of the intrapapillary capillary loop classification. Ann Gastroenterol，2015，28（1）：41-48.

22. Sato H，Inoue H，Ikeda H，et al. Utility of intrapapillary capillary loops seen on magnifying narrow-band imaging in estimating invasive depth of esophageal squamous cell carcinoma. Endoscopy，2015，47（2）：122-128.

23. 黄锦，卢忠生. 窄带成像放大内镜在消化道早癌及癌前病变中的应用. 胃肠病学和肝病学杂志，2012，21（11）：987-985.

24. Kaga M，Inoue H，Kudo SE，et al. Microvascular architecture of early esophageal neoplasia. Oncol Rep，2011，26（5）：1063-1067.

25. Uedo N，Ishihara R，Iishi H，et al. A new method of diagnosing gastric intestinal metaplasia：narrow-band imaging with magnifying endoscopy. Endoscopy，2006，38（8）：819-824.

26. Yao K，Nagahama T，Matsui T，et al. Detection and characterization of early gastric cancer for curative endoscopic submucosal dissection. Dig Endosc. 2013 Mar；25 Suppl 1：44-54.

27. Uedo N，Fujishiro M，Goda K，et al. Role of narrow band imaging for diagnosis of early-stage esophagogastric cancer：current consensus of experienced endoscopists in Asia-Pacific region. Dig Endosc，2011，23 Suppl 1：58-71.

28. Yao K，Anagnostopoulos GK，Ragunath K. Magnifying endoscopy for diagnosing and delineating early gastric cancer. Endoscopy，2009，41（5）：462-467.

29. Yokoyama A，Inoue H，Minami H，et al. Novel narrow-band imaging magnifying endoscopic classification for early gastric cancer. Dig Liver Dis，2010，42（10）：704-708.

30. Kudo S，Rubio CA，Teixeira CR，et al. Pit pattern in colorectal neoplasia：endoscopic magnifying view. Endoscopy，2001，33（4）：367-373.

31. Kudo S，Hirota S，Nakajima T，et al. Colorectal tumours and pit pattern. J Clin Pathol，1994，47（10）：880-885.

32. Kudo SE，Kashida H. Flat and depressed lesions of the colorectum. Clin Gastroenterol Hepatol，2005，3（7 Suppl 1）：S33-S36.

33. Kudo S，Kashida H，Nakajima T，et al. Endoscopic diagnosis and treatment of early colorectal cancer. World J Surg，1997，21（7）：694-701.

34. Uraoka T，Saito Y，Ikematsu H，et al. Sano's capillary pattern classification for narrow-band imaging of early colorectal lesions. Dig Endosc，2011，23 Suppl 1：112-115.

35. Ikematsu H，Matsuda T，Emura F，et al. Efficacy of capillary pattern type ⅢA/ⅢB by magnifying narrow band imaging for estimating depth of invasion of early colorectal neoplasms. BMC Gastroenterol，2010，27：10：33.

36. Oba S，Tanaka S，Oka S，et al. Characterization of colorectal tumors using narrow-band imaging magnification：combined diagnosis with both pit pattern and microvessel features. Scand J Gastroenterol，2010，45（9）：1084-1092.

37. Kanao H，Tanaka S，Oka S，et al. Narrow-band imaging magnification predicts the histology and invasion depth of colorectal tumors. Gastrointest Endosc，2009，69（3 Pt 2）：631-636.

38. Oka S，Tanaka S，Takata S，et al. Clinical usefulness of narrow band imaging magnifying classification for colorectal tumors based on both surface pattern and microvessel features. Dig Endosc，2011，23 Suppl 1：101-105.

39. Oba S，Tanaka S，Sano Y，et al. Current status of narrow-band imaging magnifying colonoscopy for colorectal neoplasia in Japan. Digestion，2011，83（3）：167-172.

40. Tanaka S，Sano Y. Aim to unify the narrow band imaging（NBI）magnifying classification for colorectal tumors：current status in Japan from a summary of the consensus symposium in the 79th Annual Meeting of the Japan Gastroenterological Endoscopy Society. Dig Endosc，2011，23 Suppl 1：131-139.

41. Hayashi N，Tanaka S，Hewett DG，et al. Endoscopic prediction of deep submucosal invasive carcinoma：validation of the narrow-band imaging international colorectal endoscopic（NICE）classification. Gastrointest Endosc，2013，78（4）：625-632.

42. Tan NC，Herd MK，Brennan PA，et al. The role of narrow band imaging in early detection of head and neck cancer. Br J Oral Maxillofac Surg，2012，50（2）：132-136.

43. Gono K，Obi T，Yamaguchi M，et al. Appearance of enhanced tissue features in narrow-band endoscopic imaging. J Biomed Opt，2004，9（3）：568-577.

44. Sato H，Inoue H，Ikeda H，et al. Utility of intrapapillary capillary loops seen on magnifying narrow-band imaging in estimating invasive depth of esophageal squamous cell carcinoma. Endoscopy，2015，47（2）：122-128.

45. Watanabe A，Taniguchi M，Tsujie H，et al. The value of narrow band imaging for early detection of laryngeal cancer. Eur Arch Otorhinolaryngol，2009，266（7）：1017-1023.

46. Ni XG，He S，Xu ZG，et al. Endoscopic diagnosis of laryngeal cancer and precancerous lesions by narrow band imaging. J Laryngol Otol，2011，125（3）：288-296.

47. Mehlum CS，Rosenberg T，Dyrvig AK，et al. Can the Ni Classification of Vessels Predict Neoplasia? A Systematic Review and Meta-analysis. Laryngoscope，2018，128（1）：168-176.

48. Bertino G，Cacciola S，Fernandes WB Jr，et al. Effectiveness of narrow band imaging in the detection of premalignant and malignant lesions of the larynx：validation of a new endoscopic clinical classification. Head Neck，2015，37（2）：215-222.

49. Kraft M，Fostiropoulos K，Gürtler N，et al. Value of narrow band imaging in the early diagnosis of laryngeal cancer. Head Neck，2016，38（1）：15-20.

50. Muto M，Minashi K，Yano T，et al. Early detection of superficial squamous cell carcinoma in the head and neck region and esophagus by narrow band imaging：a multicenter randomized controlled trial. J Clin Oncol，2010，28（9）：1566-1572.

51. 倪晓光，贺舜，高黎，等. 窄带成像内镜在喉咽癌早期诊断中的应用. 中国耳鼻咽喉头颈外科，2009，16（10）：550-554.

52. Yoshimura N，Goda K，Tajiri H，et al. Diagnostic utility of narrow-band imaging endoscopy for pharyngeal superficial carcinoma. World J Gastroenterol，2011，17（45）：4999-5006.

53. 倪晓光，程荣荣，高黎，等. 窄带成像内镜在鼻咽癌诊断中的价值. 中国耳鼻咽喉头颈外科，2012，2（19）：57-61.

54. Takano JH，Yakushiji T，Kamiyama I，et al. Detecting early oral cancer：narrowband imaging system observation of the oral mucosa microvasculature. Int J Oral Maxillofac Surg，2010，39（3）：208-213.

55. Shibahara T，Yamamoto N，Yakushiji T，et al. Narrow-band imaging system with magnifying endoscopy for early oral cancer. Bull Tokyo Dent Coll，2014，55（2）：87-94.

56. Yang SW，Lee YS，Chang LC，et al. Diagnostic significance of narrow-band imaging for detecting high-grade dysplasia，carcinoma in situ，and carcinoma in oral leukoplakia. Laryngoscope，2012，122（12）：2754-2761.

57. Yang SW，Lee YS，Chang LC，et al. Clinical characteristics of narrow-band imaging of oral erythroplakia and its correlation with pathology. BMC Cancer，2015，15（1）：406.

58. 倪晓光，程荣荣，赖少清，等. 窄带成像内镜在原发灶不明的颈部转移性鳞癌诊断中的作用. 中华肿瘤杂志，2013，35（9）：698-702.

59. Hayashi T，Muto M，Hayashi R，et al. Usefulness of narrow-band imaging for detecting the primary tumor site in patients with primary unknown cervical lymph node metastasis. Jpn J Clin Oncol，2010，40（6）：537-541.

60. 尚辉辉，宋文先，陈欣. i-Scan 染色在消化内镜检查中的应用. 胃肠病学和肝病学杂志，2014，8（23）：975-977.

61. 余世界，廖燕，沈磊. FICE 染色内镜的临床应用进展. 临床消化病杂志，2011，23（5）：312-314.

62. Ni XG，Wang GQ. The Role of Narrow Band Imaging in Head and Neck Cancers. Curr Oncol Rep，2016，18（2）：10.

63. Sato H，Inoue H，Ikeda H，et al. Utility of intrapapillary capillary loops seen on magnifying narrow-band imaging in estimating invasive depth of esophageal squamous cell carcinoma. Endoscopy，2015，47（2）：122-128.

64. Mehlum CS，Rosenberg T，Dyrvig AK，et al. Can the Ni classification of vessels predict neoplasia? A systematic review and meta-analysis. Laryngoscope，2018，128（1）：168-176.

65. Sun C，Han X，Li X，et al. Diagnostic Performance of Narrow Band Imaging for Laryngeal Cancer：A Systematic Review and Meta-analysis. Otolaryngol Head Neck Surg，2017，156（4）：589-597.

66. 吴俊华，骆献阳. 窄带成像内镜在口咽癌和下咽癌及癌前病变诊断中的应用. 临床耳鼻咽喉头颈外科杂志，2018，32（9）：665-669.

67. Ni XG，Zhang QQ，Wang GQ. Classification of nasopharyngeal microvessels detected by narrow band imaging endoscopy and its role in the diagnosis of nasopharyngeal carcinoma. Acta Otolaryngol，2017，137（5）：546-553.

68. Petersen KB, Kjaergaard T. Role of narrow band imaging in the diagnostics of sinonasal pathology. BMJ Case Rep. 2017. pii：bcr2016218175.

69. Torretta S，Gaffuri M，Cantarella G，et al. Narrow-band imaging in the diagnosis of vascular nasal lesions. Am J Otolaryngol，2013，34（1）：75-78.

70. Trimarchi M，Bozzolo E，Pilolli F，et al. Nasal mucosa narrow band imaging in granulomatosis with polyangiitis（Wegenergranulomatosis）：A preliminary study. Am J Rhinol Allergy，2015，29（3）：170-174.

71. Filauro M，Paderno A，Perotti P，et al. Role of narrow-band imaging in detection of head and neck unknown primary squamous cell carcinoma. Laryngoscope，2018，128（9）：2060-2066.

72. Zhou H，Zhang J，Guo L，et al. The value of narrow band imaging in diagnosis of head and neck cancer: a meta-analysis. Sci Rep，2018，8（1）：515.

第 二 章

窄带成像技术开展必备技能

第一节　电子喉镜的规范化操作

电子喉镜的规范化操作是发现病变、准确评估病变的重要前提和保障，也是开展窄带成像技术必备的基本技能。电子喉镜的规范化操作主要包括以下几方面的内容。

一、电子喉镜操作者的职责

电子喉镜操作者一般由医师担任。电子喉镜是每个耳鼻咽喉科医生最常用的一种工具，内镜操作者在整个检查过程中处于主导地位，要求操作者以体恤的心情对被检者的心理状态予以理解，一面保持与被检者的交流，得到其充分的理解与协助，一面努力获得被检者的信赖，使患者放心，在此基础上施行轻松愉快的检查。操作过程中最重要的是要避免严重并发症，以免造成悲剧性的结果。第二，尽量不要给被检者带来痛苦。第三，避免漏诊。即使没有能够进行正确的诊断，因为已知病变的存在，之后也可以进行处置，漏诊就会留下祸根。第四，最好能做出正确的诊断，以及给予后续及时正确的治疗。第五，在磨炼本领的同时深化知识，以知识为立足点，练就一双精准的眼睛。

（一）检查前

1. 了解患者的一般情况，心脑血管疾病史、过敏史等，判断其能否耐受检查过程。

2. 问病史，有无鼻咽喉镜检查的适应证和禁忌证。

3. 了解患者具体的诊疗经过，掌握既往相关检查结果（CT、MR、内镜、病理、细胞学检查等），明确此次检查的目的及特殊要求。根据患者就诊的目的，可分为一般诊断性检查和治疗性操作，对诊断性检查，要根据实际情况决定是否需要取活检明确诊断，对治疗性操作，要做好术前计划和充分的术前准备。

4. 核对患者的基本信息以及检查前的准备是否正确和齐全等。

5. 向患者及家属交代检查过程及可能发生的风险，签署知情同意书。

6. 嘱护士做好一般麻醉和监测，准备好可能用到的相关药品和物品及可能用到的特殊设备和配件。

（二）检查中

1. 检查过程　经左、右侧鼻腔和 / 或口腔进镜，动作轻柔，依次观察鼻腔、鼻咽、口咽、下咽及喉部，在相应解剖部位进行拍照（具体见本节"四、照片采集"）。对明确或可疑的病变部位适当加拍照片，从不同的角度对病变进行细致的观察。

2. 活检和细胞学取材　对需要病理学明确诊断的部位进行活检，活检部位要准确，避开血管，避免咬取坏死物。活检后观察活检局部情况，细致止血，确认出血停止后，退镜。

3．治疗性操作　根据病情的需要，选择合适的内镜及配件，局麻要充分，增加患者的配合度，对癌前病变及早期癌变的处理要彻底。

4．注意事项　及时与患者交流，减轻患者的紧张不适和提高检查的配合度；局麻要充分，注意患者的反应，如明显不适，应立即停止操作，并对症处理。

（三）检查后

1．开具医嘱，正确填写病理检查申请单。

2．向患者及家属交代检查过程、检查后的注意事项、内镜检查结果以及内镜报告和病理结果的索取时间和流程。

3．书写内镜报告，如有疑问应及时向上级医师请示。

4．根据病情需要，给予适当的治疗药物。

二、助手的职责

操作电子喉镜时，助手一般由护士担任。

（一）检查前

1．准备鼻咽喉镜检查所需物品。

（1）托盘中的物品：盐酸利多卡因（2% 凝胶 1 支，2% 注射液 20ml）、肾上腺素盐水 10ml（1∶10 000）、20ml 注射器 1 个、装有无菌注射用水纸杯 1 个、牙垫、滤纸片若干、无纺纱布、剪刀、镊子等。

（2）治疗车上的物品：盐酸利多卡因和肾上腺素备用，医用酒精，手纸、牙垫、活检钳、吸氧管、活检小瓶、无菌注射用水 500ml 等。

（3）检查床上的物品：枕头、一次性垫巾、手纸等。

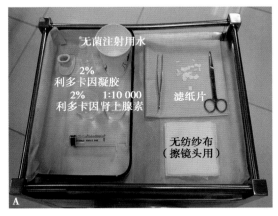
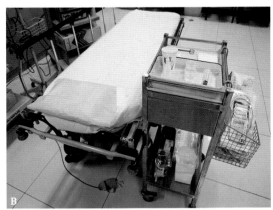

鼻咽喉镜检查前常规准备物品
A．治疗车上的准备物品　B．检查床

2．内镜及配件准备　根据医嘱选择内镜，内镜安装要动作轻柔，不能碰撞、弯折，不能有水，将内镜悬挂在支持挂钩上，使插入部垂直向下。接通电源后，调好白平衡，使内镜镜头保持清晰，活检管道通畅，吸引器工作正常。

3．核对患者的信息是否正确　核对患者姓名、性别、年龄、病案号等，包括检查须知、知情同意书、病例及电脑系统中的信息，检查是否齐全，查看同意书上是否为患者本人或委托人签字。

4. 问病史 了解患者一般情况,有无药物过敏史,摘除可摘义齿。

5. 做好检查前监测和麻醉 患者平卧位,鼻腔用利多卡因凝胶表面麻醉及减充血处理,咽喉及舌根部喷洒盐酸利多卡因。重点患者要做好血压、氧饱和度等监测。

(二)检查中

1. 辅助内镜检查 辅助操作医生进镜,鼻咽部冲洗以及咽喉部的麻醉,做好患者的安慰解释,观察各项监测指标的变化,异常时及时向医生汇报。协助医生做好内镜检查的拍照和录像。

2. 取活检或细胞学取材 辅助医生对病变部位进行活检,将活检组织摊平在滤纸片上,将不同的活检部位分开排好,避免混淆,同时要向医生反馈活检标本的好坏和大小。如无法活检,可尝试通过细胞刷获取细胞学标本送检。

3. 治疗性操作 保证治疗设备工作正常,准备好所需配件。

(三)检查后

1. 内镜处理 内镜插入部用无纺布擦洗干净后,将吸引管道抽吸干净(>10秒),戴好防水帽,关闭内镜主机和电源,收好内镜,勿弯折,送消毒室消毒。

2. 标本处理 将活检的组织标本放在对应的小瓶里,贴好标签,仔细核对各项信息(包括姓名、性别、年龄、病案号、活检部位、活检块数等)无误后,准备送病理科,如有疑问及时与操作者沟通。

3. 病人护理 检查后,询问患者一般状态如何,待患者基本恢复正常后,扶患者下床,送患者到候诊大厅,交给患者家属。同时做检查后的一般交代,嘱适当休息,告诉患者及家属进食及饮水的时间(常规在2小时后,避免因咽喉仍处于麻醉状态而导致误吸)。

4. 污染物处理 患者检查中所用到的一次性物品,丢弃至垃圾箱,非一次性物品,按照标准进行清洗消毒。

5. 单据处理 将检查后医生开具的处方核对无误后,送给患者家属,并及时收回,进行核对整理。

三、电子喉镜检查操作技术要点

1. 体位 鼻咽喉镜检查时患者可采用两种体位,分别是平卧位和坐位。平卧位时检查者站在患者头侧;坐位时,检查者位于患者对面。在行内镜下活检及治疗性操作时,卧位要优于坐位,患者配合度好,更易于术者操作。

2. 插镜方法 以平卧位检查为例,患者取仰卧位,头部摆正,嘱患者肌肉放松,术中避免咳嗽。左手握内镜操作部,右手持内镜插入部前端送镜,尽量保持内镜插入部在接近直线状态。经左、右鼻腔分别进镜,窥清鼻甲方向,沿总鼻道空间较宽敞通道送至鼻咽腔,此时令患者闭嘴用鼻腔吸气,使软腭下降,鼻咽部解剖部位展开,鼻咽和口咽之间的通道开放,镜体可顺利进入口咽。沿咽后壁向下探查,达到悬雍垂稍下方位置,嘱患者发"衣"音,使舌根部和软腭收缩,可观察到舌根、双侧扁桃体下极和双侧咽会厌皱襞以及下咽和喉部的远景,嘱患者做伸舌动作,可暴露出会厌谷。沿咽后壁继续向下,达到会厌尖水平稍下方位置,可以观察到下咽和喉部的全貌解剖结构,嘱患者连续发"衣"音,可以观察到双侧声带的运动情况,观察双侧梨状窝是否对称,在声带内收梨状窝暴露时探入梨状窝内部进行观察。如果要贴近喉部及探查到声门下,常需要在喉部喷洒局部麻醉药物,待麻醉剂起效后可贴近观察声带及探查到声门下区。经口腔进境时,需要用牙垫,先观察口腔的硬腭、牙龈、颊黏膜和磨牙后区,然后嘱患者

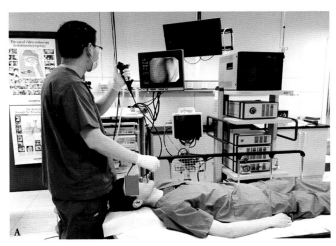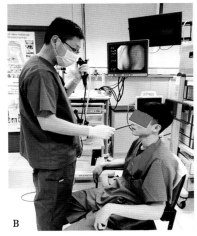

鼻咽喉镜检查时的体位
A．平卧位　B．坐位

发"衣"音时，软腭收缩，口咽腔暴露，可观察到软腭及口咽左、右侧壁情况。在患者发"衣"音时沿咽后壁向下探查，可以观察到下咽及喉部情况。检查完毕后，放松左手内镜操作部的弯曲控制钮，慢慢退镜，退镜时再次对各个解剖分区进行观察，以免漏诊。鼻腔进镜时，患者不易引起恶心，口腔进镜，患者常易产生明显的恶心反射，因此操作时要求动作轻柔、快捷，以减少恶心所致的不适反应。

3．观察顺序及重点显示部位　包括鼻腔（鼻甲和鼻中隔），后鼻孔，鼻咽（圆枕、咽隐窝、咽鼓管开口、顶壁、后壁和软腭鼻咽面），口咽（软腭、扁桃体、口咽后壁、咽会厌襞及舌根），下咽（梨状窝、后壁和环后区），喉部（杓会厌襞、杓区、会厌喉面和舌面、会厌谷、室带、声带和声带活动以及声门下），以及口腔（硬腭、颊黏膜、牙龈和磨牙后区）。发现病变应确定其准确部位、范围、与邻近结构的关系及性状，并详细拍照记录。视病情需要进行活检及细胞学取材。

4．鼻咽喉镜检查时观察和检查部位暴露技巧

（1）鼻咽部的暴露和观察：鼻咽部检查时，通常需要经过双侧鼻腔观察，因为单侧鼻腔进镜通常仅能观察到同侧的鼻咽侧壁情况。经鼻腔进镜探查到鼻咽时，嘱患者做闭嘴用鼻腔吸气的动作，这时软腭下降，隆突后唇结构伸展，可以将鼻咽部结构充分暴露，并可以观察到隆突的运动情况。也可嘱患者做吞咽动作，也有相似效果。

技巧

患者有时会因太过紧张而不会做吞咽动作，或者鼻咽喉部肿瘤放疗后患者口干症状明显，吞咽动作时感吃力，但吸气动作常能较好配合。如果鼻道狭窄，内镜无法经鼻腔进镜时，常需要经口翻转内镜观察鼻咽部，经口观察时患者反应明显，技巧是在内镜前端探入到软腭接近悬雍垂时，嘱患者做吸气动作，这时软腭与舌根部分开，避免内镜与舌根部接触，能够减轻恶心反应，内镜继续向下探入到悬雍垂下方时，左手控制内镜操作部的角度钮，向上推到头，顺势向前少许进镜，即可以观察到鼻咽腔，并可以探查到后鼻孔情况。

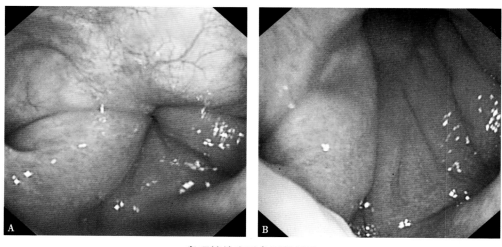

鼻咽镜检查时鼻咽部暴露
A. 常规观察效果　B. 闭嘴吸气动作鼻咽部暴露效果

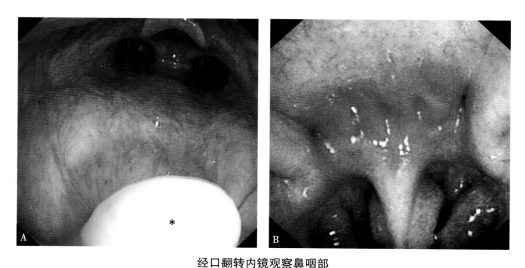

经口翻转内镜观察鼻咽部
A. 内镜探入到软腭时准备上推角度钮(* 为悬雍垂)　B. 内镜翻转后能观察到鼻咽部及后鼻孔

（2）口咽部的暴露和观察：鼻腔进镜时，仅能观察到双侧扁桃体的下极，要观察到双侧扁桃体和软腭的全貌，需要经口观察。经口观察，内镜探入到软腭位置时，嘱患者发"衣"音，这时软腭和舌根部收缩，口咽腔敞开，患者反应小，可观察到软腭及双侧扁桃体情况。

技巧

舌根部及双侧咽会厌皱襞的检查和活检最好经鼻腔进镜，经口腔进镜时患者常恶心反应较重，很难配合。伸舌动作有助于会厌谷的暴露。双侧扁桃体的检查和活检建议经口进境。

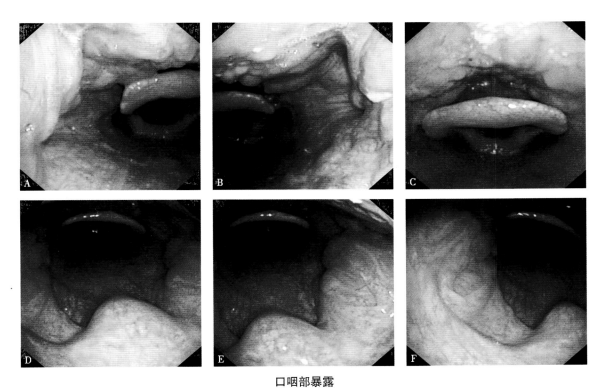

口咽部暴露

A、B 和 C. 经鼻腔进镜观察,可见显露舌根及双侧扁桃体下极,伸舌后可以暴露会厌谷 D、E 和 F. 经口进镜观察,可以暴露双侧扁桃体及软腭

（3）下咽部的暴露和观察:下咽在解剖位置上与喉部关系密切,部位狭小,下咽后壁和环后区在平静呼吸状态下常贴合在一起,单纯靠发"衣"音,通过双侧杓状软骨的运动有助于双侧梨状窝的暴露,但是无法将下咽后壁和环后区分开,下咽后壁和环后区无法充分暴露,因此很难对病变侵犯范围做出准确判断。

技巧

要想将下咽各壁充分暴露,可采用下面的方法:①颈前皮肤牵拉法:病人取仰卧位,以一定的外力向上牵拉颈部甲状软骨处皮肤,坐位检查不适合这种操作;②吹气球法:闭嘴鼓腮用力向外吹气,做吹气球的动作,但嘴鼻不能漏气。检查时先使用颈前皮肤牵拉法来暴露,因为这不需要患者的主动配合,如果下咽部暴露不充分,让患者接着做吹气球的动作,这个动作的要领是让患者先深吸一口气,然后闭嘴鼓腮用力向外吹气,模仿做吹气球时的嘴部表现,但双唇一定要闭紧不能漏气,暂时屏住呼吸,鼻腔不能通气,使口腔及咽腔保持一个较高的压力,利用这个压力将下咽后壁和环后区撑开。

通过这两种方法的结合应用,发现能够使下咽部各解剖分区达到充分暴露的效果。

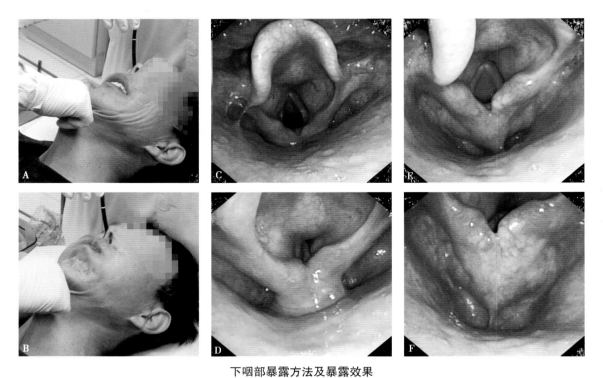

下咽部暴露方法及暴露效果

A. 颈前皮肤牵拉法　B. 吹气球法　C 和 D. 平静呼吸和发"衣"音时下咽部内镜暴露情况　E 和 F. 使用颈前皮肤牵拉法和吹气球法后下咽部暴露情况

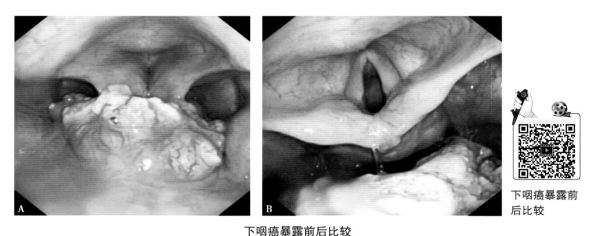

下咽癌暴露前后比较

下咽癌暴露前后比较

A. 暴露前，环后区情况不明　B. 下咽部暴露后，可见环后区未受侵犯，向下侵及到食管入口

　　（4）喉镜下食管入口处的暴露和观察方法——活检孔道注气法：下咽在解剖上与颈段食管相连续，下咽癌是否侵犯到颈段食管直接决定着手术方案的选择，但是食管入口处及颈段食管在普通喉镜下很难观察到，影像学检查也难区分局部详细的结构，笔者设计了一种喉镜下食管入口及颈段食管的暴露方法——活检孔道注气法，通过这种方法，普通的喉镜能够探查到食管入口和颈段食管，有较好的观察效果。

技巧

　　具体方法是：当内镜探入到梨状窝尖部时，利用中心供氧装置提供的气流，将吸氧管与喉镜活检孔道外口连接，向内镜活检孔道内注入高流量的气体（4～5L/min），同时嘱患者做吞咽动作，利用气流的冲击力使闭合的食管入口张开，随即探入到颈段食管，一直保持气体的开放状态，可以将颈段食管充分张开，缓慢退镜，重点观察食管入口处的情况。

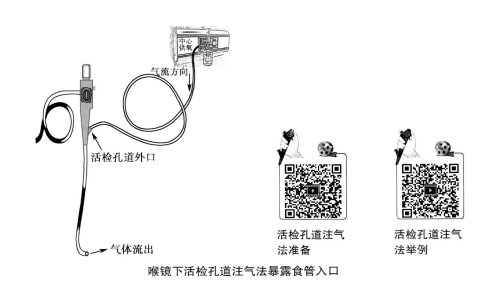

喉镜下活检孔道注气法暴露食管入口

四、照片采集

　　1. **基本要求**　电子喉镜系统应该与影像工作站连接，影像工作站要具备实时图像采集和录像的功能。采集照片前应该将黏膜表面的黏液及覆盖物清理干净，避免硬性接触病变表面引起出血，拍摄的照片要求图像清晰、部位端正、远近适中，重点将鼻咽、口咽、下咽和喉等部位的解剖标志显示清楚。

　　2. **具体拍照部位**　鼻咽喉镜检查能够观察到的部位主要包括鼻腔、口腔、鼻咽、口咽、下咽及喉部，因此要在这些部位的标志解剖结构上拍照，具体见下图表。每个患者常规要拍 25 张照片，如果发现异常病变，要针对病变加拍照片，将病变与周围结构的关系显露清楚。

鼻咽喉镜检查拍照部位表

1. 左侧鼻腔	2. 右侧鼻腔	3. 左侧后鼻孔	4. 右侧后鼻孔
5. 鼻咽偏左	6. 鼻咽偏右	7. 鼻咽与口咽交界	8. 口咽与喉
9. 左咽会厌襞	10. 右咽会厌襞	11. 舌根	12. 会厌谷
13. 下咽与喉（吸气相）	14. 下咽与喉（发音相）	15. 左侧梨状窝	16. 右侧梨状窝
17. 喉（声门上）	18. 喉（声门）	19. 喉（声门下）	20. 硬腭
21. 软腭	22. 左侧扁桃体	23. 右侧扁桃体	24. 左侧磨牙后区
25. 右侧磨牙后区	对病变部位再加拍照片（远、近及局部）		

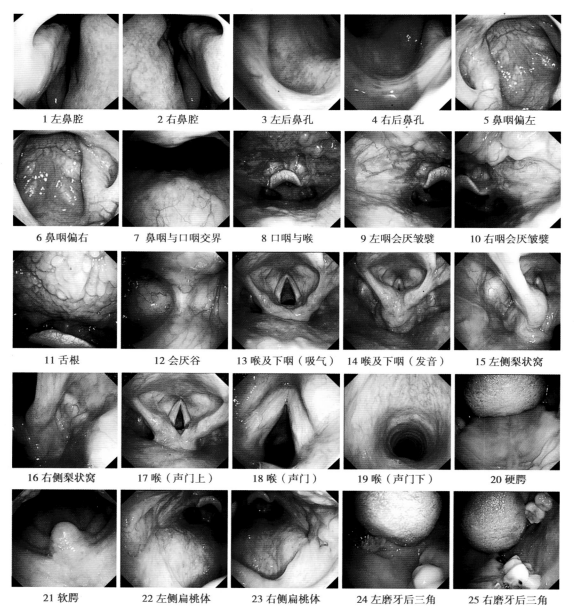

1 左鼻腔　2 右鼻腔　3 左后鼻孔　4 右后鼻孔　5 鼻咽偏左

6 鼻咽偏右　7 鼻咽与口咽交界　8 口咽与喉　9 左咽会厌皱襞　10 右咽会厌皱襞

11 舌根　12 会厌谷　13 喉及下咽（吸气）　14 喉及下咽（发音）　15 左侧梨状窝

16 右侧梨状窝　17 喉（声门上）　18 喉（声门）　19 喉（声门下）　20 硬腭

21 软腭　22 左侧扁桃体　23 右侧扁桃体　24 左磨牙后三角　25 右磨牙后三角

电子喉镜检查时图像采集标准部位

鼻咽喉镜检查图像采集
标准部位示范

3．采集照片注意事项。

（1）鼻咽偏左和鼻咽偏右：在闭嘴用鼻吸气时拍照，照片应该包括圆枕、咽鼓管开口、咽隐窝、顶壁、顶后壁、后壁和软腭鼻咽面。鼻咽癌时要显示后鼻孔是否受侵犯。

（2）口咽与喉：嘱患者发"衣"音时拍照，显示咽后壁、两侧咽会厌皱壁（是否对称）、舌根、喉和下咽的远景。

（3）口咽左侧壁和口咽右侧壁：经口观察，嘱患者发"衣"音时拍照较好，重点显示软腭和左、右侧扁桃体。

（4）下咽与喉（吸气相）和下咽与喉（发音相）：注意观察发音时声带的活动度，双侧梨状窝是否对称。

（5）病变区域拍照：发现异常病变，要对病变充分暴露，先从远处观察，照片要有远景，显示病变与标志解剖结构的关系，对病变进行定位，又要贴近观察，要有近景显示，明确病变的具体位置、边界及侵犯范围。

五、报告书写

内镜报告应在患者检查结束后由操作医师完成。内镜报告是病情诊断的重要依据，也是病情交流会诊的重要载体，因此要求报告的书写尽量详细、规范。鼻咽喉镜检查报告应该包括以下五个基本部分：①患者的基本信息；②内镜下所见，对病变部分要有具体的描述；③选取有代表性的图片；④内镜下的印象诊断；⑤操作医师的签字。

鼻咽喉镜的检查报告必须要配有内镜下的照片，2张照片偏少，常不能充分包容病变的全部信息，应该至少配有4张照片，6～8张照片比较好，从拍摄的照片中选择具有代表性且图像清晰的添加在报告中，对采集照片的部位应在报告中进行标注，以便让同行和非同行了解。报告中还不可缺少对图片内容的文字描述，应该对内镜观察的部位都要描述到，正常的部位可以简写，对发现的异常病变要详细描述，包括病变的部位、大小、形态、范围、活动度等，如果对病变部分有活检，报告中要有所描述。最后应该根据内镜下的检查结果，给出内镜下的印象诊断。

鼻咽喉镜检查报告书写注意事项：

1．内镜报告中患者的基本信息要仔细核对，不应该出差错，内镜下的具体描述不应该有错别字，尤其是左、右侧方向不应该搞错。

2．鼻咽喉镜的报告书写上应注意将病变部位给予准确的描述，以及与周围相邻结构的关系。在内镜诊断上应该给出内镜下的初步诊断及建议性的意见。

3．如果发现异常病变并进行了活检，应该对病理活检的部位、所取组织块数以及质量详细记录，以便以后查对。

4．对检查过程中出现的特殊情况以及患者的反应、病情交代等情况，应该在报告中有所记录。

5．报告书写完成后，交上级医师审核，确认无误后转交给护士，由护士交给患者或发送到相应部门。

中国医学科学院肿瘤医院

电子鼻咽喉镜检查报告单

姓名：×××　　　性别：×　　年龄：×　　内镜号：××-××　　病案号：×××××　→　基本 ①
　　信息

内镜所见：

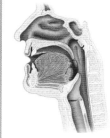

鼻腔进镜顺利，未见明显异常。鼻咽部左、右侧壁对称，双侧
咽隐窝清晰，顶壁及后壁平整，鼻咽部未见明显异常。口咽双
侧扁桃体未见明显肿大。舌根部淋巴滤泡增生。下咽部双侧梨
状窝对称，下咽部基本平整，未见明显异常。喉部结构基本完
整，会厌光滑，左、右侧披裂对称，黏膜基本光滑。双侧室带
对称。左侧声带可见菜花样肿物生长，NBI模式下可见异常扩
张的血管，肿物主要位于左侧声带后3/4（活检3块），向左侧
喉室内生长，向前未侵及到前联合，向后达声带突，向下未侵
及到声门下。右侧声带黏膜基本光滑，未见明显异常。双侧声
带活动未见明显受限。声门下未见侵及。

→　病变 ②
　具体
　描述

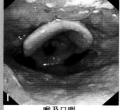
1　喉及口咽

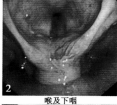
2　喉及下咽

3　喉

4　喉

→　典型 ③
　图片

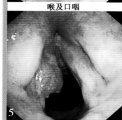
5　声带

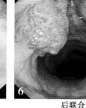
6　后联合

7　前联合

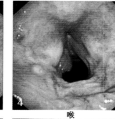
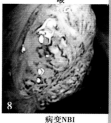
8　病变NBI

内镜诊断：
　　左侧声带癌（性质待病理）。

→　印象 ④
　诊断

报告医师：×××　　　　　　　　　　　　审核医师：×××

报告时间：2019.3.10　　　　　　　　　　签字盖章有效：

→　医师 ⑤
　签字

地址：北京市朝阳区潘家园南里17号　　　　内镜科全体医护人员祝您早日恢复健康！
电话：010-87788547　　　　　　　　　　欢迎登陆：www. Cancerendoscopy.com

鼻咽喉镜检查报告单基本组成部分

①患者的基本信息　②病变具体描述　③典型图片　④内镜下的印象诊断　⑤操作医师的签名。

六、内镜下活检

鼻咽喉镜检查时发现异常病变,可通过内镜下活检获取黏膜组织做病理组织学检查以明确诊断,内镜下活检有发生出血等偶发并发症的可能性,应该签署知情同意书。

1. 术者右手将钳头自活检阀门孔缓慢送入活检通道,当钳头进入视野后,嘱助手张开钳瓣,术者操纵内镜,使活检钳命中选定的活检点,稍加压,令助手关闭活检钳,抽出钳子,即完成 1 次取材。将取得的活检标本展平,浆膜面粘贴于小滤纸片上,置入含有固定液(一般为 10% 福尔马林溶液)的标本瓶中固定,注明取材部位,送病理科做病理学检查。

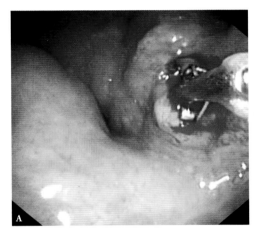
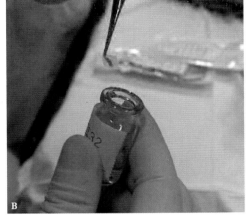

内镜下活检标本处理及固定

内镜下活检

A. 活检钳抓取组织　　B. 活检组织粘贴于滤纸片后置入标本瓶内

2. 活检取材的部位对于病变性质的准确诊断非常关键　为了提高活检的阳性率,正确选择活检的部位就显得尤为重要。要在最确切的部位取材,各种不同类型病变的活检部位有所不同。如对隆起性病变,应该重点在隆起的顶端取材,其次是在隆起的基底部取材。对于溃疡性病变,应该在溃疡四周取材,避免咬取白苔及坏死组织,如果坏死明显,病变表面被覆盖时,需将坏死物或覆盖物先咬取掉,再在暴露的病变组织上咬取活检。对于怀疑为黏膜下肿瘤,内镜下常规活检阳性率低,应该在病变中央先将表面的黏膜用活检钳咬去,再探入内部深取;常规活检要咬取 3～4 块组织。活检引起的出血或穿孔的情况非常少见。为了避免大量出血,不宜在一处做多次活检,凡是怀疑有血管性疾病或凝血机制障碍者,谨慎活检或禁止活检。

3. 细胞学取材方法　应于活检后　通过活检管道将细胞学刷子插入,在病变及其周围轻轻拭刷。细胞学刷在培养液中充分涮洗直至细胞完全脱落。

4. 内镜诊断与病理诊断的关系　内镜下的表现为肉眼直观所见,对病变的诊断要以病理诊断为金标准,内镜下的形态表现与病理诊断应互相补充,在内镜描述中应该对病变的表现进行准确描述,同时要记录活检时取下组织的质量,临床上要注意以下几点:

(1)当内镜诊断与病理诊断不一致时,必须重新或再次进行活检。

(2)鼻咽喉部的解剖结构复杂、精细,活检时患者有时配合度差,活检有时难以取到反映病变性质的有效组织,导致取材的部位不恰当,未能反映病变的真正性质,这时应考虑重新取材。

(3)即使内镜医师感觉取材较确实,但是内镜下诊断与病理诊断不符合时,应该重新分析内镜所见,而且有必要与病理医生沟通确认。

第二节　窄带成像模式下黏膜微血管的特点

窄带成像内镜通过滤光片，释放出短波长的绿光和蓝光，照射在黏膜表面，能够突出对黏膜表面纹理和表浅微血管的显示，这些黏膜表面纹理和微血管的形态是 NBI 内镜诊断病变性质的基础，也是掌握 NBI 技术的关键技能。NBI 内镜最初是在被覆鳞状上皮的食管黏膜中进行研究的，而咽喉部多数区域都是鳞状上皮，因此借鉴和学习食管黏膜在 NBI 内镜下的表现，有助于提高 NBI 喉镜在头颈部肿瘤中的诊断能力。

一、NBI 内镜在食管癌诊断中的应用

正常食管黏膜是复层鳞状上皮，黏膜表层的血管来自黏膜下层血管逐级分支，黏膜下层静脉首先发出分支，称为树枝样血管网，树枝状血管之间相互交通，走行与上皮层平行，进一步分出更细小的斜向走行的斜行血管，斜行血管几乎垂直于上皮层向上发出毛细血管的终末分支，称为上皮内乳头样毛细血管襻（intraepithelial papillary capillary loop, IPCL），IPCL 位于上皮基底膜的下方。在 NBI 模式下，正常黏膜下层的毛细血管呈现出深绿色，黏膜下层血管发出

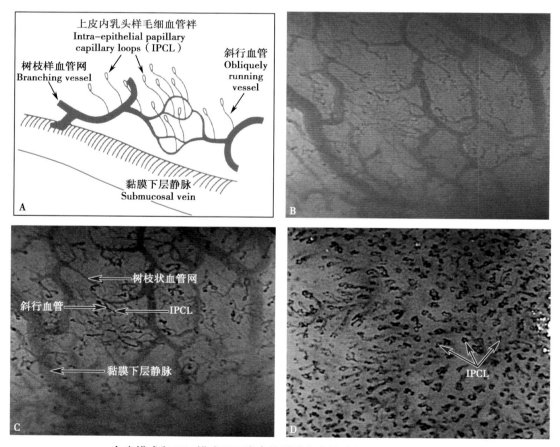

白光模式和 NBI 模式下正常食管黏膜和食管鳞状细胞癌时的表现

A. 黏膜表面血管分支示意图　B. 白光下观察正常食管黏膜表面血管形态　C. NBI 模式下观察正常食管黏膜表面血管形态　D. 食管鳞状细胞癌，病变侵至黏膜固有层时黏膜表面血管形态，IPCL 扩张呈斑点状

的树枝状血管和斜行血管表现为棕褐色，黏膜表面的 IPCL 如果不借助放大内镜的话，在普通内镜下几乎不可见。当黏膜表层发生癌变时，IPCL 形态就会发生异常的改变（扩张、延长或扭曲等），NBI 模式下能够将异常的 IPCL 形态显示得非常清晰，早期发生癌变的黏膜表面就可见斑点状的表现。

IPCL 的形态变化对诊断早期食管癌及其浸润深度具有重要意义。早期食管癌可出现 IPCL 的扩张、扭曲、管径粗细不均及不规则形态改变等 4 种改变。Inoue 等根据放大内镜下 IPCL 的不同表现，将 IPCL 分为 5 型：Ⅰ型，正常 IPCL，IPCL 形态规则、分布均匀，见于正常食管；Ⅱ型，IPCL 延长，见于食管炎；Ⅲ型，IPCL 出现轻微变化，但碘染色拒染，见于食管低级别上皮内瘤变；Ⅳ型，IPCL 出现扩张、扭曲、管径粗细不均及不规则形态改变中的 2～3 种改变，主要见于食管高级别上皮内瘤变；Ⅴ-1 型，出现扩张、扭曲、管径粗细不均及不规则形态改变中的所有 4 种变化，主要见于食管鳞癌；Ⅴ-2 型，出现Ⅴ-1 型 IPCL 的延长；Ⅴ-3 型，IPCL 高度破坏；Ⅴ-N 型，出现新生肿瘤血管。井上分类的特点是由多种亚分型的微血管表现与组织病理学相互对应。通过亚分型的 IPCL 直径变化来明确区分需要进一步病理评估的病变。IPCL Ⅰ型～ IPCL Ⅴ-1 各型的差异表现于平坦（表浅）病变鳞状上皮的变化。另一方面 IPCL Ⅴ-1 型～IPCL Ⅴn 各型的差异反映鳞状上皮癌的浸润深度。临床上通过 NBI 内镜结合放大内镜判断黏膜表面的 IPCL 形态对开展内镜下的微创治疗具有重要的指导作用。

日本食管学会对井上分型进一步精简，提出了 AB 分型：（A 型）IPCL 血管形态没有变化或轻微变化，提示为正常区域；（B 型）B1 表现为扩张、蛇形、粗细不同、形状不均一的成袢样异常血管，病变常浸润至 M1、M2；B2 血管不再成袢，提示病变浸润深度至 M3 或 SM1；B3 为高度扩张的不规则血管，提示病变已达 SM2。

分型		NBI下IPCL表现	病理性质及浸润深度
IPCL type Ⅰ		排列整齐，头尾一致，分布较稀疏	正常
IPCL type Ⅱ		排列基本整齐，个别IPCL扩张	炎症
IPCL type Ⅲ		排列基本正常，IPCL轻微密集伴轻微扩张	低级别
IPCL type Ⅳ		排列混乱、密集，环形增粗	高级别/低级别
IPCL type Ⅴ1		IPCL排列混乱、密集，点状扩张伴口径不等，形状不一	pT1a–EP/M1
IPCL type Ⅴ2		排列混乱、扩张、扭曲，在V1基础上延长，开始有稀疏的改变	pT1a–LPM/M2
IPCL type Ⅴ3		IPCL高度破坏、消失，交错连接，血管头尾一致	pT1a–pT1b
IPCL type Ⅴn		新生粗大不规则的肿瘤性血管，直径相当于V3血管的3倍，不属于IPCL的改变	SM2

食管黏膜表面 IPCL 形态的 Inoue（ 井上 ）分型

　　黏膜上皮表面的 IPCL 随着病变的进展逐渐发生变化，其中Ⅲ型和Ⅳ型都表现为斑点，有时易混淆，从食管上皮的研究来看，Ⅳ型 IPCL 血管直径平均为 5.9μm，距离基底膜约 100μm，而Ⅲ型 IPCL 血管直径平均为 4.89μm，距离基底膜约 60μm。另外一个非常实用的内镜下表现是背景颜色征（background coloration，BC）。背景颜色征阳性是指在 NBI 模式下异常病变区域呈现褐色表现，贴近观察可见清晰的斑点，病变区域与背景黏膜有清晰的边界，而背景颜色征阴性是指在 NBI 模式下异常病变区域虽也可见斑点，但斑点较小，病变区域与背景黏膜没有清晰的边界。294 例食管与咽部的病变的研究显示，大多数浸润性鳞状细胞癌（99.1%）和大多数重度不典型增生 / 原位癌（82.2%）表现出 BC 阳性。另一方面，BC 阴性组 68 例病变（80.2%）为非典型炎症（主要为炎症改变）或轻中度不典型增生。BC 用于区分重度不典型增生 / 原位癌和侵袭性鳞癌的整体准确率为 87.3%。敏感性，特异性，阳性预测值和阴性预测值分别为 91.9%，76.7%，90.1% 和 80.2%。因此 BC 征阳性时，提示恶性可能大，BC 征阴性时，常为炎症，这点在 NBI 喉镜检查中对斑点的判断特别重要。

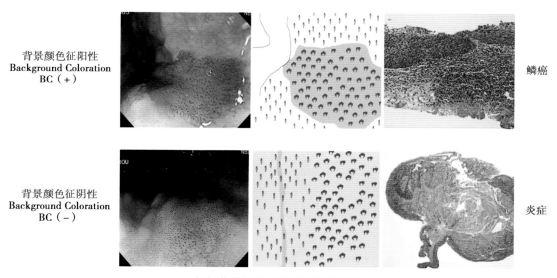

背景颜色征阳性
Background Coloration
BC（+）

鳞癌

背景颜色征阴性
Background Coloration
BC（－）

炎症

根据背景颜色征判断病变的性质
背景颜色征阳性指在 NBI 模式下病变区域与背景黏膜有清晰的边界，常提示为恶性可能大。背景颜色征阴性指在 NBI 模式下病变区域与背景黏膜没有清晰的边界，多为炎症

背景颜色征（＋）　　　　　　　　　　　　　　背景颜色征（－）
活检病理：原位癌　　　　　　　　　　　　　　活检病理：轻度不典型

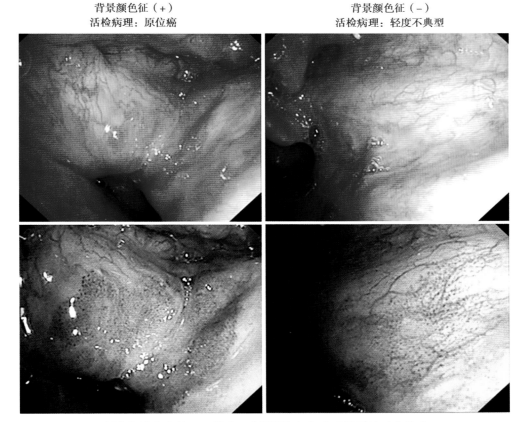

咽喉部浅表病灶 NBI 模式下背景颜色征与病理性质的对应关系

二、NBI 喉镜在鼻咽喉部肿瘤诊断中的应用

（一）喉癌

喉部病变从正常→不典型增生→癌的过程中，黏膜表面的 IPCL 形态发生动态变化，笔者团队根据对喉部从正常到癌变过程 IPCL 形态的观察，总结了喉部的 NBI 分型，供临床医生喉镜检查时参考。

Ⅰ型：IPCL 形态几乎不可见，斜行血管和树枝状血管走行清晰可见，但管径较细。主要见于正常黏膜和声带息肉、囊肿、肉芽及瘢痕的黏膜。

Ⅱ型：IPCL 形态几乎不可见，斜行血管和树枝状血管走行清晰，管径明显粗大，充血明显。主要见于炎症，尤其是放疗后常出现这种异常扩张的血管。

Ⅲ型：IPCL 形态不可见，黏膜呈白颜色，白斑薄时，斜行血管和树枝状血管走行隐约可见，白斑厚时，斜行血管和树枝状血管走行不可见。主要见于声带白斑，病理多为上皮增生、角化等。

Ⅳ型：IPCL 形态可见，排列基本规则，密度较稀疏，末梢分叉或轻度扩张，表现为小的棕色斑点，斜行血管和树枝状血管走行不可见。病理多为鳞状上皮轻 - 中度不典型增生。

Ⅴa 型：IPCL 管径增粗，密度增加，表现为形状不规则的实心或空心较粗大的棕色斑点。病理多为重度不典型增生和原位癌。

Ⅴb 型：IPCL 形态破坏，扩张、延长、扭曲，形态上由不规则的点状延长为形状扭曲的线条形，表现似呈蛇形、蚯蚓、蝌蚪形或树枝形。病理主要为浸润癌。

Vc型：IPCL结构消失，出现新的肿瘤血管，肿瘤表面可见形状各异（点状、扭曲的线条状等）、杂乱无规则、疏密不匀的异常血管。病理为浸润癌。另外结核、NK/T细胞淋巴瘤等坏死性病变的表面也常表现为此型。

笔者团队研究发现NBI喉镜对喉部病变的正确诊断率为90.6%，明显高于普通白光内镜的正确诊断率（75.2%）。NBI喉镜对喉癌诊断的敏感性和特异性分别为93.2%和90.8%，在敏感性上明显高于普通白光内镜（68.5%）。NBI喉镜能够明显提高对喉部早期癌的检出能力，并且有助于术后的随访，当喉部表面黏膜出现清晰的斑点时（Va型），常提示为早期癌，而影像学检查此时常难以发现。

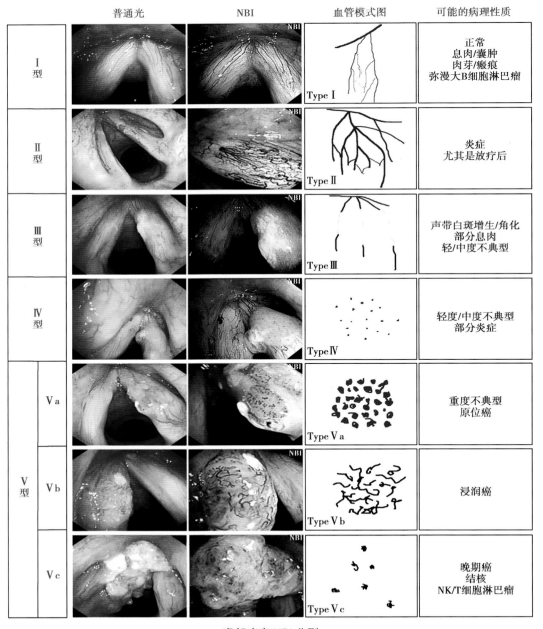

喉部病变NBI分型

（二）声带白斑

声带白斑（vocal cord leukoplakia）是引起声音嘶哑的常见原因，喉镜检查可见声带表面被覆不易去除的白色斑片状物，病理上表现为鳞状上皮不同程度的角化层增厚，可为角化不全或过度角化，并可伴有单纯增生、异型增生甚至癌变，被认为是喉癌前病变之一。由于不同病理性质的声带白斑肉眼表现大致相似，导致常规的喉镜检查难以评估声带白斑的不典型增生程度以及是否发生癌变，常引起声带白斑的"治疗过度"或"治疗不足"。因此能否在术前准确评估声带白斑的病理性质对治疗方式的选择及预后判断具有重要的临床意义。最近有学者通过 NBI 喉镜下的诊断分型来判断声带白斑的良恶性，但不同学者报道的诊断结果却差异较大。为了解决这个问题，笔者团队对原喉部 NBI 诊断分型中的Ⅲ型重新进行细分，提出一种新的声带白斑 NBI 喉镜诊断分型，以提高声带白斑良恶性鉴别诊断的准确性。

根据 NBI 喉镜下观察到的声带白斑表面微血管形态学特点分成以下 6 种类型：

Ⅰ型（薄白斑型）：声带表面 IPCL 不可见，白斑呈白颜色，白斑覆盖处斜行血管和树枝状血管走行隐约可见。

Ⅱ型（厚白斑型）：声带表面 IPCL 不可见，白斑呈白颜色，白斑覆盖处斜行血管和树枝状血管走行不可见。

Ⅲ型（小斑点型）：声带表面 IPCL 可见，暴露在白斑没有覆盖到的声带黏膜表面，表现为小的棕色斑点，排列基本规则，无明显边界，斜行血管和树枝状血管走行不可见。

Ⅳ型（大斑点镶嵌型）：声带表面 IPCL 可见，表现为棕褐色的大斑点，镶嵌在白色白斑的表面。

Ⅴ型（大斑点周围型）：声带表面 IPCL 可见，表现为棕褐色的大斑点，暴露在白斑以外的声带黏膜表面，常有明显的边界。

Ⅵ型（大斑点混合型）：声带表面 IPCL 可见，表现为棕褐色的大斑点或扭曲的蚯蚓形血管，可分布在白斑表面，也可暴露在白斑以外的声带黏膜表面。

笔者团队调查了 120 例声带白斑的内镜下表现，以组织病理学诊断作为最后诊断的金标准，将声带白斑根据病理性质按照 WHO 2005 年的标准划分为两类：（1）恶性白斑：包含重度不典型增生、原位癌和浸润癌；（2）良性白斑：包含炎症、单纯性增生、轻度不典型增生、中度不典型增生。声带白斑普通白光喉镜得到正确诊断 84 例（恶性 14 例，良性 70 例），正确诊断率为 70.0%（84/120），NBI 喉镜正确诊断 109 例（恶性 19 例，良性 90 例），正确诊断率为 90.8%（109/120），二者之间具有显著性差别（$X^2 = 16.536$，$P = 0.000$）。普通白光喉镜对恶性声带白斑诊断的敏感性、特异性、阳性预测值和阴性预测值分别为 60.8%、72.2%、34.1% 和 88.6%。NBI 喉镜对恶性声带白斑诊断的敏感性、特异性、阳性预测值和阴性预测值分别为 82.6%、92.8%、73.1% 和 95.7%。与普通白光喉镜相比，NBI 喉镜对恶性声带白斑诊断的特异性（$X^2 = 14.265$，$P = 0.000$）和阳性预测值（$X^2 = 9.648$，$P = 0.002$）明显高于普通白光喉镜，敏感性（$X^2 = 2.681$，$P = 0.189$）和阴性预测值（$X^2 = 3.146$，$P = 0.089$）与普通白光喉镜无显著差别。一致性检验显示，普通白斑喉镜与病理诊断之间的吻合度较弱（Kappa = 0.254，$P = 0.003$），NBI 喉镜与病理诊断之间的吻合度较好（Kappa = 0.718，$P = 0.000$）。

良性声带白斑在 NBI 模式下主要表现为Ⅱ型，占 63.8%（60/94），Ⅱ型对良性声带白斑诊断的总正确率为 64.2%，敏感性、特异性、阳性预测值和阴性预测值分别为 58.8%、87.0%、95.0% 和 33.3%。恶性声带白斑要注意观察白斑外的声带黏膜，常会有异常血管扩张（Ⅴ型和Ⅵ型），占 69.2%，出现 V 型和 VI 型血管对恶性声带白斑诊断的总正确率为 85.8%，敏感性、特异性、阳性预测值和阴性预测值分别为 52.2%、93.8%、66.7% 和 89.2%。

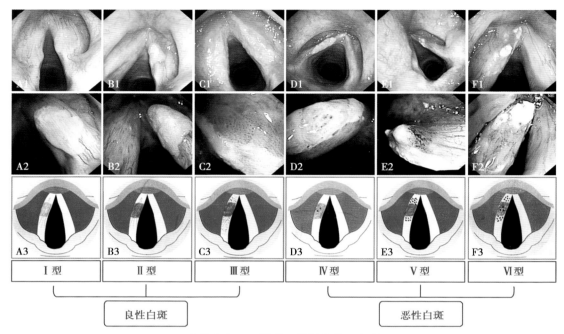

声带白斑 NBI 模式下的新分类示意图

（三）口咽癌和下咽癌

口咽和下咽部的黏膜表面被覆的是复层鳞状上皮，发生癌变时的黏膜表面微血管的形态与喉癌相似，因此在诊断上可以参照喉部病变的 NBI 诊断分型，但较少出现白斑覆盖引起的微血管不可见的 III 型。尤其是下咽部，黏膜表面出现轻度或中度不典型增生时，就可见 IPCL 有扩张，病灶区虽可见斑点，但相对较小，排列较稀疏、规则，边界不清楚，表现为背景颜色征（−）。进展到重度不典型增生与原位癌时，黏膜表面可出现排列紧密的棕色斑点，并且病变的边界能够较白光显示的更加清晰。口咽部的舌根与扁桃体区，由于有丰富的淋巴组织，有时表现得很典型，但有时候会受增生的淋巴滤泡影响，并不出现斑点状表现或见到肿瘤扭曲扩张的微血管。当病变进展，侵犯到黏膜下层时，可见病灶区毛细血管由斑点状转变为扭曲的线条样（如蛇形、蚯蚓或蝌蚪形）表现。晚期较大的恶性肿瘤，肿瘤表面常伴有坏死，这时黏膜表面的微血管结构变形甚至被坏死组织覆盖而缺失。笔者团队研究发现口咽和下咽早期鳞状细胞癌表面在 NBI 喉镜下可见边界清晰的棕色斑点，通过识别这种黏膜表面微细血管的形态变化能够提高对早期下咽癌的检出率。NBI 喉镜对咽部癌前病变及早期癌变检出的敏感性为 79%，而普通白光喉镜的敏感性为 21%。普通白光喉镜对浅表型病变的漏诊率为 18.4%，其中对高级别上皮内瘤变的漏诊率达到 26.3%，NBI 喉镜能够明显提高对咽部浅表病变检出能力。在浅表型病灶中，NBI 喉镜在血管形态及病变边界的显示上都明显优于普通白光喉镜，能够发现普通白光喉镜和影像学难以检出的早期病变。

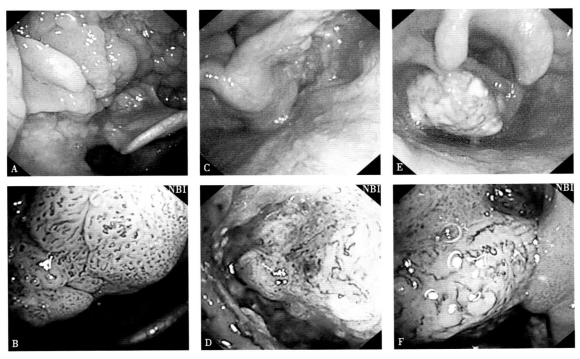

口咽癌和下咽癌白光和 NBI 模式下表现

A 和 B. 舌根癌　C 和 D. 右侧梨状窝癌　E 和 F. 左侧梨状窝癌

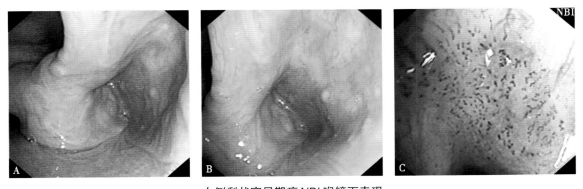

右侧梨状窝早期癌 NBI 喉镜下表现

A 和 B. 白光模式下可见右侧梨状窝黏膜充血，表面尚光滑　C. NBI 模式下可见右侧梨状窝表面有明显的斑点状表现，组织活检病理结果为鳞状上皮原位癌

（四）鼻咽癌

鼻咽部不同性质病变黏膜表面的微血管在 NBI 模式下分为 5 型：

Ⅰ型：IPCL 形态不可见，斜行血管和树枝状血管走行隐约可见，管径纤细，呈褐色，有时可见粗短的黏膜下层血管，呈墨绿色。主要见于正常鼻咽部黏膜以及鼻咽部囊肿黏膜。

Ⅱ型：IPCL 形态不可见，斜行血管和树枝状血管走行隐约可见，较Ⅰ型更不清楚，黏膜下层血管基本不可见。增生的组织之间被白色亮条带分割，表面呈鱼鳞状或叠瓦状。主要见于淋巴组织增生。

　　Ⅲ型：IPCL 形态不可见，斜行血管和树枝状血管走行清晰可见，呈褐色，黏膜下层血管扩张明显，暴露清晰，呈墨绿色。主要见于放疗后炎症。

　　Ⅳ型：IPCL 形态可见，表现为褐色斑点，分布可较密集，斜行血管和树枝状血管走行不可见。主要见于放疗后炎症。

　　Ⅴ型：IPCL 形态破坏，延长、扭曲，与斜行血管和树枝状血管一起扩张，可见清晰的呈褐色的新生血管，表现似呈蛇形、蚯蚓形或形状扭曲的线条形。黏膜下层血管基本不可见或不清楚，呈墨绿色。主要见于鼻咽癌。

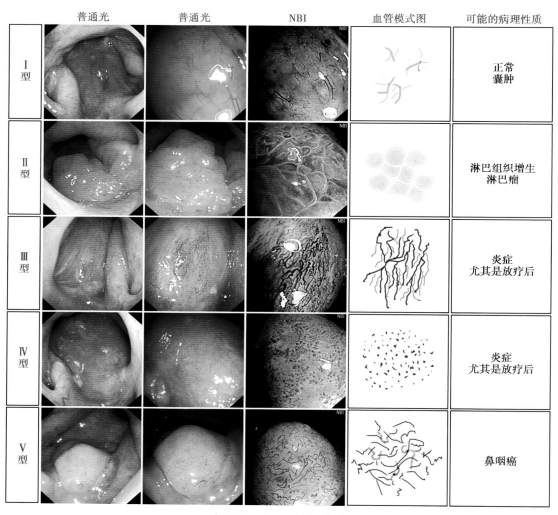

鼻咽部病变 NBI 诊断分型

　　鼻咽癌在组织学上以非角化型鼻咽癌为主，NBI 喉镜下鼻咽癌的表现与其他咽部和喉部的鳞癌不同，病变表面常不出现棕色斑点。分析其中的原因可能是鼻咽部表面主要被覆呼吸型假复层纤毛柱状上皮，黏膜反折形成隐窝，其下为间质，间质内富含淋巴组织，黏膜表面或隐窝上皮常被小淋巴细胞所浸润，这些淋巴细胞浸润和中断使上皮成为网状结构，这种组织学的表现与下咽和喉部的复层鳞状上皮明显不同。典型的鼻咽癌 NBI 喉镜下表现为病变表面可见分布紊乱、形态失常的新生血管网，新生血管呈细树枝状或扭曲线条状，血管线条清晰明显，呈棕褐色。笔者团队研究发现约 80% 的鼻咽癌出现这种典型表现，当鼻咽癌处于早期，病变表面较浅表时，也有同样的形态学特点，提示 NBI 喉镜有助于发现早期的鼻咽癌。少数病变 NBI 喉镜下的表现与鼻咽部淋巴组织增生相似，不出现新生血管。鼻咽部其他恶性肿瘤中腺样囊性癌表现与鼻咽癌有相似之处，肿物多呈隆起型，局部可形成溃疡，NBI 模式下主要表现为黏膜下层血管明显扩张呈墨绿色，黏膜表面偶可见新生血管出现。鼻咽部的淋巴瘤主要以溃疡和隆起肿块为主，表面有伪膜覆盖，NBI 模式下黏膜表面基本不出现新生血管网，可见黏膜下出血后形成的褐色淤斑。

第三节　窄带成像喉镜操作要点

窄带成像喉镜操作过程与常规喉镜检查过程相似，但对操作者有更高的要求，进行窄带成像模式观察时，要注意以下几个方面。

一、充分的麻醉

电子或纤维鼻咽喉镜检查是鼻咽喉部疾病诊断及治疗的重要手段。喉镜探入到咽喉部后，会诱发咽反射，引起恶心呕吐等反应，影响检查操作。能否顺利完成整个检查操作过程的关键在于麻醉效果的好坏。成功的麻醉，患者整个检查过程反应会较小，不适及疼痛较轻微，会较好配合检查、活检及治疗等操作。麻醉效果差时，患者频繁吞咽、恶心呕吐、咳嗽、喉痉挛、缺氧，甚至可能诱发心脑血管疾病等严重并发症，导致检查过程失败。因此要掌握好软式喉镜检查的麻醉方法是非常重要的。

（一）局部麻醉药物的选择

目前使用在鼻咽喉镜检查中的局部麻醉药物主要是丁卡因或利多卡因。

丁卡因（tetracaine）又称地卡因（dicaine），属于长效局部麻醉药物，作用及毒性均比普鲁卡因强 10 倍，亲脂性高，穿透力强，易进入神经，也易被吸收入血，主要用于黏膜表面麻醉，起效缓慢，作用时间约 2～3h，常用浓度为 0.5%～1%。丁卡因毒性大，麻醉指数小，大剂量可致心脏传导系统和中枢神经系统抑制，使用时应严格掌握剂量。成人一次表面麻醉不要超过 40mg。鼻咽喉镜检查使用丁卡因麻醉时有严重过敏致死的报道，检查前需试敏。

利多卡因（lidocaine）又名昔罗卡因（xylocaine），是目前应用最多的局部麻醉药物，作用强度是普鲁卡因的 4 倍，具有起效快、作用强而持久、穿透力强及安全范围较大等特点，同时无扩张血管作用及对组织几乎没有刺激性，一般施用 1～3min 后即生效，效果维持 1～2h，有"全能局麻药"之称，还可用于抗心律失常。对酯类局部麻醉药物过敏者可改用此药。其毒性大小与药液浓度有关，增加浓度相应增加毒性。安全范围较大，常用浓度为 2%～4%，用药总量一般不超过 400mg。有使用利多卡因引起严重事件的报道，在操作过程中要控制剂量及浓度，密切观察患者情况。

（二）常用的麻醉方法介绍

1. 鼻腔麻醉　检查时出现鼻腔疼痛的概率最高，这主要与患者鼻腔的生理及病理结构（尤其是鼻中隔中后段偏曲、鼻甲肥大、鼻道狭窄）、鼻腔麻醉方法、操作的手法有关。鼻腔麻醉选择的麻醉剂主要是 1% 的丁卡因或 2% 的利多卡因，常需配合减充血剂以收缩鼻甲。鼻腔麻醉主要有以下三种方法：

（1）棉签式麻醉：将棉签沾上局部麻醉药物，沿下鼻甲或中鼻甲表面探入鼻腔，寻找总鼻道较宽敞的通道进入，将局部麻醉药物与鼻甲及鼻中隔黏膜反复接触，然后将棉签停留在鼻道内，待局部麻醉药物起效后行鼻腔进镜检查。

（2）喷雾式麻醉：一般借助综合诊疗台的麻醉喷枪来完成。当从前往后喷洒麻醉剂时不可将麻醉喷枪过伸，以免造成鼻腔或鼻甲黏膜损伤，甚者可造成明显的鼻腔出血。

（3）滴入式麻醉：患者需取仰卧位，将麻醉剂滴入双侧鼻腔内。麻醉剂可以选用液体，也可选用凝胶或胶浆类，鼻腔黏膜基本能够全覆盖到，流入咽部可以嘱患者吞下。

2. 咽喉部麻醉　咽喉部麻醉是喉镜检查时麻醉的重点，如果麻醉效果不佳，患者反应明显，很难充分配合检查过程。常用的咽喉部麻醉方法有如下几种方法：

（1）喷雾式麻醉：将 2% 的丁卡因 20ml 倒入容量为 50ml 的喷雾壶内，嘱患者发"a"音，将喷头对准喉咙深部，每次喷雾 5～6 下，间歇 2～3 次，每次间隔 1～2min，舌肥厚患者采用无菌纱布轻轻向外牵拉，嘱其将舌头伸出，充分暴露喉部喷麻醉剂，麻醉起效后，受检者会有吞咽感觉麻痹、喉咙梗阻感，记录患者麻醉起效时间及耗药量。

（2）雾化或超声雾化吸入式麻醉：雾化瓶内倒入 2% 丁卡因 3～5ml，加入 0.9% 氯化钠注射液 10ml，氧流量为 6～8ml/min，受检者取坐位，将雾化嘴含于口内，嘴唇轻轻闭上，尽量深呼吸，使雾化微粒沉降于鼻咽喉深部，再由双侧鼻孔向外呼出，全部药液喷完时间约 10～15min。

（3）经喉镜下或经导管喷洒式麻醉：注射器抽取 2% 利多卡因通过喉镜的活检孔道或经鼻腔插入细导管将麻醉剂注入下咽和喉部，喷洒在黏膜表面，具有较强的针对性，能够深入到下咽和喉部，对下咽和喉部的麻醉效果较好。

（4）口含 - 咽下式麻醉：常用胃镜检查时使用的 2% 利多卡因胶浆 10ml，通常含 3～5min 后慢慢咽下，使口咽和下咽部黏膜表面与麻醉剂接触而产生麻醉效果，但对喉部麻醉效果较差。

（5）环甲膜穿刺麻醉：用 5ml 注射器抽取 1% 丁卡因或 2% 利多卡因，经环甲膜穿刺，针尖有落空感时表示已经进入喉的声门下区，迅速注入麻醉剂，注射完毕后立即让病人坐起，嘱其咳嗽。环甲膜穿刺法是下呼吸道黏膜表面麻醉效果最好的方法，但是该方法不能覆盖到口咽到下咽。环甲膜穿刺术常会给患者带来顾虑，该麻醉方法目前已很少采用。

3. 笔者团队的经验介绍　鼻咽喉镜检查时麻醉的重点是鼻腔和咽喉部，其中尤以喉部最为敏感，必须做到充分麻醉，否则很难贴近观察及进行治疗性操作。目前的鼻咽喉镜管径较纤细，基本都可以从容的通过鼻腔。鼻黏膜娇嫩、感觉灵敏，如麻醉不充分，插入鼻咽喉镜时，患者普遍会感觉到明显的疼痛，引起或加重其心理紧张，从而影响后续的操作。在进入鼻腔前，最好使用局部麻醉药物 + 减充血剂，以减轻患者的疼痛不适。笔者团队选用的局部麻醉药物是 2% 利多卡因凝胶，效果优于利多卡因喷雾，利多卡因凝胶具有表面麻醉和润滑的双重作用，既可以减轻患者痛苦，又可以保护喉镜的外皮免受损伤。如果鼻道条件较好，较宽敞，可以不用减充血剂。如果鼻甲肥大或鼻中隔偏曲，鼻道有狭窄时，则有必要使用减充血剂。减充血剂可以选用麻黄碱（常各单位自己配置）或用盐酸赛洛唑啉滴鼻液、盐酸羟甲唑啉喷雾剂等。如果不计划经口进镜检查，笔者团队不常规经口喷洒局部麻醉药物。笔者团队发现经口喷洒局部麻醉药物后，有时会增加患者恶心等不适反应，经口喷洒局部麻醉药物，主要是对口咽表面的黏膜产生麻醉效果，而常规经鼻腔进镜观察时，喉镜沿咽后壁向下深入，基本不会接触到口咽部的黏膜，因此不会刺激到口咽部的感觉。如果经鼻腔进镜后，要对扁桃体或舌根部进行活检，以及要从口进镜检查时，这时需要对口咽部的黏膜进行表面麻醉，可经口用喷壶喷洒或含服 2% 利多卡因 3～5ml，也可以经喉镜活检管道推送局部麻醉药物，喷洒在口咽部的舌根、扁桃体和咽后壁。

下咽和喉部的麻醉是鼻咽喉镜检查的关键，喉镜探查到这个部位时，已经深入咽喉腔，患者常有明显的异物感，要想让患者充分的配合检查，必须做好下咽和喉部的表面麻醉。笔者团队的方法是：

（1）局部麻醉药物的选择：笔者团队使用的是 2% 盐酸利多卡因注射液，原因主要是安全，从笔者团队科室运行以来，在 5 万例以上病人的使用中尚未出现因为使用利多卡因出现过敏等不良事件发生，另外笔者团队感觉利多卡因起效还是很快的，1～3min 左右就会发挥作用，不逊于丁卡因。

（2）局部麻醉药物剂量的控制：临床上因为麻醉出现的并发症，主要是与局部麻醉药物使用过量有关。局部麻醉药物的特点是必须与神经组织直接接触后才会发生作用。1% 的丁卡因每次使用不能超过 4ml，4ml 的药液会有部分损耗，剩余部分很难把咽喉部的黏膜完全覆盖，如果黏膜没有与局部麻醉药物接触，麻醉效果将减弱。选择利多卡因的一个重要特点是安全范围大，一般药理书上介绍一次表面麻醉使用不要超过 400mg（相当于 2% 的利多卡因 20ml）。而从文献报道及实际应用过程中来看，超过 400mg 也不会出现毒性反应。究竟喉镜检查时一次可以使用多少利多卡因，国内外还没有相关方面的文献资料，但是参照气管镜检查的资料，英国胸科协会以及我国中华医学会呼吸病学分会制定的《诊断性可弯曲支气管镜应用指南（2008 年版）》，成人利多卡因的总用量应限制在 8.2mg/kg（按体重 70kg 计算，2% 的利多卡因用量不要超过 29ml）。美国胸科协会推荐利多卡因总剂量不要超过 7mg/kg 或血清中利多卡因浓度不要超过 5mg/L。小儿或儿童药总量应控制在 5～7mg/kg 以内。6 个月以下小儿用 1% 的利多卡因。气管镜检查过程与喉镜检查过程有部分相似之处，气管镜更注重将药液注入气管内，喉镜的检查更主要将药液喷洒在声门以上的结构，气管内局部麻醉药物吸收的速度及效率是要大于声门上结构的，因此可以看出在喉镜检查时使用利多卡因参照气管镜的标准没有问题，甚至可以使用多于气管镜检查推荐的剂量，因为喉镜喷洒时好多的药液被吞咽进入消化道，消化道黏膜对利多卡因的吸收率明显低于呼吸道。笔者团队在利多卡因的使用上基本都超过 400mg 的剂量，在 400～800mg 之间，没有出现明显的因麻醉剂剂量过大引起的相关并发症。因此利多卡因使用上是非常安全的，剂量增加后，就有利于对黏膜表面进行充分局麻，患者的不适反应就明显降低，检查的配合度明显增加。

（3）局部麻醉药物喷洒部位及方法：局部麻醉药物使用的目的是减轻咽喉部的反射，因此要对咽部和喉部的感觉神经支配有所了解，这些神经分布的部位是麻醉剂要重点喷洒的部位。喉部声门上黏膜的感觉主要有喉上神经支配。喉上神经的内支主要为感觉神经，分布于会厌谷、会厌、声门后部的声门裂上、下方，口咽，小部分喉咽及杓状软骨前面等处的黏膜，外支也有感觉支分布至声带及声门下区前部的黏膜。喉返神经主要为运动神经，但也有感觉支分布于声门下腔、气管、食管及一部分喉咽的黏膜。喉上神经内支的后支 100% 有小分支至杓肌的深部，喉上神经内支与喉返神经后支的吻合主要位于环杓后肌和杓肌。

局部麻醉药物喷洒时不是盲目地喷洒，要将药液喷洒在感觉神经支配的关键区域和病变的部位，这样才能够起较好的效果，后续操作时患者才能够很好的配合。根据上面神经分布的介绍，笔者团队在麻醉剂喷洒上选择的重点部位是依次是双侧杓区、会厌和双侧声带，如果病变位于声门上，要重点对声门上黏膜进行喷洒。如果病变位于声带，要重点对双侧声带进行喷洒，如果要探入到声门下及气管检查，必须对声门下及气管进行喷洒。下咽部的病变笔者团队也主要喷洒杓区，因为在喷洒杓区时，会有药液沿着下咽后壁流入双侧梨状窝，再在病变局部补充少许局部麻醉药物就可以，这样下咽和喉部基本都会有较好的麻醉效果。

在麻醉剂的喷洒方法上，笔者团队采用气管镜检查的渐进式表麻方法（spray-as-you-go techniques），将 2% 的利多卡因液体抽吸到 20ml 注射器中，通过电子鼻咽喉镜的活检孔道分次、分部位喷洒到关键的表麻部位。每次抽吸药约 3～5ml，对准部位，连续喷洒约 5～6 次。笔者团队常规第一次喷洒在咽后壁，第二次喷洒在杓区，第三次也喷洒在杓区，第四次喷洒在会厌喉面，第五次喷洒在声带，第六次针对病变进行喷洒，这样基本就会使用麻醉剂约 25ml，将足量药液准确的喷洒在黏膜表面，这样药液基本上就能覆盖到喉部及下咽部的黏膜。如果使用丁卡因，仅使用 4ml，患者稍有反应或药液有损耗，将会偏离关键区域的麻醉，再加上担心药物过量，不敢盲目追加药液，则使整个咽喉部的黏膜很难被完全覆盖到。而利多卡因用量可较大且安全，即使患者反应，药液有损耗或偏离关键部位，因为反复多次喷洒，可弥补这种缺陷。笔者团队观察利多卡因起效较快，时间约 1min，起效后再次进镜观察，就会有较好的效果，患者反应较小，能够配合喉镜下的活检及微创治疗。如果病变位于软腭及扁桃体，常需要经口进镜观察及活检，这时需要将麻醉剂喷洒在口咽部的软腭、舌根及扁桃体表面，如果口咽部无明显病变，笔者团队口咽部常规不重点喷洒麻醉剂。如果患者喷洒完麻醉剂后仍有明显反应，以及既往有明显烟酒史时，患者可能对麻醉剂有一定的耐药性，可适当增加药量，另外在喷洒完后可适当延长作用时间，喷洒完 3～5 分钟后再进镜观察。

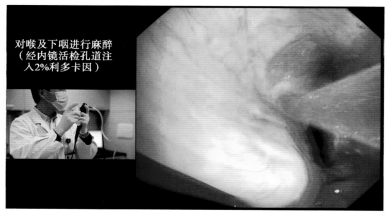

经活检孔道注入局部麻醉药物

电子喉镜下经活检孔道注入局部麻醉药物的方法

二、保持干净清晰的视野

NBI 模式下观察的是黏膜的纹理和表面的微血管，因此保持黏膜表面充分的清洁是非常重要的，否则反应病变性质的细节将很难暴露。检查中，使用带活检孔道的喉镜在清理黏膜的分泌物、黏液及坏死物方面具有明显的优势。对一些分泌物和黏液可以通过吸引的方法，将覆盖的分泌物吸除，同时可以注入清水，缓慢让患者咽下，也有助于对下咽部黏膜的充分暴露。对白斑及坏死物覆盖的地方，NBI 喉镜观察时要尽量避免被覆盖的区域，重点观察白斑及坏死物边缘的部分，一些异常的微血管可能在此得到暴露，有助于对病变性质的判断。

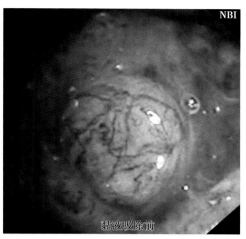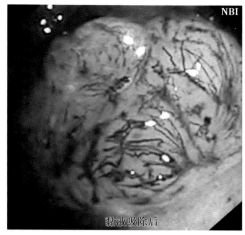

黏液吸除前后黏膜微血管形态的暴露

肿瘤表面黏液吸除后，黏膜微血管形态的暴露比较

三、靠近但不接触病变

由于在 NBI 模式下，红光被去掉，所以 NBI 模式下发出的光线较白光模式下明显变暗，如果距离病变较远进行观察，则很难看清黏膜表面的微血管形态，因此要尽量将喉镜贴近可疑黏膜的表面进行观察，但是要尽量不要接触病灶。由于肿瘤性病变黏膜较脆，接触后病灶表面会引起出血，黏膜出血后，在 NBI 模式下就会出现漆黑一片，无法再继续进行观察，所以要控制好镜头与黏膜的距离。

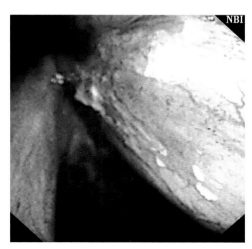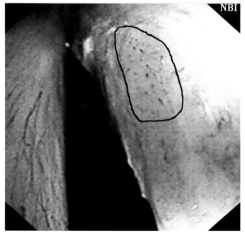

NBI 喉镜检查时要贴近病变观察

NBI 喉镜观察时一定要靠近病变表面观察才能够发现异常斑点

　　综上，在 NBI 喉镜操作过程中，充分的局麻是基础，保持干净清晰的视野是保障，靠近但不接触病变进行观察是判断病变性质的关键，这三个方面充分掌握，才能很好地把 NBI 喉镜在早期癌变筛查中的优势作用充分体现出来。

参 考 文 献

1. 芳野纯治，浜田勉，川口実. 内镜诊断与鉴别诊断图谱：上消化道. 第 2 版. 王轶淳，孙明军主译. 沈阳：辽宁科学技术出版社，2014.

2. 戴体俊. 麻醉药理学. 第 2 版. 北京：人民卫生出版社，2005.

3. 李春燕. 不同麻醉方法在鼻咽喉镜检查中的应用效果比较. 齐鲁护理杂志，2012，23（23）：22-23.

4. 周水淼. 电子喉镜和纤维喉镜诊断治疗学. 上海：上海第二军医大学出版社，2002.

5. Loukides S1，Katsoulis K，Tsarpalis K，et al. Serum concentrations of lignocaine before，during and after fiberoptic bronchoscopy. Respiration，2000，67（1）：13-17.

6. British Thoracic Society Bronchoscopy Guidelines Committee，a Subcommittee of Standards of Care Committee of British Thoracic Society. British Thoracic Society guidelines on diagnostic flexible bronchoscopy. Thorax，2001，56 Suppl 1：i1-21.

7. 中华医学会呼吸病学分会.《诊断性可弯曲支气管镜应用指南（2008 年版）》. 中华结核和呼吸杂志，2008，31（1）：14-17.

8. Wahidi MM1，Jain P，Jantz M，et al. American College of Chest Physicians consensus statement on the use of topical anesthesia，analgesia，and sedation during flexible bronchoscopy in adult patients. Chest，2011，140（5）：1342-1350.

9. 中华医学会儿科学分会呼吸学组儿科支气管镜协作组. 儿科支气管镜术指南（2009 年版）. 中华儿科杂志，2009，47（10）：740-744.

10. 孔维佳. 耳鼻咽喉头颈外科学. 第 2 版. 北京：人民卫生出版社，2010.

11. 赖翠瑛，周燕飞. 纤维鼻咽喉镜检查前表面麻醉与患者舒适度的相关研究进展. 护理实践与研究，2009，6（5）：89-91.

12. 郭强中，夏纪严，李云英. 电子鼻咽喉镜检查的常见问题与处理技巧. 中国中西医结合耳鼻咽喉科杂志，2012（1）：57-58.

13. 柯尊斌，刘大波，韩峰，等. 丁卡因咽喉部表面麻醉过敏性休克抢救成功 3 例. 临床耳鼻咽喉头颈外科杂志，2010，24（11）：521-522.

14. 徐昉，赖苏何，刘琼. 丁卡因表面麻醉致过敏性休克（附 1 例报告）. 重庆医科大学学报，2009，34（4）：511-512.

15. 周兆权. 幼儿行咽喉镜检查致喉痉挛窒息死亡一例教训. 临床误诊误治，2008，21（10）：36.

16. Mau T. Diagnostic evaluation and management of hoarseness. Med Clin North Am，2010，94（5）：945-60.

17. Isenberg JS，Crozier DL，Dailey SH. Institutional and comprehensive review of laryngeal leukoplakia. Ann Otol Rhinol Laryngol，2008，117（1）：74-9.

18. Li C，Zhang N，Wang S，Cheng L，Wu H，Chen J，Chen M，Shi F. A new classification of vocal fold leukoplakia by morphological appearance guiding the treatment. Acta Otolaryngol，2018，5：1-6.

19. Ni XG，He S，Xu ZG，Gao L，Lu N，Yuan Z，Lai SQ，Zhang YM，Yi JL，Wang XL，Zhang L，Li XY，Wang

GQ. Endoscopic diagnosis of laryngeal cancer and precancerous lesions by narrow band imaging. J Laryngol Otol，2011，125（3）：288-96.

20. Ni XG，Zhu JQ，Zhang QQ，Zhang BG，Wang GQ. Diagnosis of vocal cord leukoplakia：The role of a novel narrow band imaging endoscopic classification. Laryngoscope，2019，129（2）：429-434.

第 三 章

窄带成像喉镜在头颈部肿瘤中应用的病例介绍

第一节　窄带成像喉镜在鼻腔疾病应用的病例介绍

一、正常鼻腔解剖及黏膜 NBI 喉镜下表现

鼻腔是顶窄底宽、前后开放的狭长的不规则腔隙，前起于前鼻孔，后止于后鼻孔，由鼻中隔分成左、右不完全对称的两半。每侧鼻腔通常分为鼻前庭和固有鼻腔两部分，一般所指的鼻腔是指固有鼻腔。鼻腔上皮由前向后逐渐变化。鼻前庭的皮肤由角化的鳞状上皮组成，并含鼻毛和皮脂腺，而在下鼻甲前端，上皮变为立方上皮，后又变成假复层纤毛柱状呼吸型上皮。按其组织学构造和生理机制的不同，分为嗅区（olfactory region）黏膜和呼吸区（respiratory region）黏膜两部分。嗅区黏膜：分布于上鼻甲及部分中鼻甲内侧面及相对应的鼻中隔部分，为假复层无纤毛柱状上皮。除嗅区外，鼻腔各处均由呼吸区黏膜覆盖，该区黏膜属复层或假复层柱状纤毛上皮，纤毛运动的方向主要由前向后朝向鼻咽部。

【NBI 喉镜下表现】　正常鼻腔鼻甲和鼻中隔黏膜光滑、红润，在 NBI 模式下常常会发现鼻腔黏膜表面有散在、稀疏、均匀的小斑点广泛分布在黏膜表面，黏膜下层血管隐约可见，呈墨绿色。这些小斑点出现的原因可能在于，鼻腔作为呼吸器官的门户，吸入的外界空气首先与鼻腔黏膜接触，所以黏膜最易受到外界因素的刺激，可能导致 IPCL 的轻微扩张，这些小斑点对应的病理性质与下咽和喉部的表现不同，常为慢性炎症，多没有不典型增生。

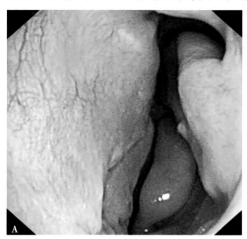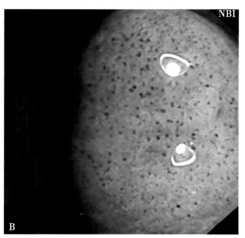

正常鼻腔 NBI
内镜下表现

正常鼻腔黏膜白光及 NBI 模式下的喉镜表现

A. 白光模式下可见鼻腔黏膜光滑、红润；B. NBI 模式下可见鼻腔黏膜表面有密度均匀、大小一致的棕褐色斑点，无明显的边界

二、鼻息肉

鼻息肉（nasal polyps）是中鼻道、鼻窦黏膜由于水肿而突出的炎性组织，常脱垂于总鼻道内，是多种机制导致的慢性炎性过程的终末产物，临床上较常见，可分为水肿型、囊肿型和出血型，其中水肿型最常见。

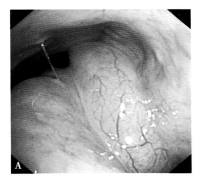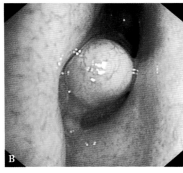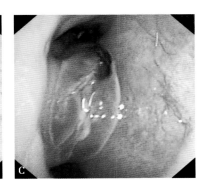

三种类型的鼻腔息肉
A. 水肿型　B. 囊肿型　C. 出血型

【NBI 内镜下表现】 普通白光内镜下可见鼻腔内有一个或多个表面光滑、灰白色、淡黄色或淡红色的如荔枝肉状半透明肿物，触之柔软，不痛，不易出血。NBI 模式下，鼻腔息肉表面血管网纹理规则，可见黏膜下层血管和树枝状血管网，未见 IPCL 异常扩张。如黏膜下的水肿间质较厚，黏膜表面的血管网也可不显露，表现出无血管纹理的特点。

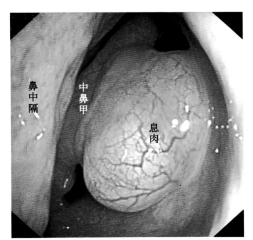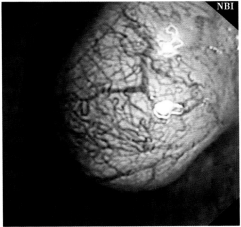

鼻腔息肉 NBI 内镜下表现

鼻腔息肉 NBI 内镜下表现

【典型病例】

病例 1

患者，男，62 岁。主诉：鼻塞 1 年余。鼻咽镜检查发现右侧鼻腔中鼻道有半透明息肉状新生物，鼻甲黏膜光滑。NBI 模式下可见黏膜表面基本正常的血管纹理，隐约可见黏膜下层血管和树枝状血管网，未见 IPCL 异常扩张。

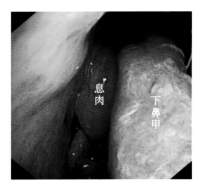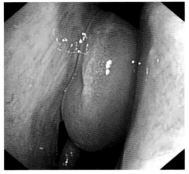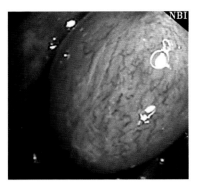

右侧鼻腔息肉内镜下表现

病例2

　　患者，男，66岁。主诉：左侧鼻塞2年余。鼻咽镜检查发现左侧鼻腔鼻道内有半透明息肉状新生物，鼻甲黏膜光滑。NBI模式下可见黏膜表面无明显血管纹理，未见IPCL异常扩张。

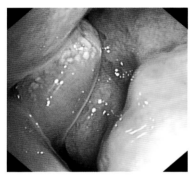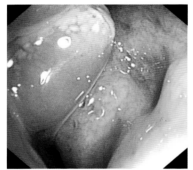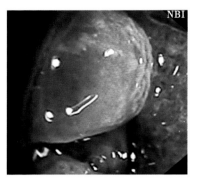

左侧鼻腔息肉内镜下表现

三、内翻性乳头状瘤

　　鼻腔鼻窦内翻性乳头状瘤（sinonasal inverted papilloma）是一种鼻腔常见的真性上皮良性肿瘤，约占鼻腔肿瘤的0.5%～0.7%。该肿瘤术后易复发，且具有恶变倾向，恶变率近6%～13%。发病原因不明，近年研究发现本病发生与人乳头瘤病毒（human papilloma virus, HPV）感染有密切关系。内翻性乳头状瘤病理特点为表层上皮过度增生，向基质内呈乳头状增生，可表现为鳞状上皮，移行上皮及纤毛柱状上皮同时存在。

　　【NBI内镜下表现】　普通白光内镜下可见单侧鼻腔鼻窦新生物，新生物与息肉相似，可表现为粉红色、棕灰色或苍白色，但表面显不平，质较韧，部分触之易出血。患者可能有鼻息肉手术史，多次复发史。该肿瘤术后易复发，少数可恶变或同时伴有癌变。NBI模式下，病变表面的IPCL发生异常扩张，可见较明显的斑点状表现，斑点常常会相连呈串珠状或形成网格状，黏膜下层血管和树枝状血管网基本不显露。鼻腔内翻性乳头状瘤常与鼻腔或鼻窦的鳞状细胞癌难以区分，在NBI模式下常有相似的表现，确诊需依靠病理检查，活检时注意取材部位，有疑问时可多次活检送组织病理。

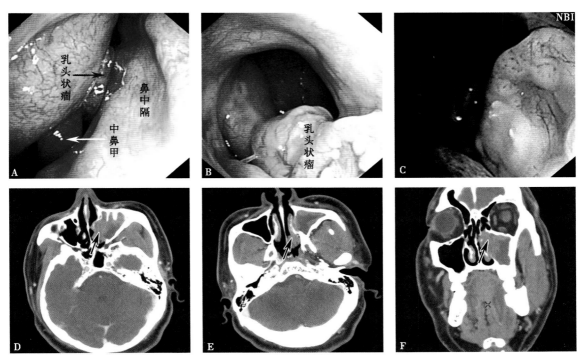

左侧鼻腔内翻性乳头状瘤内镜和CT表现

A 和 B. 鼻咽镜下可见左侧鼻腔鼻道内有不规则分叶状新生物,向后延伸到鼻咽腔　C. NBI 模式下黏膜表面可见有小斑点　D、E 和 F. CT 横断面及冠状面可见左侧上颌窦窦口软组织影(箭头),与脑实质相比呈等密度,密度较均匀,病变向后沿中鼻道延伸后鼻孔,沿上颌窦内壁、前壁匍匐生长,窦口扩大,邻近骨质推压,未见明显骨破坏改变

【影像学表现】　常规电子喉镜检查难以窥见鼻腔肿瘤的全貌,需要与影像学检查相配合,才能准确判断病灶起源的具体位置。鼻腔内翻性乳头状瘤在影像学上病变表现为以鼻腔外侧壁中鼻道区为中心区的软组织肿块,病灶多呈分叶状,边界较清楚,膨胀性生长,上颌窦和筛窦最常被累及。CT 表现为单侧鼻腔软组织肿块影,病灶边缘多呈不规则乳头状,可伴多个小气泡,肿瘤边界尚清,密度多均匀,多伴有上颌窦口漏斗部的阻塞,引起阻塞性鼻窦炎是最常见的继发改变。MRI 多数病变信号不均匀,与脑灰质相比,T_1WI 表现为等或低信号,T_2WI 呈混杂的等或高信号,中等强化,在 T_2WI 或增强 T_1WI 上,病变内部结构多呈较规整的"栅栏"状或卷曲"脑回"状,此征象系病变特征性表现。

【典型病例】

病例1

患者,男,71岁。主诉:右侧鼻腔鼻出血1月余。鼻咽镜检查可见右侧鼻腔内有息肉样新生物,接触易出血。NBI 模式下可见黏膜表面有明显异常扩张的斑点。

术后病理:鳞状上皮乳头状瘤,部分上皮轻中度不典型增生。

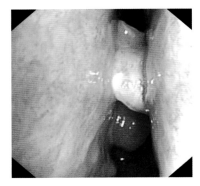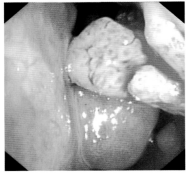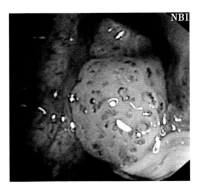

右侧鼻腔内翻性乳头状瘤内镜下表现

病例 2

　　患者，男，50 岁。主诉：左侧鼻腔堵塞 1 年余。鼻咽镜检查可见左侧鼻腔中鼻道内有新生物。NBI 模式下可见肿物表面有扩张的斑点，部分斑点发生相连呈网格状。

　　术后病理：左鼻腔内翻性乳头状瘤，伴轻度不典型增生。

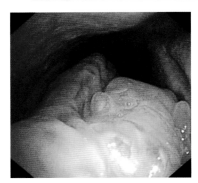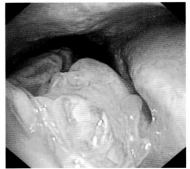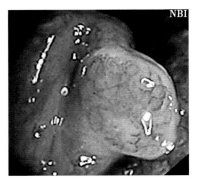

左侧鼻腔内翻性乳头状瘤内镜下表现

病例 3

　　患者，男，42 岁。主诉：左侧鼻腔堵塞 3 年。鼻咽镜检查可见左侧鼻腔中鼻道内有新生物，堵塞左侧鼻腔，肿物经左侧后鼻孔进入鼻咽腔。NBI 模式下可见肿物表面有扩张的斑点，可见斑点相连呈串珠状。

　　术后病理：左鼻腔内翻性乳头状瘤。

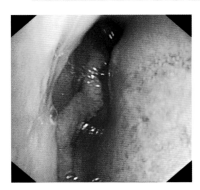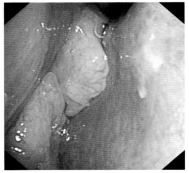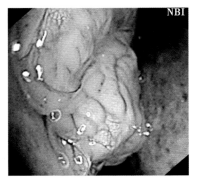

左侧鼻腔内翻性乳头状瘤内镜下表现

病例 4

　　患者，男，42 岁。主诉：鼻塞不适半年余。鼻咽镜检查可见右侧鼻腔中鼻道内有新生物，鼻甲光滑，鼻道显狭窄。NBI 模式下可见肿物表面有异常扩张的斑点。

　　术后病理：右鼻腔内翻性乳头状瘤。

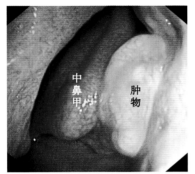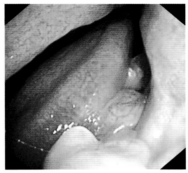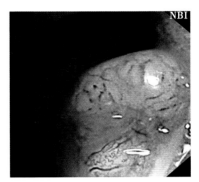

右侧鼻腔内翻性乳头状瘤内镜下表现

病例 5

　　患者，女，79 岁。主诉：左侧鼻塞伴出血 2 月余。鼻咽镜检查可见左侧鼻腔内有息肉样新生物，遮盖下鼻甲。NBI 模式下可见肿物表面的微血管扩张相连，形成渔网状的表现。

　　术后病理：左侧鼻腔内翻性乳头状瘤。

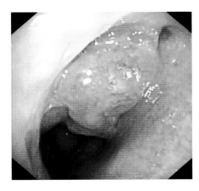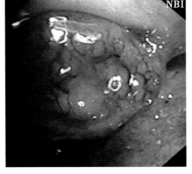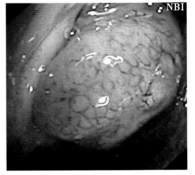

左侧鼻腔内翻性乳头状瘤内镜下表现

病例 6

　　患者，男，55 岁。主诉：鼻腔内翻性乳头状瘤外院术后 4 月余，近 1 个月有出现鼻塞症状。鼻咽镜检查可见左侧鼻腔内有息肉样新生物，遮盖中鼻甲。NBI 模式下可见肿物表面的 IPCL 扩张呈斑点状。

　　术后病理：左侧鼻腔内翻性乳头状瘤。

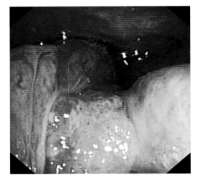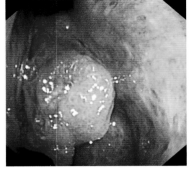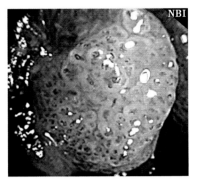

左侧鼻腔内翻性乳头状瘤内镜下表现

四、鼻腔及鼻窦鳞状细胞癌

鼻腔恶性肿瘤以上皮源性的癌为多见，其中以鳞状细胞癌最多见，约占上皮来源肿瘤的60%～70%，其他为腺癌、腺样囊性癌、未分化癌、基底细胞癌等。非上皮源性的有坏死性肉芽肿、淋巴瘤、嗅神经母细胞瘤、黑色素瘤、平滑肌肉瘤、软骨肉瘤及其他肉瘤等。鼻窦恶性肿瘤最常发生在上颌窦，病理以鳞状细胞癌为主。腺癌多发生于筛窦，额窦及蝶窦肿瘤甚少，以鳞状细胞癌为主。

【NBI 内镜下表现】　常规鼻内镜检查可见鼻腔内有新生物常呈菜花状，基底广泛，可伴有溃疡及坏死组织，易出血。有时肿物主要位于鼻窦内，刚刚有少许肿瘤凸入总鼻道内，需要检查时仔细探查。NBI 模式下如果肿物表面无明显坏死，可出现与内翻性乳头状瘤相似的特点，肿瘤表面可见斑点样表现，也可见斑点串联成串珠状，病变进展后可出现扭曲的蛇形或蚯蚓形血管，这时与鼻咽癌表面的血管表现相似；如果肿物表面出现坏死，则黏膜表面的血管被破坏，常无特征性的血管出现。NBI 模式下要重点观察黏膜表面有无异常的血管出现，活检时要抓取有异常血管表现的肿瘤组织，才能取到有效组织，得到可靠的病理结果。

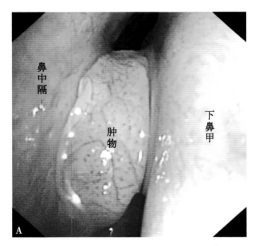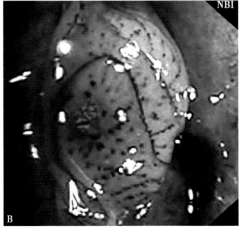

右鼻腔上颌窦鳞状细胞癌内镜下表现

右鼻腔上颌窦鳞状细胞癌内镜下表现

A. 鼻咽镜检查可见右侧鼻腔总鼻道内有息肉样病变，下鼻甲基本完整，病变似来自中鼻道，中鼻甲被遮盖未探及到　B. NBI 模式下可见肿物表面有明显扩张的微血管，IPCL 表现为斑点状，部分斑点串联成串珠状，活检病理为原位癌，术后病理为鳞状细胞癌

【影像学表现】　CT 可以显示肿瘤的位置、范围和强化程度,尤其对骨质改变显示较为清晰,有利于判断肿瘤的良恶性,应作为首选的影像学检查方法。MRI 肿瘤信号特点更明显,有助于区分肿瘤组织和炎症,是非常重要的补充检查方法。CT 和 MRI 的联合应用可以全面了解肿瘤的性质及侵犯范围,有助于临床治疗方案的制订。当肿块同时累及鼻腔和上颌窦时,不易明确原发部位,若上颌窦内侧壁向鼻侧移位且开口明显扩大时,考虑肿瘤来源于上颌窦,若内侧壁向外移位且上颌窦内肿块位于内侧壁附近时,考虑来源于鼻腔可能。

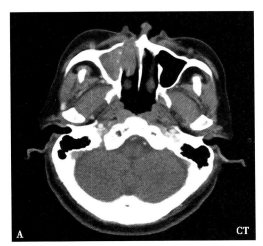 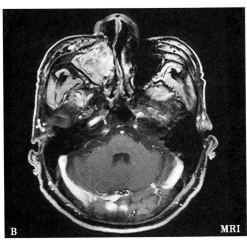

右鼻腔上颌窦鳞状细胞癌 CT 和 MRI(与上图为同一患者)

A. CT 横断面软组织窗可见右侧鼻腔上颌窦内充满软组织密度影,肿瘤侵入右侧鼻腔　B. MRI 横断面增强后脂肪抑制 T_1WI,肿块明显强化,强化不均匀,散在低信号未强化区

【鼻腔、鼻窦肿瘤 TNM 分期系统】

以下鼻腔、鼻窦肿瘤 TNM 分期系统为 AJCC 于 2017 年制订的第八版(未包括非上皮性肿瘤,如淋巴组织、软组织、骨和软骨的肿瘤)。

鼻腔、鼻窦肿瘤 TNM 分期系统

原发肿瘤(T)	
Tx	原发肿瘤不能评估
T_0	无原发肿瘤证据
Tis	原位癌
上颌窦	
T_1	肿瘤局限在上颌窦的黏膜,无骨质的破坏或侵蚀
T_2	肿瘤导致骨质的破坏或侵蚀,包括侵犯至硬腭和 / 或中鼻道,除外侵犯至上颌窦的后壁和翼板
T_3	肿瘤侵犯任何以下一处:上颌窦的后壁骨质、皮下组织、眼眶的底壁或内侧壁、翼腭窝、筛窦
T_{4a}	中等晚期局部疾病 肿瘤侵犯眼眶内容物前部、颊部皮肤、翼板、颞下窝、筛板、蝶窦或额窦
T_{4b}	非常晚期局部疾病 肿瘤侵犯下列任何一个部位:眶尖、硬脑膜、脑组织、颅中窝、脑神经(除外三叉神经上颌支 V2)、鼻咽或斜坡

续表

鼻腔和筛窦	
T_1	肿瘤局限在任何一个亚区，有或无骨质破坏
T_2	肿瘤侵犯一个区域内的 2 个亚区或侵犯至鼻筛复合体内的 1 个相邻区域，伴或不伴有骨质破坏
T_3	肿瘤侵犯眼眶的底壁或内侧壁、上颌窦、腭部或筛板
T_{4a}	中等晚期局部疾病 肿瘤侵犯任何以下一处：眼眶内容物前部、鼻部或颊部皮肤、微小侵犯至颅前窝、翼板、蝶窦或额窦
T_{4b}	非常晚期局部病 肿瘤侵犯任何以下一处：眶尖、硬脑膜、脑组织、颅中窝、脑神经（除外三叉神经上颌支 V2）、鼻咽或斜坡

区域淋巴结（N）	
Nx	区域淋巴结不能评估
N_0	无区域淋巴结转移
N_1	同侧单个淋巴结转移，最大径≤3cm 且无结外侵犯（extranodal extension，ENE）
N_2	
N_{2a}	同侧单个淋巴结转移，3cm＜最大径≤6cm 且 ENE（－）
N_{2b}	同侧多个淋巴结转移，最大径≤6cm 且 ENE（－）
N_{2c}	双侧或对侧淋巴结转移，最大径≤6cm 且 ENE（－）
N_3	
N_{3a}	转移淋巴结最大径＞6cm 且 ENE（－）
N_{3b}	任何淋巴结出现明显的结外侵犯 ENE（＋）

远处转移（M）	
M_0	无远处转移
M_1	有远处转移

分期			
0 期	Tis	N_0	M_0
I 期	T_1	N_0	M_0
II 期	T_2	N_0	M_0
III 期	T_3	N_0	M_0
	$T_1 \sim T_3$	N_1	M_0
IVA 期	T_{4a}	$N_0 \sim N_1$	M_0
	$T_1 \sim T_{4a}$	N_2	M_0
IVB 期	T_{4b}	任何 N	M_0
	任何 T	N_3	M_0
IVC 期	任何 T	任何 N	M_1

【典型病例】

病例1

患者，女，47岁。主诉：左侧鼻腔鼻塞有脓涕，伴有左眼外凸3个月。鼻咽镜检查发现左侧鼻腔内有菜花样肿物堵塞，表面呈乳头状。NBI模式下可见肿物表面的微血管扩张成蚯蚓状及大斑点。影像学提示病变来自筛窦。

活检病理：乳头状瘤，部分呈内翻性，细胞有异型，核分裂易见，考虑伴有癌变。

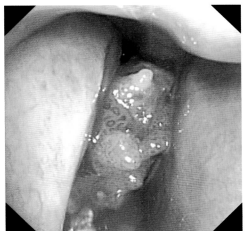 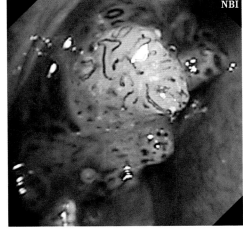 

左侧鼻腔鳞状细胞癌内镜下表现

左侧鼻腔鳞状细胞癌内镜下表现

病例2

患者，男，47岁。主诉：流鼻血半年，嗅觉丧失3个月。鼻咽镜检查可见双侧鼻腔中鼻甲内侧筛窦方向可见菜花样肿物，鼻甲及鼻中隔黏膜尚光滑。NBI模式下可见肿物表面的微血管扩张明显，呈扭曲的蛇形或蚯蚓形，与鼻咽癌的血管特征相似。影像学CT及MRI提示病变来自筛窦。

活检病理：非角化未分化型癌。

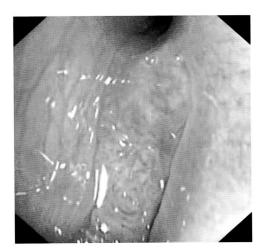 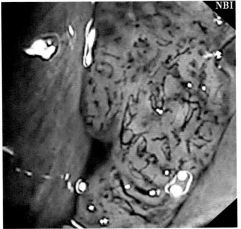

右侧鼻腔鳞状细胞癌内镜下表现

右侧鼻腔鳞状细胞癌内镜下表现

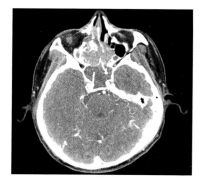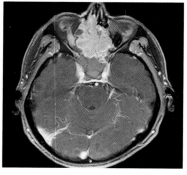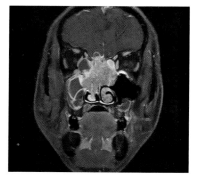

右侧鼻腔鳞状细胞癌影像学表现

病例 3

　　患者，男，51 岁。主诉：右侧鼻腔出血伴嗅觉丧失 3 个月，外院术后半年。鼻咽镜检查发现鼻道内有菜花样肿物，表面呈乳头状。NBI 模式下可见肿物表面的微血管扩张成蚯蚓状。影像学提示病变来自筛窦。

　　活检病理：中低分化鳞状细胞癌，部分呈乳头状结构。

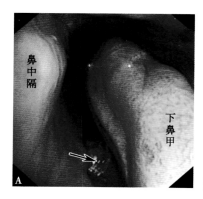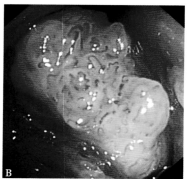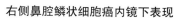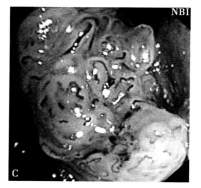

右侧鼻腔鳞状细胞癌内镜下表现

病例 4

　　患者，女，58 岁。主诉：右眼视物模糊伴鼻塞 4 个月。鼻咽镜检查发现右侧鼻腔下鼻甲外侧可见肿物生长，下鼻甲明显受推挤。NBI 模式下可见表面有明显扩大的斑点。影像学提示病变来自筛窦。

　　活检病理：低分化鳞状细胞癌。

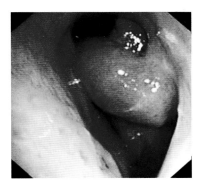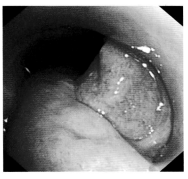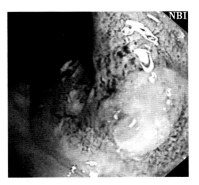

右侧鼻腔鳞状细胞癌内镜下表现

五、鼻腔 NK/T 细胞淋巴瘤

NK/T 细胞淋巴瘤属于结外非霍奇金淋巴瘤（non-Hodgkin lymphoma，NHL）的一种少见特殊类型，原发于鼻腔的 NK/T 细胞淋巴瘤最为多见，原发于鼻腔以外结外器官的 NK/T 细胞淋巴瘤，以鼻咽、口咽或皮肤多见，其次为胃肠、肾、睾丸等。鼻腔 NHL 在中国占全部 NHL 的 6%～10%，其中 NK/T 细胞来源占 90% 以上；在欧美国家则相对少见，仅占全部 NHL 的 0.14%～1.5%，而 B 细胞来源则多见，占到 50%～85%。既往临床上常将发生于鼻腔、硬腭、口咽等中线部位，以坏死性病变为主的一类疾病诊断为"坏死性肉芽肿"或"中线恶性网织细胞增生症"，现证明鼻腔坏死性肉芽肿即鼻腔 NK/T 细胞淋巴瘤。

鼻腔 NK/T 细胞淋巴瘤特征性表现为血管中心性病变，肿瘤细胞侵犯小血管壁或血管周围组织，导致组织缺血和广泛坏死，血管坏死性病变可占 60%。肿瘤坏死导致炎性反应，镜下可见较多的急性或慢性反应性炎症细胞，而肿瘤细胞较少。众多反应性细胞的背景容易模糊肿瘤细胞浸润界限，使病理诊断很困难，需多次活检。EB 病毒与鼻腔 NK/T 细胞淋巴瘤的关系密切，90% 的病例 EBV 抗原呈阳性表现。临床以好发于面部中线并伴有毁损性为其特点。早期主要发生于鼻腔内，特别是下鼻甲及鼻中隔等处的黏膜，也可发生于鼻腔外侧壁及鼻咽、口咽，以后逐渐向附近的鼻窦、硬腭、鼻咽部及颈部淋巴结播散，甚至向皮肤、胃肠道、骨髓、肺、睾丸等播散。

【NBI 内镜下表现】　早期鼻咽镜检查白光下仅见鼻腔黏膜糜烂，表面有坏死物或分泌物，主要位于下鼻甲和鼻中隔，进一步发展导致鼻腔黏膜明显肿胀增厚，鼻腔内有坏死性肿物，常常堵塞鼻腔，常需要多块或多次活检才能明确病理诊断。检查时要观察全面，包括鼻咽、口咽及口腔都要进行检查，这些部位常有累及，表现为溃疡型肿物。NBI 模式下，由于肿瘤表面以溃疡坏死为主，微血管多被破坏消失，另外黏膜常被分泌物和坏死物覆盖，所以 NBI 喉镜常无明显特征表现，黏膜表面的各级血管基本破坏消失。

【影像学检查】　NK/T 细胞淋巴瘤多原发于下鼻甲或鼻中隔前部，倾向于沿鼻黏膜弥漫浸润并循自然空间生长。CT 可见鼻中隔、下鼻甲及鼻底黏膜增厚、鼻道狭窄，随病情进展软组织密度逐渐充填鼻腔，平扫密度较均匀，增强后轻至中度强化。MRI 显示软组织病变较 CT 优越，肿瘤在 T_1WI 图像上呈等或稍低信号，信号较均匀，T_2WI 呈等或不均匀稍高信号，增强后肿块呈轻到中等强化，强化程度低于鼻黏膜高于肌肉，部分肿块强化不均匀，可伴有斑片状低信号未强化区。由于肿瘤倾向于弥漫侵犯鼻腔，早期表现为等信号呈薄层覆盖、包裹鼻甲与鼻中

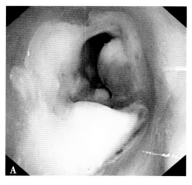 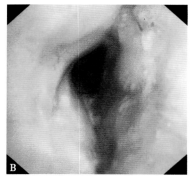 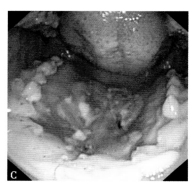

鼻腔 NK/T 细胞淋巴瘤侵及到鼻咽及口腔

A．右侧鼻腔内可见坏死性肿物，肿物破坏鼻中隔及下鼻甲　B．左侧鼻腔受侵犯，下鼻甲和鼻中隔黏膜增厚、糜烂　C．硬腭受侵犯，黏膜糜烂坏死，形成溃疡

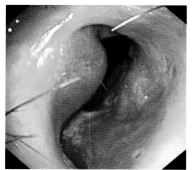 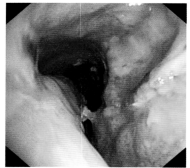 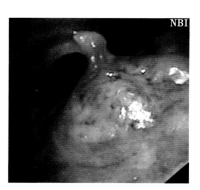

左侧鼻腔 NK/T 细胞淋巴瘤内镜下表现

隔，逐渐充填鼻道、闭塞鼻腔，冠状位显示尤佳。MRI 可以清楚显示肿瘤的范围和信号特点，明确病变对周围结构的侵犯，有助于与周围炎症区分，可作为首选的检查方法。CT 可以明确周围骨质所受侵犯情况，是重要的补充检查手段。二者联合可以全面详细了解肿块的性质和侵犯范围，有助于临床治疗方案的制订。

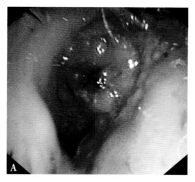 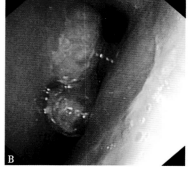 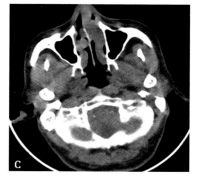

鼻腔 NK/T 细胞淋巴瘤内镜及 CT 下表现

A．左侧鼻腔可见菜花样肿物，完全堵塞鼻道　B．右侧鼻腔鼻中隔及下鼻甲可见肿物生长，鼻道变窄　C．横断面软组织窗示，左侧鼻腔下鼻甲肿物，累及到右侧鼻腔中鼻甲和下鼻甲，肿物可见轻度强化

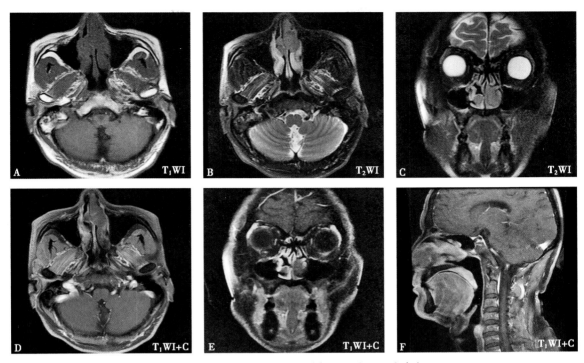

鼻腔 NK/T 细胞淋巴瘤 MRI（与上图为同一患者）

A. 横断面 T_1WI，双侧鼻腔鼻甲可见肿物生长，与脑灰质相比，呈稍低信号　B（横断面）和 C（冠状面）. T_2WI. 与脑灰质相比，肿物呈等信号，信号均匀　D（横断面）、E（冠状面）和 F（矢状面）. 增强后脂肪抑制 T_1WI，肿物中等强化，强化较均匀

【病理检查】　在凝固性坏死和多种炎细胞混合浸润的背景上，肿瘤性淋巴样细胞散布或呈弥漫性分布，结合免疫组化染色（肿瘤细胞表达 NK 细胞标记 CD56、T 细胞标记 CD45R0 或胞浆型 CD3 及细胞毒颗粒相关蛋白 TIA-1，不表达 B 细胞标记 CD20）以及 EB 病毒检测（EBER1/2 原位杂交检测为阳性）可确诊鼻腔 NK/T 细胞淋巴瘤。

【鼻腔 NK/T 细胞淋巴瘤分期】　鼻腔 NK/T 细胞淋巴瘤的分期目前仍采用 Ann Arbor 分期法。ⅠE～ⅡE 期占 60%～90%。中国医学科学院肿瘤医院将 Ann Arbor ⅠE 期鼻腔 NHL 划分为局限ⅠE 期和超腔ⅠE 期：局限ⅠE 期指肿瘤局限于鼻腔，未侵及周围邻近器官；超腔ⅠE 期指肿瘤超出鼻腔直接侵犯周围器官，但均未合并淋巴结或远地转移。

Ann Arbor 分期系统

分期	表现
Ⅰ	侵犯单个淋巴结区域（Ⅰ）或单个结外部位（ⅠE）
Ⅱ	侵犯 2 个或 2 个以上淋巴结区域，但均在膈肌的同侧（Ⅱ），可伴有同侧的局限性结外器官侵犯（ⅡE）
Ⅲ	膈肌上下淋巴结区域均有侵犯（Ⅲ），可伴有局限性结外器官侵犯（ⅢE）或脾侵犯（ⅢS）或两者均侵犯（ⅢES）
Ⅳ	在淋巴结、脾脏和咽淋巴环之外，一个或多个结外器官或组织受广泛侵犯，伴有或不伴有淋巴结肿大等

注：各期患者按有无 B 症状分为 A、B 两类

B 症状包括：6 个月内不明原因的体重下降＞10%；原因不明的发热（38℃以上）；盗汗

【典型病例】

病例1

　　患者,女,63岁。主诉:右侧鼻塞1年余。电子鼻咽镜检查发现右侧鼻腔前部有不规则肿物占据,肿物似主要位于下鼻甲前端。NBI模式下可见肿物表面无明显扩张的微血管,呈无血管纹理表现。影像学检查MRI示右侧鼻腔前端可见肿物,有轻中度强化。

　　活检病理:(右侧鼻腔)结合免疫组化结果符合结外NK/T细胞淋巴瘤,鼻型。

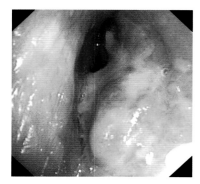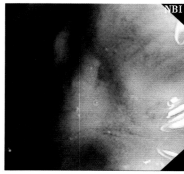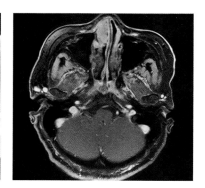

右侧鼻腔NK/T细胞淋巴瘤内镜及影像学表现

病例2

　　患者,女,63岁。主诉:左鼻塞伴有咽痛发热3个月。电子鼻咽镜检查发现左侧鼻腔下鼻甲及鼻中隔黏膜糜烂坏死,中鼻甲大致完整。右侧鼻腔黏膜充血,有浅糜烂,可疑侵及。

　　活检病理:左鼻腔肿物活检病理符合结外NK/T细胞淋巴瘤,鼻型。免疫组化结果:LCA(3+),CD2(3+),CD3(3+),CD56(3+),Granzyme B(1+),TIA$_1$(1+),CD20(-),Ki-67(约25%)。

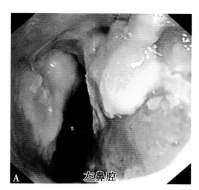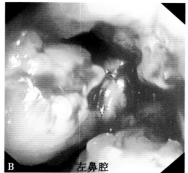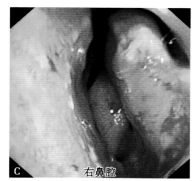

鼻腔NK/T细胞淋巴瘤内镜下表现

病例 3

患者，男，63 岁。主诉：涕中带血 1 年，间断发热 4 个月。鼻咽镜检查发现双侧鼻腔黏膜糜烂、坏死，鼻道变窄，左侧鼻腔内镜无法通过，右侧鼻腔内镜勉强通过。鼻咽部大面积溃疡，表面覆盖坏死物，累及到各个鼻咽壁。

活检病理：符合结外 NK/T 细胞淋巴瘤。

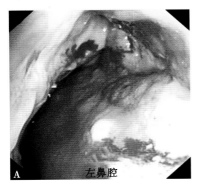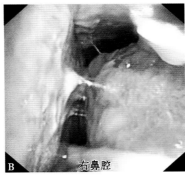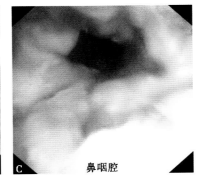

鼻腔 NK/T 细胞淋巴瘤内镜下表现

六、鼻腔及鼻窦其他少见恶性肿瘤

（一）黑色素瘤

病例 1

患者，女，60 岁。主诉：右侧鼻腔鼻塞伴有流血涕 5 个月。鼻咽镜检查可见右侧鼻腔内有菜花样肿物堵塞，肿物呈灰黑色，内镜无法通过，NBI 模式下黏膜表面未见扩张的异常微血管。

病理诊断：右侧鼻腔黑色素瘤，免疫组化结果显示：HMB45（3+），Melanoma-pan（3+），S100（3+），Vimentin（3+）。

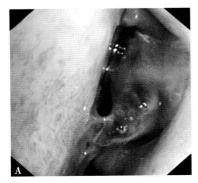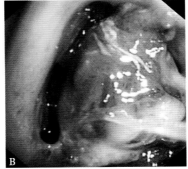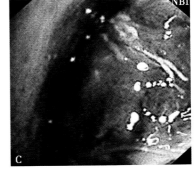

右侧鼻腔黑色素瘤内镜下表现

病例 2

　　患者，男，51 岁。主诉：左鼻腔反复出血 2 月余。鼻咽镜检查可见左侧鼻腔前鼻孔位置有类圆形新生物，肿物呈灰白色。NBI 模式下黏膜表面未见异常扩张的微血管。CT 提示左侧鼻腔结节，与左侧鼻腔侧壁相连，局部可疑骨质破坏。

　　病理诊断：左侧鼻腔黑色素瘤。

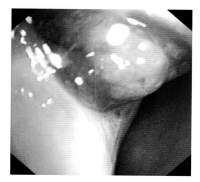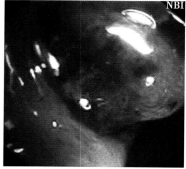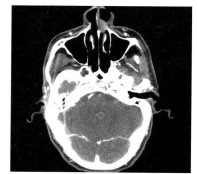

左侧鼻腔黑色素瘤内镜及 CT 表现

病例 3

　　患者，男，82 岁。主诉：右鼻腔鼻塞伴出血 2 月余。鼻咽镜检查可见右侧鼻腔鼻道内有不规则肿物，肿物呈灰黑色。NBI 模式下黏膜表面未见扩张的血管。MRI 提示右侧鼻腔内可见异常信号肿物，T_1WI 呈低信号，T_2WI/FS 呈稍高信号，DWI 呈等信号。

　　病理诊断：黑色素瘤。

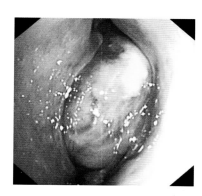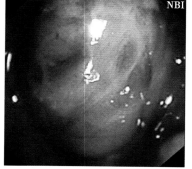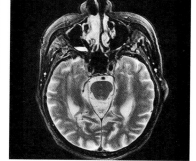

右侧鼻腔黑色素瘤内镜及 MRI 表现

（二）腺样囊性癌

病例 1

　　患者，女，47 岁。主诉：右眼视力下降，鼻塞半年余。鼻咽镜检查可见双侧鼻腔被肿物堵塞，黏膜充血。NBI 模式下黏膜表面可见扭曲扩张成蛇形的微血管，符合恶性特点。

　　病理诊断：腺样囊性癌。

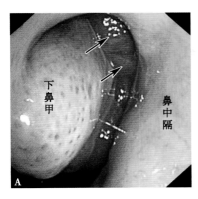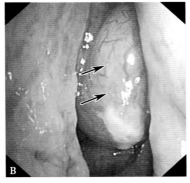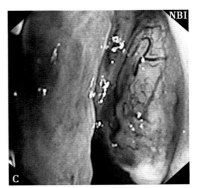

鼻腔腺样囊性癌内镜下表现

病例 2

患者，女，51 岁。主诉：右侧鼻腔出血伴鼻塞半年余。鼻咽镜检查可见右侧鼻腔中鼻道内有不规则肿物，黏膜充血明显血。NBI 模式下黏膜表面可见黏膜下层墨绿色血管扩张，IPCL 扩张不明显。

病理诊断：腺样囊性癌。

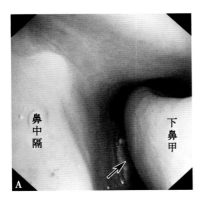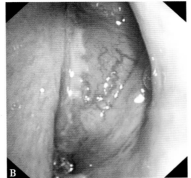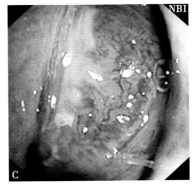

鼻腔腺样囊性癌内镜下表现

（三）嗅神经母细胞瘤

病例 1

患者，男，33 岁。主诉：嗅觉丧失 2 年余，左侧偏头痛 1 周。鼻咽镜检查可见左侧鼻腔中鼻甲内侧有菜花样肿物，堵塞总鼻道。NBI 模式下可见黏膜表面无明显扩张的微血管，IPCL 不可见。CT 示肿物主要位于左侧鼻腔和筛窦内，左侧上颌窦内侧壁骨质可疑破坏。

病理诊断：嗅神经母细胞瘤。

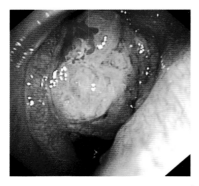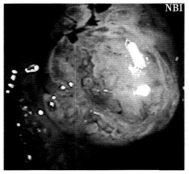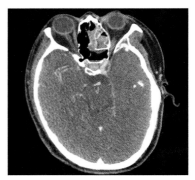

左侧鼻腔嗅神经母细胞瘤内镜及 CT 表现

病例 2

　　患者，女，44 岁。主诉：鼻塞 2 个月。鼻咽镜检查可见双侧鼻腔中鼻甲内侧有不规则肿物，鼻道内镜勉强通过。NBI 模式下黏膜表面隐约可见异常扩张扭曲的微血管。MRI 提示肿物位于双侧筛窦，有不均匀强化。

　　病理诊断：嗅神经母细胞瘤。

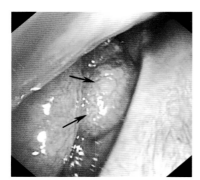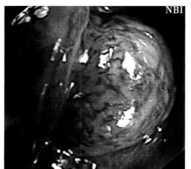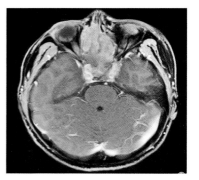

鼻腔嗅神经母细胞瘤内镜及 MRI 表现

（四）右鼻腔透明细胞癌

病例

　　患，男，52 岁。主诉：右侧鼻塞伴有血涕 4 个月。鼻咽镜检查可见右侧鼻腔中鼻甲可见肿物生长，下鼻甲基本完整，鼻道变窄，内镜勉强通过。肿物表面 NBI 模式下未见明显扩张的血管。MRI 检查可见右侧鼻腔及右侧筛窦可见软组织肿物，最大截面约 2.0cm × 4.4cm，T_2WI 呈稍高信号，增强后明显均匀强化，鼻中隔受压左移。

　　病理诊断：右鼻腔透明细胞癌。

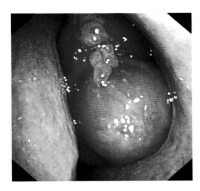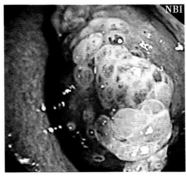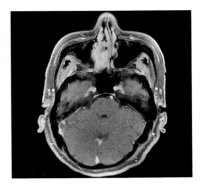

右鼻腔透明细胞癌内镜及 CT 表现

（五）肉瘤

病例

患者，女，65 岁。主诉：左侧鼻塞 1 年余。鼻咽镜检查可见左侧鼻腔鼻道内可见不规则肿物，呈分叶状，向后未侵及到鼻咽部。NBI 模式下可见黏膜表面无异常扩张的微血管。影像学提示肿物主要位于左侧上颌窦和筛窦，侵入左侧鼻腔。

病理诊断：被覆假复层纤毛柱状上皮黏膜组织，间质可见梭形细胞增生，伴轻度异型，核分裂相 0～1 个 /50HPF，结合形态及免疫组化提示双表达肉瘤；固有层内可见扩张的腺体，上皮呈嗜酸性，伴有囊腔及微脓肿形成。

免疫组化结果显示：AE1/AE3（上皮 +），Calponin（-），CK5/6（上皮 +），CK7（上皮 +），Ki-67（2%+），Laminin（间质梭形细胞 +），P63（显示基底细胞 +），S-100（间质梭形细胞 +），SMA（间质梭形细胞 +），CK20（-），CDX-2（-），P40（显示基底细胞 +），CD56（间质梭形细胞 +），P53（1%+）。

原位杂交：EBER（-）。

特殊染色结果显示：PAS（+），消化 PAS（-），AB/PAS（+）。

补充免疫组化结果显示：Desmin（-），MyoD1（部分 +），Myogenin（-）。

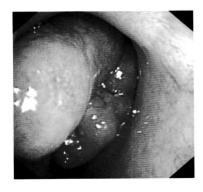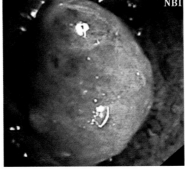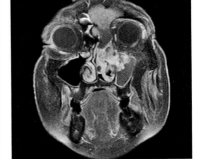

左侧鼻腔肉瘤内镜及 MRI 表现

第二节 窄带成像喉镜在鼻咽部疾病应用的病例介绍

一、正常鼻咽部解剖及黏膜 NBI 喉镜下表现

鼻咽也称上咽部,属于上呼吸道的一部分,向前经后鼻孔通鼻腔,顶部位于蝶骨体和枕骨基底部下方,后面平对第 1、2 颈椎,向下至软腭游离缘经鼻咽峡续口咽平面,略呈不规则的立方形,横径和垂直径各约 30~40mm,前后径约 20~30mm。可分为六个壁,即前、后、顶、左右两侧和底壁。其中顶壁向后壁移行,形似穹隆,与后壁之间无明显界线,常合称为顶后壁。

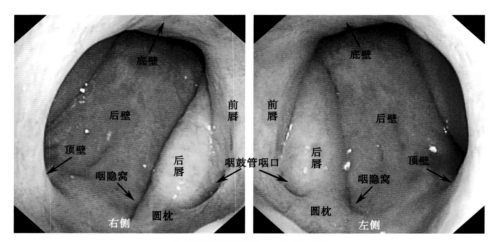

内镜下鼻咽部解剖结构示意图

鼻咽顶后壁黏膜内有丰富的淋巴组织集聚,称腺样体(adenoid),又称咽扁桃体(pharyngeal tonsil),是咽淋巴环即韦氏(Waldeyer)环的一部分。鼻咽侧壁左右对称,由咽鼓管及其周围软组织构成。包绕咽鼓管的黏膜组成隆突样结构,称咽鼓管隆突(torus tubalis)。隆突中央有咽鼓管咽口(pharyngeal opening of auditory tube)的开口,开口的上部为隆突的咽鼓管圆枕部,前部为前唇,后部为后唇。咽鼓管圆枕前唇有一黏膜皱襞向下延续至软腭,称为咽鼓管腭襞,内有腭帆提肌,而咽鼓管咽襞则为咽鼓管圆枕后唇向下延续的黏膜皱襞,内有咽鼓管咽肌肉。隆突前方为咽鼓管前区,与后鼻孔后端及咽侧方相接。隆突后为咽鼓管后区,它恰在后唇与顶后壁之间,形成深约 1cm 的隐窝,称为咽隐窝(pharyngeal recess)或称 Rosenmuller 窝,这是最常发生鼻咽癌的部位,咽隐窝顶端正对破裂孔,仅由 Morgagni 窦、膜相隔,肿瘤易由此上侵至颅底,是鼻咽癌入颅的重要途径之一。鼻咽前壁正中是鼻中隔后缘,两侧为后鼻孔,经此通鼻腔。前壁上端与顶壁相连,侧方与咽鼓管前区相接。鼻咽底壁由软腭背面(或称软腭鼻咽面)构成。

一般认为鼻咽部有假复层纤毛柱状上皮、复层鳞状上皮和移行上皮被覆。鼻咽部表面的 60% 区域由复层鳞状上皮所被覆,除靠近后鼻孔部分区域外,前壁的 60%、后壁的 80%~90% 都是复层鳞状上皮被覆。鼻咽后壁的 15%~20%、前壁的 40%、侧壁的 50% 左右均被覆假复层纤毛柱状上皮。咽鼓管和咽鼓管圆枕黏膜为假复层纤毛柱状上皮,咽隐窝黏膜为复层鳞状上

皮被覆。侧壁在假复层纤毛柱状上皮之间有不规则片状的鳞状上皮和移行上皮相间。黏膜固有层主要由结缔组织构成，有丰富的胶原纤维和弹性纤维，也含有大量的淋巴细胞。咽部黏膜缺乏黏膜肌。黏膜下层除含有丰富的黏液腺和浆液腺外，亦含有大量的淋巴组织，与咽部其他淋巴组织共同构成咽淋巴环。

【NBI 内镜下表现】　正常鼻咽部黏膜光滑、红润，表面平坦。在 NBI 模式下表现为 IPCL 形态不可见，斜行血管和树枝状血管走行隐约可见，管径纤细，呈褐色，有时可见有粗短的黏膜下层血管隐约显露，呈墨绿色。

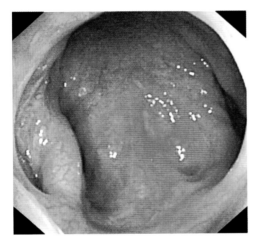
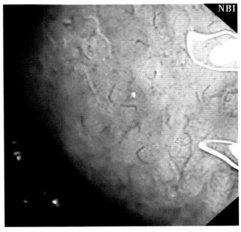
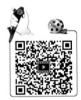

正常鼻咽黏膜白光及 NBI 模式下的表现

正常鼻咽黏膜白光及 NBI 模式下的表现

笔者团队前期总结了鼻咽部病变 NBI 内镜检查的资料，提出了 NBI 内镜下鼻咽部不同性质病变黏膜表面微血管的五种分型标准，NBI 内镜下不同的微血管形态，代表不同的病理性质，具体如下：

Ⅰ型：IPCL 形态不可见，斜行血管和树枝状血管走行隐约可见，管径纤细，呈褐色，有时可见粗短的黏膜下层血管，呈墨绿色。主要见于正常鼻咽部黏膜以及鼻咽部囊肿黏膜。

Ⅱ型：IPCL 形态不可见，斜行血管和树枝状血管走行隐约可见，较Ⅰ型更不清楚，黏膜下层血管基本不可见。增生的组织之间被白色亮条带分割，表面呈鱼鳞状或叠瓦状。主要见于淋巴组织增生。

Ⅲ型：IPCL 形态不可见，斜行血管和树枝状血管走行清晰可见，呈褐色，黏膜下层血管扩张明显，显露清晰，呈墨绿色。主要见于放疗后炎症。

Ⅳ型：IPCL 形态可见，表现为褐色斑点，分布可较密集，斜行血管和树枝状血管走行不可见。主要见于放疗后炎症。

Ⅴ型：IPCL 形态破坏，延长、扭曲，与斜行血管和树枝状血管一起扩张，可见清晰的呈褐色的新生血管，表现似呈蛇形、蚯蚓形或形状扭曲的线条形。黏膜下层血管基本不可见或不清楚，呈墨绿色。主要见于鼻咽癌。

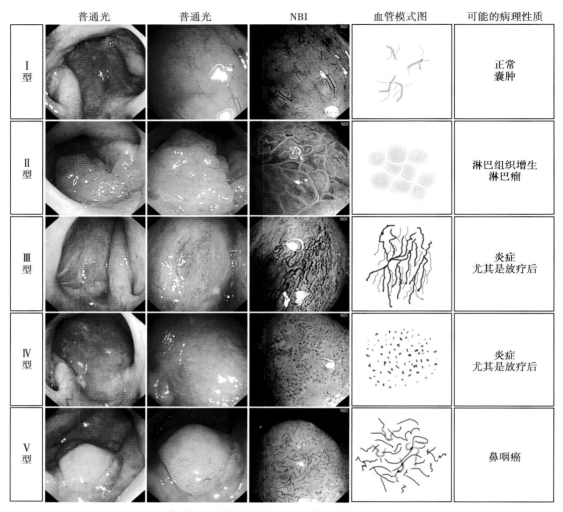

鼻咽部不同性质病变 NBI 内镜下分型示意图

    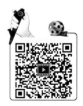

| 鼻咽部 NBI 分型：I 型 | 鼻咽部 NBI 分型：II 型 | 鼻咽部 NBI 分型：III 型 | 鼻咽部 NBI 分型：IV 型 | 鼻咽部 NBI 分型：V 型 |

二、腺样体肥大和鼻咽部淋巴组织增生

腺样体（adenoids）又称咽扁桃体（pharyngeal tonsils），为一团淋巴组织，类似口咽部的扁桃体，位于鼻咽顶后壁中线处，为咽淋巴环内环的组成部分。在正常生理情况下，6～7 岁发育至最大，青春期后逐渐萎缩，在成人则基本消失。若腺样体增生肥大，且引起相应症状者，称腺样体肥大（adenoidal hypertrophy），为一病理现象。本病多见于儿童，但部分成人亦可发生，常

合并慢性扁桃体炎，与分泌性中耳炎密切相关。鼻咽部的淋巴组织丰富，长期生活不规律、疲劳、精神紧张，细菌和病毒容易反复感染鼻咽部，造成鼻咽部的淋巴组织明显增生，表现与腺样体肥大相似，CT 和 MRI 检查有时难与鼻咽癌鉴别，鼻咽镜检查非常重要，有时候需要多次活检才能明确诊断。

【NBI 内镜下表现】　常规鼻咽镜检查可见鼻咽部可见明显隆起型病变，表面呈橘瓣状，可见纵行的沟，病变主要位于顶后壁，向两侧达双侧咽隐窝，双侧咽隐窝消失，双侧咽鼓管圆枕肿胀明显，双侧咽鼓管咽口明显受挤压。腺样体明显增大后，可将鼻咽腔占据并堵塞后鼻孔。在 NBI 模式下呈Ⅱ型，表现为 IPCL 形态不可见，斜行血管和树枝状血管走行隐约可见，较Ⅰ型更不清楚，黏膜下层血管基本不可见。增生的组织之间被白色亮条带分割，表面呈鱼鳞状或叠瓦状。所以 NBI 内镜在病变的鉴别诊断上具有一定的作用。另外在诊断鼻咽癌时一定要结合病史和是否有颈部淋巴结的肿大，当颈部淋巴结未见肿大时，鼻咽部出现肿物常常不是鼻咽癌。如果患者在体检时偶然发现鼻咽部肿物，而颈部未见肿大淋巴结，多为鼻咽部淋巴组织增生。

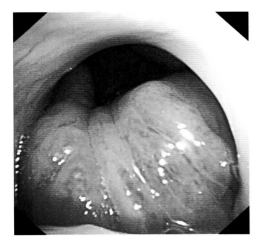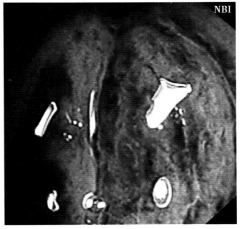

腺样体肥大内镜下表现

腺样体肥大内镜下表现（鼻咽 NBI 分型：Ⅱ型）

【影像学检查】　CT 表现为鼻咽顶后壁软组织对称性增厚，边界清楚，等密度，密度较均匀；增强后轻度强化，黏膜线完整。MRI 表现为 T_1WI 呈等信号，T_2WI 呈稍高信号，增强后轻度强化，无邻近骨质破坏及深层次软组织浸润，有时与鼻咽部肿瘤难鉴别，需要活检才能明确。

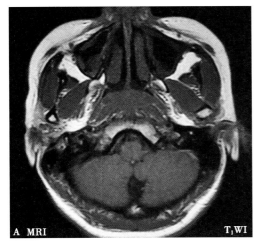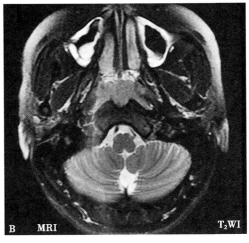

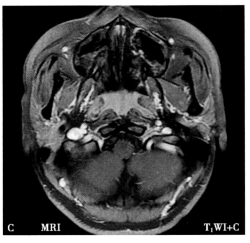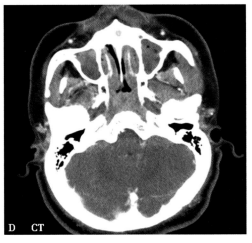

鼻咽部淋巴组织增生影像学表现

A、B、C. 分别是横断面 MRI T_1WI、T_2WI 和增强后表现，可见鼻咽顶后壁增厚，呈等 T_1 和稍长 T_2 信号，增强后有轻度强化，边界清楚，鼻咽腔变窄小　D. CT 下表现，鼻咽部顶后壁软组织明显增厚，等密度，密度较均匀

【典型病例】

病例 1

　　患者，女，15 岁。主诉：间断鼻塞伴耳部不适 3 月余。鼻咽镜检查发现鼻咽顶后壁可见明显隆起型新生物，双侧咽隐窝被占据，双侧咽鼓管圆枕明显受挤压，黏膜表面凹凸不平。NBI 模式下可见黏膜表面有亮白条带，无异常扩张的微血管，表面呈脑回状。

　　活检病理：黏膜内淋巴组织增生，免疫组化显示 T、B 均匀增生，诊断淋巴瘤证据不足。

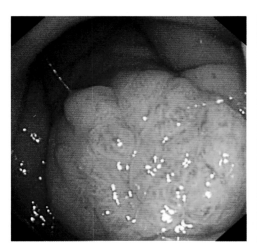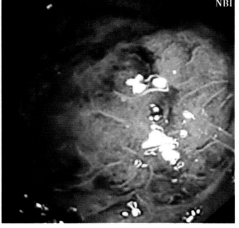

鼻咽部淋巴组织增生内镜下表现

鼻咽部淋巴组织增生内镜下表现（鼻咽部 NBI 分型：Ⅱ型）

病例 2

　　患者，女，18 岁。主诉：间断鼻塞伴耳部不适半年。鼻咽镜检查发现鼻咽顶后壁可见明显隆起型新生物，表面尚光滑，双侧咽隐窝被占据，双侧咽鼓管圆枕受挤压。NBI 模式下黏膜表面无明显扩张的微血管，增生的组织之间可见白色亮条带，呈脑回状。

　　活检病理：鼻咽黏膜组织慢性炎。

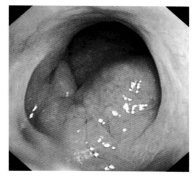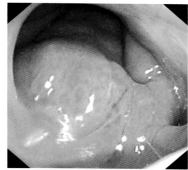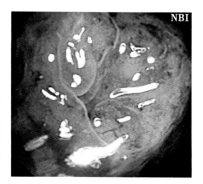

腺样体肥大内镜下表现（鼻咽部 NBI 分型：Ⅱ型）

病例 3

　　患者，男，23 岁。主诉：回吸性血涕 3 周余。鼻咽镜检查发现鼻咽顶后壁黏膜明显增厚，双侧咽隐窝消失，双侧咽鼓管圆枕受挤压。NBI 模式下鼻咽部黏膜表面 IPCL 不可见，隐约可见黏膜下层血管，呈墨绿色，黏膜表面可见被白色亮条带分割，呈鱼鳞状。

　　活检病理：（鼻咽）被覆假复层纤毛柱状上皮的黏膜组织呈慢性炎。

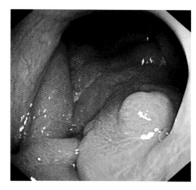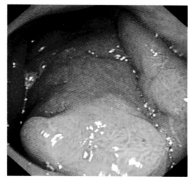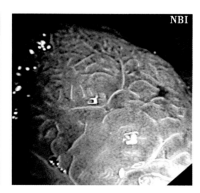

腺样体肥大内镜下表现（鼻咽部 NBI 分型：Ⅱ型）

病例 4

　　患者，男，19 岁。主诉：发热 2 天，胸部 CT 发现左肺上叶阴影 1 天。鼻咽镜检查发现鼻咽顶后壁黏膜增厚，双侧咽隐窝变浅，双侧咽鼓管圆枕受挤压。NBI 模式下黏膜表面微血管隐约可见，可见白色亮条带分布在黏膜表面。CT 示鼻咽部顶后壁软组织明显增厚，呈较明显强化，范围较弥漫，双侧咽隐窝及咽鼓管开口变浅，尚对称。

　　活检病理：（鼻咽）被覆假复层纤毛柱状上皮的黏膜组织呈慢性炎。

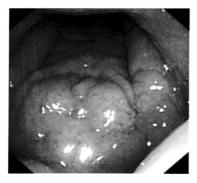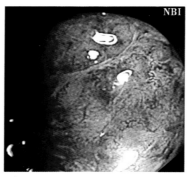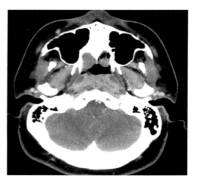

腺样体肥大内镜及 CT 表现（鼻咽部 NBI 分型：Ⅱ型）

病例 5

　　患者，女，26 岁。主诉：头疼 1 个月。鼻咽镜检查发现鼻咽顶后壁有明显隆起型新生物，双侧咽隐窝被占据，双侧隆突和咽鼓管开口略受挤压。NBI 模式下未见扩张的微血管，黏膜表面可见白色亮条带。MRI 示鼻咽顶后壁黏膜明显增厚，伴有强化，双侧咽隐窝消失。

　　活检病理：（鼻咽顶后壁）鼻咽黏膜组织慢性炎。

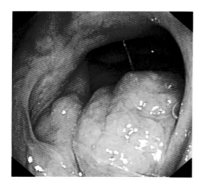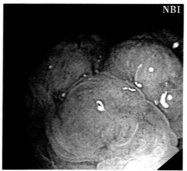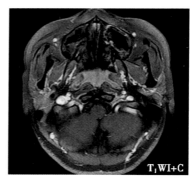

腺样体肥大内镜及 MRI 表现（鼻咽部 NBI 分型：Ⅱ型）

病例 6

　　患者，男，58 岁。主诉：体检时 CT 提示鼻咽部占位。鼻咽镜检查发现鼻咽部可见结节样肿物，肿物主要位于鼻咽顶后壁，双侧咽隐窝消失，咽鼓管圆枕结构受挤压，喉镜下表现疑似鼻咽癌。NBI 模式下病变黏膜表面未见异常扩张的微血管，可见白色亮条带。

　　活检病理：结合免疫组化结果提示为鼻咽黏膜慢性炎，局灶淋巴组织增生。免疫组化结果显示：LCA（3＋），AE1/AE3（－），P63（－），EGFR（－）。

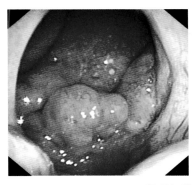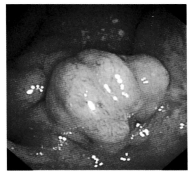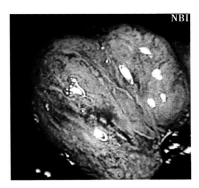

鼻咽部淋巴组织增生内镜下表现（鼻咽部 NBI 分型：Ⅱ型）

病例 7

　　患者，男，38 岁。主诉：头疼 1 个月。鼻咽镜检查发现鼻咽部黏膜充血明显，左、右侧壁明显肿胀，双侧咽隐窝消失，鼻咽顶后壁明显增厚。NBI 模式下黏膜表面未见扩张的微血管，可见白色亮条带。MRI 示鼻咽部黏膜明显增厚，最厚处约 1.6cm，T_2WI 呈高信号，增强后可见强化。

　　活检病理：鼻咽黏膜组织呈重度慢性炎，伴淋巴滤泡形成及大量浆细胞浸润，上皮局部鳞状化生。

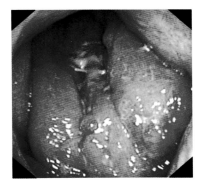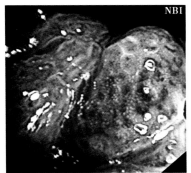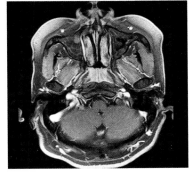

鼻咽部淋巴组织炎性增生内镜及 MRI 表现（鼻咽部 NBI 分型：Ⅱ型）

病例 8

　　患者，女，45 岁。主诉：头疼 1 个月。鼻咽镜检查发现鼻咽顶后壁可见明显结节状隆起型病变，肿物比较局限，双侧咽隐窝和咽鼓管圆枕未见受累及，NBI 模式下未见扩张的微血管，增生的组织之间被白色亮条带分割，表面呈鱼鳞状。MRI 示鼻咽后壁见异常信号结节，边缘尚清晰，最大截面约 1.5cm×1.6cm，T_1WI 呈低信号，T_2WI 呈高信号，DWI 受限。

　　活检病理：鼻咽被覆鳞状上皮和假复层纤毛柱状上皮的黏膜组织中见大量淋巴细胞、浆细胞浸润和淋巴滤泡形成。

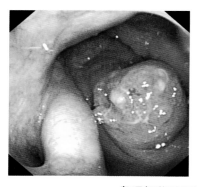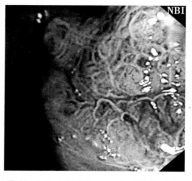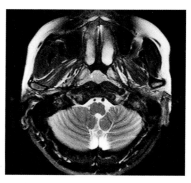

鼻咽部淋巴组织炎性增生内镜及 MRI 表现（鼻咽部 NBI 分型：Ⅱ型）

随访：10 个月后随访鼻咽镜检查，发现鼻咽部左、右侧壁结构对称，双侧咽隐窝清晰，双侧隆突和咽鼓管结构完整，顶后壁肿物消失，基本变平整。

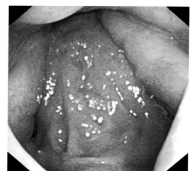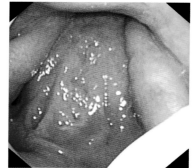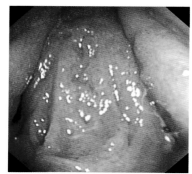

鼻咽部淋巴组织炎性增生 10 个月后鼻咽镜检查所见

三、咽囊炎

咽囊为胚胎期脊索顶端退化回缩时，咽上皮向内凹陷形成的囊性隐窝，位于鼻咽顶后壁，囊口开口于腺样体中央隐窝下端，囊的大小不一，囊壁为黏膜覆盖，囊的顶端附着于枕骨底部的骨膜上。囊的开口被堵塞时，囊内杯状细胞的分泌物不能排出而形成囊肿，继发感染则成为脓肿；脓肿进一步发展可破裂，则形成化脓性瘘管，因此咽囊炎（pharyngeal bursitis）有许多病名（鼻咽囊肿、鼻咽脓肿、咽黏液囊炎、鼻咽部正中瘘等），因 Thornwaldt 于 1885 年首次报告此病，故又称桑汶地囊肿（Thornwaldt cyst）。

【NBI 内镜下表现】 常规鼻咽镜检查，可见鼻咽顶后壁中央可见类圆形隆起肿物，基底常较宽，表面一般光滑，黏膜略充血，黏膜扎破后，可有豆渣样物或干酪样物流出。NBI 模式下表现为正常鼻咽部黏膜的表现，无明显异常扩张的微血管，呈Ⅰ型。如果伴随淋巴组织增生，也可表现为Ⅱ型。

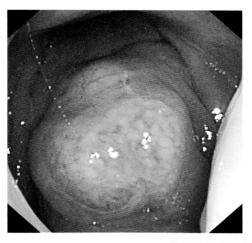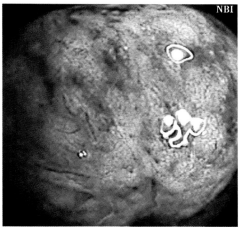

鼻咽部咽囊炎
内镜下表现

鼻咽部咽囊炎内镜下表现（鼻咽 NBI 分型：Ⅰ型）

【典型病例】

病例 1

　　患者，女，34 岁。主诉：咽部不适半年。鼻咽镜检查发现鼻咽顶后壁可见明显隆起型新生物，双侧咽隐窝被占据，双侧咽鼓管圆枕略受挤压，黏膜表面尚光滑。NBI 模式下可见黏膜表面有亮白条带，无异常扩张的微血管，表面呈脑回状。

　　活检病理：鼻咽淋巴组织慢性炎。

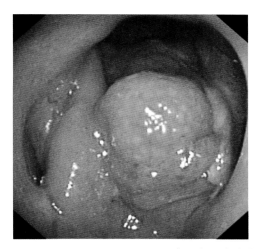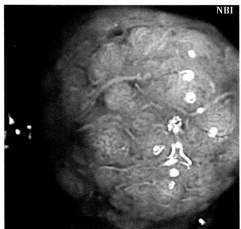

鼻咽部咽囊炎
内镜下表现

鼻咽部咽囊炎内镜下表现（鼻咽 NBI 分型：Ⅱ型）

病例 2

　　患者，男，39 岁。主诉：鼻咽部不适 3 个月。鼻咽镜检查发现鼻咽顶后壁中线位置可见明显隆起型肿物，表面光滑，未累及到左、右侧壁，考虑为 Thornwaldt 囊肿可能大。NBI 模式下 IPCL 不可见，斜行血管和树枝状血管走行隐约可见，管径纤细，呈褐色，隐约可见粗短的黏膜下层血管，呈墨绿色。

　　活检病理：（鼻咽）假复层纤毛柱状上皮黏膜组织慢性炎淋巴组织增生。

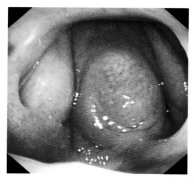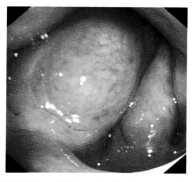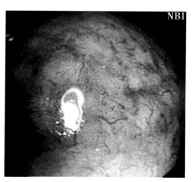

鼻咽部咽囊炎内镜下表现（鼻咽NBI分型：Ⅰ型）

病例3

　　患者，女，36岁。主诉：甲状腺癌术后3年复查。鼻咽镜检查发现鼻咽顶后壁中线位置可见明显隆起型肿物，表面光滑，颜色发青，边界清楚，未累及到左、右侧壁，考虑为Thornwaldt囊肿可能大。NBI模式下斜行血管和树枝状血管走行可见，管径纤细，呈褐色，隐约可见黏膜下层血管，呈墨绿色。鼻咽部CT可见鼻咽顶后壁双侧头长肌之间圆形肿物，表面光滑，密度略低于肌肉。

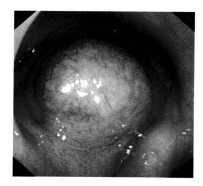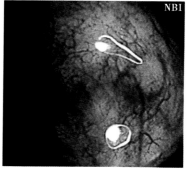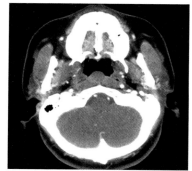

鼻咽部咽囊炎内镜及CT表现（鼻咽NBI分型：Ⅰ型）

病例4

　　患者，男，42岁。主诉：右耳闷不适1个月。鼻咽镜检查发现鼻咽顶后壁和右侧咽隐窝可见明显隆起型病变，表面光滑，表现似囊肿。NBI模式下可见黏膜表面无明显扩张的微血管，黏膜下墨绿色血管隐约可见，考虑为鼻咽部囊肿。

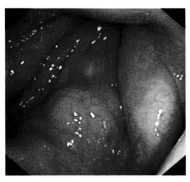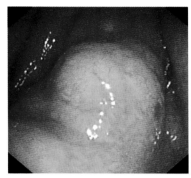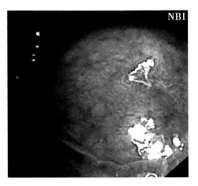

鼻咽部囊肿内镜下表现(鼻咽 NBI 分型：Ⅰ型)

四、鼻咽结核

鼻咽结核（nasopharyngeal tuberculosis）是呼吸道结核中较少见的肺外结核，好发于年轻女性，近年来其发病率有增多趋势，分为原发性和继发性两类。前者多由空气中结核杆菌直接侵袭至鼻咽部而致病。后者多继发于肺结核。鼻咽结核呈现出两大特点：①原发性急剧增多；②鼻咽结核在耳鼻咽喉结核中更多见。鼻咽结核由于临床症状、体征无特异性，临床表现与鼻咽癌相似，极易误诊误治。

【病理】 鼻咽结核的鼻咽部病变形态镜下所见有增生型和溃疡型两种。增生型表现在鼻咽顶后壁有结节状新生物，会堵塞挤压邻近的后鼻孔和咽鼓管咽口，当新生物足够大就会引起鼻塞和耳鸣的症状。在显微镜下可见类上皮细胞、郎罕细胞和淋巴细胞浸润，形成了典型的结核结节，多个结核结节融合在一起，周围有肉芽组织包裹，形成了结节状的新生物。溃疡型表现为局部的黏膜糜烂，菜花状增生表面多盖有污秽黄浊分泌物。在显微镜下病理表现为干酪渗出病变型可见到大量淋巴细胞堆积成淋巴细胞结节，并在渗出病变中可找到结核分枝杆菌。原发性者以增殖型为主，继发性者多为溃疡型。

【临床表现】 鼻咽结核以青壮年多见，多数以颈部包块为首发，可伴有鼻塞、鼻衄、听力下降、头痛、发热等，与鼻咽癌的临床表现极为相似，临床上很难鉴别。原发鼻咽结核极少有全身症状，继发性者可伴有全身症状。

【NBI内镜下表现】 常规鼻咽镜检查可见鼻咽部有明显隆起型肿物，鼻咽镜下表现与鼻咽部腺样体增生相似，病变表面没有出现溃疡、坏死，多表现为菜花样隆起，NBI 模式下黏膜表面未见扩张的微血管。患者常伴有颈部淋巴结肿大，与鼻咽癌临床表现相似。患者可有肺结核病史或伴发肺结核。确诊常常需要进行活检，组织病理学检查才能明确。

【影像学检查】 鼻咽结核好发于鼻咽顶后壁，以局限性隆起为主，CT 平扫呈等或略高密度，MRI 呈稍长 T_1、稍长 T_2 信号，表面可光滑或毛糙，少数鼻咽结核还可伴发囊变；双侧咽旁间隙存在，无颅底骨质破坏；鼻咽结核颈部淋巴结肿大具有特征性，直径多数小于 2cm，增强扫描后呈不规则边缘性环形强化，中心部分无强化，常呈串珠状分布或融合成块，表现为多腔性肿块，其病理基础为淋巴结肿大干酪样变，边缘为包膜强化，此征象不同于转移性淋巴结肿大，后者多数为实性肿块，呈均一性轻中度强化，较大者可有中心性坏死。

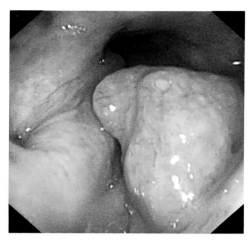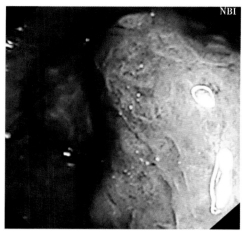

鼻咽部结核内镜下表现

鼻咽部结核内镜下表现（鼻咽 NBI 分型：Ⅱ型）

【典型病例】

病例 1

　　患者，女，25 岁。主诉：发现颈部淋巴结肿大 1 个月。既往有肺结核病史。鼻咽镜检查发现鼻咽顶后壁可见明显隆起型肿物，肿物向两侧达双侧咽隐窝，双侧咽隐窝被占据，双侧咽鼓管圆枕结构基本完整。NBI 模式下斜行血管和树枝状血管走行隐约可见，管径纤细，呈褐色，隐约可见粗短的黏膜下层血管，呈墨绿色，未见异常扩张的 IPCL。

　　活检病理：鼻咽黏膜中见融合状上皮样细胞结节中央凝固性坏死，伴有少数多核巨细胞；形态提示干酪性结核。

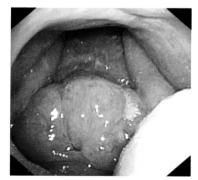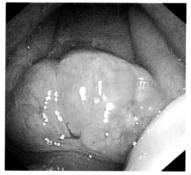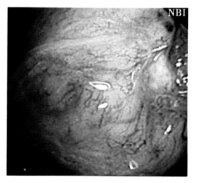

鼻咽部结核内镜下所见（鼻咽 NBI 分型：Ⅰ型）

病例 2

　　患者，女，18 岁。主诉：间断鼻塞伴耳部不适半年。鼻咽镜检查发现鼻咽顶后壁明显隆起型病变，向两侧累及到左、右侧壁，双侧咽隐窝消失，双侧咽鼓管咽口明显受挤压，病变表面呈淋巴滤泡增生样不平整，鼻咽镜下表现考虑为淋巴组织炎性增生。使用大活检钳取组织送病理。NBI 模式下可见亮白线，斜行血管和树枝状血管隐约可见，隐约可见墨绿色黏膜下层血管，病变表面呈脑回状。

活检病理：（鼻咽）肉芽肿性病变，考虑为结核。

该病例 MRI 示双侧咽后、颈上深组多发淋巴结，大者约 1.1cm×1.3cm，边界清楚，增强扫描强化欠均匀。胸部 CT 示左肺下叶见一小结节，其内见空泡，大小约 0.7cm×0.9cm，左肺上叶见多个小结节影，当时影像学考虑为鼻咽癌，伴颈部和肺部淋巴结转移。所以鼻咽部结核与鼻咽癌在影像学难鉴别，NBI 喉镜具有一定的指导意义，需要活检明确诊断。

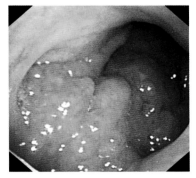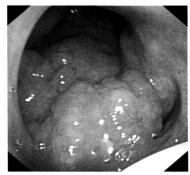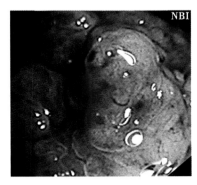

鼻咽部结核内镜下所见（鼻咽 NBI 分型：Ⅱ型）

五、鼻咽癌

鼻咽癌（nasopharyngeal carcinoma，NPC）是来源于鼻咽黏膜被覆上皮的恶性肿瘤，世界上 80% 左右的鼻咽癌发生在中国，2003—2007 年我国 NPC 的总发病率为 4.20/100 000，NPC 在我国分布具有明显的地域特征，最常见于中国南方的广东、广西、湖南、福建和江西等省份，从肿瘤登记处的数据来看，NPC 发病率最高的地区是广东四会市（21.32/100 000）。与其他头颈部肿瘤相比，NPC 常好发于相对年轻的人群，大多在 30～50 岁，男性多于女性。

【病因】

1. Epstein Barr 病毒　已知 Epstein Barr 病毒（Epstein Barr virus，EBV）的感染是多种淋巴系肿瘤的危险因素，如鼻咽癌、地方性伯基特淋巴瘤、某些类型的霍奇金病、鼻 T 细胞淋巴瘤和移植术后的淋巴增生性肿瘤。该病毒与人类上呼吸道淋巴细胞有特殊的亲和力。原位杂交研究显示在三种不同类型（未分化型、非角化型和鳞状细胞型）鼻咽癌细胞的细胞核中均可发现 EBV 编码的 RNA（EBER），与未分化型的关系更为密切。EB 病毒感染的细胞可产生多种 EB 病毒特异性抗原，包括早期抗原（EA）、壳抗原（VCA）、膜抗原（MA）和核抗原（NA）等。人体感染了 EB 病毒后会产生相应的各种抗体。联合检测 EB 病毒 EA-IgA 和 VCA-IgA 抗体可作为鼻咽癌诊断的血清学标记物。

2. 遗传因素　鼻咽癌病人有种族及家族聚集现象，鼻咽癌可能是遗传性疾病。最近发现决定 HLA 的某些遗传因子和鼻咽癌间的相关性。有报道鼻咽癌高发家族外周血淋巴细胞染色体畸变与鼻咽癌遗传易感性有一定关系。

3. 环境与饮食因素　环境因素也是诱发鼻咽癌的一种原因。据报道，美籍华人中，在美国诞生的第 2 代比在亚洲诞生的第 1 代患鼻咽癌的概率低，而诞生在东南亚的加利福尼亚的白种人比诞生在美国者患鼻咽癌的概率高。在广东，调查发现鼻咽癌高发区的大米和水中的微量元素镍含量较低发区为高。在鼻咽癌患者的头发中，镍含量亦高，镍可能是促癌因素。二亚硝基派嗪与鼻咽癌的发生有关。食用咸鱼及腌制食物是中国南方鼻咽癌高危因素,且与食咸鱼的年龄、食用的期限、频度及烹调方法有关。这与咸鱼及腌制品中高浓度的亚硝胺化合物有关。

【病理】 国内鼻咽癌病理分类先后采用过多种标准,因而在不同的时间出现过不同的诊断名称,目前鼻咽癌的病理诊断统一参照 WHO 的鼻咽癌组织学分类(2003 年第三版)。

鼻咽的上皮性恶性肿瘤是指鼻咽黏膜被覆上皮(鳞状、柱状和移形上皮)和小唾液腺发生的恶性肿瘤,包括三大类:①鼻咽癌;②鼻咽部乳头状腺癌;③鼻咽唾液腺型癌。其中③包括腺样囊性癌、黏液表皮样癌等。WHO 所指的鼻咽癌是指发生于鼻咽黏膜上皮,光镜、电子显微镜或免疫组织化学显示有鳞状分化的鼻咽恶性肿瘤,并不包括发生于该部位的其他恶性肿瘤,如腺癌(小唾液腺和非小唾液腺来源)。

1978 年 WHO 将鼻咽癌的病理组织学改变分为三大类型:Ⅰ型(鳞状细胞癌)、Ⅱ型(非角化性癌)、Ⅲ型(未分化癌),现已不再应用。目前鼻咽癌组织病理学上分为以下三类:①非角化性癌:分为分化型和未分化型;②角化性鳞状细胞癌;③基底样鳞状细胞癌。

罗容珍等根据 1991 年 WHO 分类标准复查了 1999—2000 年期间在中山大学附属肿瘤医院病理科确诊的 2610 例鼻咽癌患者的病理切片,结果发现角化性鳞状细胞癌占总数的 2.3%(其中较低分化的鳞状细胞癌占角化性鳞状细胞癌的 85.5%),非角化性占 96.7%,其中分化型占 8.9%,未分化型占 91.1%。但在不同地区不同病理类型鼻咽癌的发病明显不同,角化性鳞状细胞癌在鼻咽癌高发地区所占比例较低,约 2%,中发区 5%~10%,而在低发区较高,可达 25%,非角化性鼻咽癌在高发区所占比例可高达 95% 以上,而在低发区仅占 75% 左右。

【临床表现】

1. 鼻出血及回吸性血涕 多于早晨起床后,口腔回吸出带血丝分泌物,随着病情进展,会出现血涕。

2. 颈部淋巴结肿大 45%~50% 患者以颈部淋巴结肿大为首发症状而就诊,检查有颈部淋巴结转移的达 70% 以上。增大的淋巴结可无疼痛或轻微触疼,多固定不可推动。

3. 耳鸣、耳堵、听力下降等分泌性中耳炎症状。

4. 鼻塞 由肿瘤堵塞后鼻孔引起,开始为一侧,严重时两侧均有堵塞。

5. 头疼 肿瘤破坏颅底或向颅内蔓延累及神经时引起,疼痛偏于患侧颞顶部。

6. 晚期肿瘤可出现张口困难、伸舌偏斜、视力减退、突眼、复视、声音嘶哑等症状。

【EB 病毒血清学检测】 目前普遍应用的是以免疫酶法检测 EB 病毒的 VCA-IgA 和 EA-IgA 抗体滴度。前者敏感度较高,准确性较低;而后者恰与之相反。故对疑诊鼻咽癌者宜同时进行两种抗体的检测,这对早期诊断有一定帮助。对 VCA-IgA 滴度≥1:40 和 / 或 EA-IgA 滴度≥1:5 的病例,即使鼻咽部未见异常,可在鼻咽癌好发部位取脱落细胞或活体组织检查。如一时仍未确诊,应定期随诊,必要时需作多次切片检查。

【NBI 内镜下表现】 鼻咽镜检查是诊断鼻咽癌常用的检查手段,可发现鼻咽腔内的黏膜情况以及是否有肿物及溃疡,并可以活检明确诊断。鼻咽癌的内镜下表现有多种形式,可大致分为隆起型、菜花型、溃疡型、浸润型和浅表型 5 种类型。肿物最初多起于咽隐窝,肿物较大时可破坏鼻咽侧壁,甚至占据鼻咽腔,堵塞后鼻孔。鼻咽癌 NBI 内镜下的典型表现为 V 型的微血管形态,特点是 IPCL 形态破坏,延长、扭曲,与斜行血管和树枝状血管一起扩张,可见清晰的呈褐色的微血管,表现似蛇形、蚯蚓形或形状扭曲的线条形。黏膜下层血管基本不可见或不清楚。

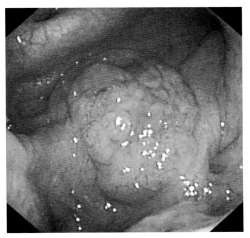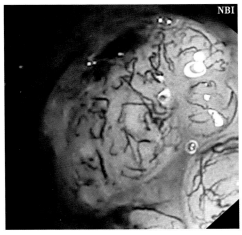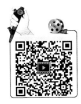

鼻咽癌 NBI 内镜下表现

鼻咽癌 NBI 内镜下表现（鼻咽 NBI 分型：Ⅴ型）

【影像学表现】

　　影像学检查对确定肿瘤的侵犯范围及判断其与周围重要结构的关系十分关键。在区别肿瘤和软组织、评估淋巴结转移、观察肿瘤沿神经扩散和骨髓受累方面，增强 MRI 优于 CT 扫描。CT 扫描可以更好地显示早期颅底骨质破坏和其他的骨质破坏征象。

　　鼻咽癌 CT 表现：鼻咽癌局限在黏膜间隙时，CT 表现为鼻咽腔两侧不对称，局部黏膜增厚，一侧咽隐窝变浅或消失，腭帆提肌、腭帆张肌肿胀，脂肪间隙消失。可引起周围结构的侵犯：向前侵犯鼻腔，达翼腭窝，向两侧侵犯咽旁间隙，向后侵犯咽后间隙以及椎前肌，向下侵犯口咽软腭和扁桃体，向上侵犯斜坡及颅底骨质，通过颅底孔道进入颅内。鼻咽癌常并发颈部淋巴结肿大。CT 增强扫描，肿块轻度强化，边界不清。

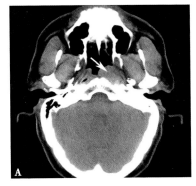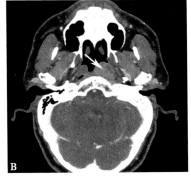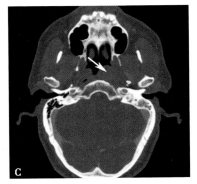

鼻咽癌 CT 表现

鼻咽左侧顶后壁及左侧壁肿物，大小约 1.8cm×2.7cm，呈中等强化，左侧咽隐窝消失。肿物局限于鼻咽腔，未侵犯咽旁间隙。颅底未见骨质破坏

　　鼻咽癌 MRI 表现：MRI 显示肿瘤范围、周围结构侵犯以及颈部淋巴结肿大与 CT 基本相同，因 MRI 软组织分辨率较 CT 高，所以 MRI 能更早的发现病变，并准确地显示病变部位、大小、范围及浸润深度。T_1WI 上肿块相对于肌肉呈低 - 等混杂信号，T_2WI 呈较高信号，增强后轻度强化。

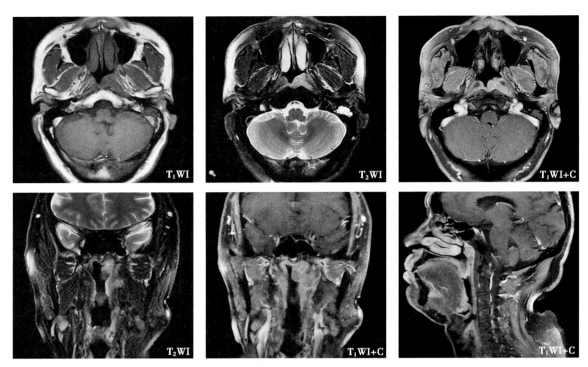

鼻咽癌 MRI 表现

鼻咽左侧顶后壁及左侧壁软组织增厚，范围约 1.9cm×2.3cm，T_1WI 呈等信号，T_2WI/FS 呈中高信号，DWI 扩散受限，增强明显强化，左侧咽隐窝消失。右侧咽隐窝存在

【鼻咽癌 TNM 分期系统】

1. AJCC 2017 第八版分期

原发肿瘤（T）	
Tx	原发肿瘤不能评估
T_0	鼻咽部未发现肿瘤，但颈部转移的淋巴结 EBV 阳性
T_1	肿瘤局限在鼻咽，或肿瘤侵犯口咽和/或鼻腔但不伴有咽旁间隙侵犯 *
T_2	肿瘤侵犯咽旁间隙，和/或邻近软组织（包括翼内肌、翼外肌、椎前肌）
T_3	肿瘤侵犯颅底、颈椎、翼状结构，和/或鼻窦
T_4	肿瘤颅内侵犯，侵犯脑神经、下咽部、眼眶、腮腺，和/或翼外肌侧缘软组织浸润
区域淋巴结（N）	
Nx	区域淋巴结不能评估
N_0	无区域淋巴结转移
N_1	单侧颈部淋巴结转移，和/或单侧/双侧咽后淋巴结转移，转移灶最大径≤6cm，在环状软骨下缘以上
N_2	双侧颈部淋巴结转移，最大径≤6cm，在环状软骨下缘以上
N_3	单侧或双侧颈部淋巴结转移，最大径>6cm，和/或侵犯超过环状软骨下缘
远处转移（M）	
M_0	无远处转移
M_1	有远处转移

续表

分期			
0 期	Tis	N_0	M_0
Ⅰ期	T_1	N_0	M_0
Ⅱ期	T_1，T_0	N_1	M_0
	T_2	$N_0 \sim N_1$	M_0
Ⅲ期	T_0，T_1，T_2	N_2	M_0
	T_3	$N_0 \sim N_2$	M_0
ⅣA期	T_4	$N_0 \sim N_2$	M_0
	任何 T	N_3	M_0
ⅣB期	任何 T	任何 N	M_1

2. 中国鼻咽癌 2008 分期

原发肿瘤（T）	
T_1	肿瘤局限在鼻咽
T_2	侵犯鼻腔、口咽、咽旁间隙
T_3	侵犯颅底、翼内肌
T_4	侵犯脑神经、鼻窦、翼外肌及以外的咀嚼肌间隙、颅内（海绵窦、脑膜等）
区域淋巴结（N）	
N_0	影像学及体检无淋巴结转移证据
N_{1a}	咽后淋巴结转移
N_{1b}	单侧 I b、Ⅱ、Ⅲ、Ⅴa 区淋巴结转移且直径≤3cm
N_2	双侧 I b、Ⅱ、Ⅲ、Ⅴa 区淋巴结转移，或直径>3cm，或淋巴结包膜外侵犯
N_3	Ⅳ、Ⅴb 区淋巴结转移
远处转移（M）	
M_0	无远处转移
M_1	有远处转移

分期			
Ⅰ期	T_1	N_0	M_0
Ⅱ期	T_1	$N_{1a} \sim N_{1b}$	M_0
	T2	$N_0 \sim N_{1b}$	M_0
Ⅲ期	$T_1 \sim T_2$	N_2	M_0
	T_3	$N_0 \sim N_2$	M_0
ⅣA期	$T_1 \sim T_3$	N_3	M_0
	T_4	$N_0 \sim N_3$	M_0
ⅣB期	任何 T	任何 N	M_1

【治疗】　由于 NPC 病理类型的生物学行为对放射线敏感和解剖结构的特殊性，放射治疗是其最主要的治疗手段，推荐进行调强适形放射治疗（intensity-modulated radiation therapy，IMRT），以便将一些重要组织结构的照射剂量减少至最低。放射治疗的靶区根据肿瘤原发灶的范围，而不考虑因新辅助化疗病变范围改变的部分。原发灶以及受侵淋巴结约 70Gy，颈部未受侵淋巴结区域约 60Gy，脊髓的总放射剂量不应该超过 45Gy。

1. 早期 NPC 治疗 早期鼻咽癌患者（$T_1N_0M_0$ 或 $T_{2a}N_0M_0$）可以采用鼻咽部的根治性放疗（无化疗）+ 颈部预防性放疗。早期肿瘤采用标准分割照射其总剂量至少达 70Gy，才有可能控制肉眼可见的肿瘤病灶。此类肿瘤的局部治疗有效率可达 80%～90%，而 T3～4 肿瘤仅为 30%～65%。

2. 中晚期 NPC 及转移癌的治疗 中晚期患者占全部鼻咽癌患者的 70% 左右，目前这部分患者的治疗效果仍不令人满意。放射治疗是一种局部疗法，不能预防远处转移，又因放疗仅能控制照射野内的病灶，照射野外的亚临床病灶常被遗留，成为复发或转移的隐患。同时由于放疗引起免疫抑制，可能导致放射野以外的病灶加速发展，合并化疗将可能弥补这一缺陷，因此应用化疗药物预防和治疗远处转移是提高鼻咽癌治疗效果的重要手段。诱导化疗有利于降低局部晚期鼻咽癌患者的远处转移率，同期化疗有利于加强晚期鼻咽癌局部控制。化疗的运用策略包括诱导化疗、同时期放化疗、辅助化疗及这几种方法的搭配运用。化疗药物以铂类药物最为有效，以铂类药物为主的联合用药方案是目前鼻咽癌放化疗综合治疗常用的一线方案。指南推荐 T_1～T_{2a}，N_1～N_3 和 T_{2b}～T_4，任何 N（ⅡB、Ⅲ、ⅣA、ⅣB 期）的肿瘤使用联合化疗（顺铂）+ 放疗。目前 NPC 临床上应用的靶向药物主要为尼妥珠单抗和西妥昔单抗。国内进行的一项临床Ⅱ期随机性研究证实，在不增加放疗毒性的前提下，尼妥珠单抗 + 放疗较单纯放疗的 3 年生存率提高了 7%，因此，建议在晚期鼻咽癌的放射治疗中加入尼妥珠单抗等靶向治疗药物。

3. 复发治疗 尽管鼻咽癌对放射治疗较敏感，但仍有部分患者在治疗后出现局部或区域的复发。对于复发的患者，采用二程放疗，可使一部分患者再次达到根治效果，但二程放疗的后遗症明显加重，严重影响患者的生活质量。外科手术逐渐成为复发肿瘤的首选挽救方法。外科手术可以完整切除位于鼻咽腔内或侵及到咽旁间隙的复发肿瘤，对部分局限性颅底受侵犯的患者可以做到姑息切除。与二程放疗相比，外科手术无严重并发症，原则上鼻咽癌放疗 12 周原发灶和颈部转移灶仍不消退，可考虑手术治疗。

【预后及随访】 中国医学科学院肿瘤医院 10 年间（1990—1999 年）收治的 905 例鼻咽癌治疗结果显示，5 年总生存率为 76.1%，其中Ⅰ期、Ⅱ期、Ⅲ期、Ⅳ期疾病具体的 5 年生存率分别为 95.5%、87.0%、76.9%、66.9%。在一项香港的 5 个肿瘤中心共 2 687 名患者的治疗效果回顾中（1996—2000 年），5 年总生存率为 75%，Ⅰ期、Ⅱ期、Ⅲ期、Ⅳ期疾病具体的 5 年生存率分别为 93%、83%、72%、63%。近 10 多年来，IMRT 技术已广泛应用于鼻咽癌的治疗，5 年生存率达 80% 左右。中国医学科学院肿瘤医院报到 2001—2009 年采用 IMRT 技术治疗的初程鼻咽癌患者 416 例，5 年总生存率为 82.1%，其中Ⅰ期 +Ⅱ期、Ⅲ期、Ⅳ期疾病具体的 5 年生存率分别为 95.1%、86.4%、73.7%。

NPC 患者治疗后应定期随访，治疗后原发灶和颈部的影像学检查以及鼻咽部的喉镜检查值得推荐以了解基线情况。推荐的随访内容包括定期体检、EBV 血清学监测、影像学检查、鼻咽镜检查和甲状腺功能的评估，随访间期为：第 1 年，每 1～3 个月一次；第 2 年，每 2～4 个月一次；第 3～5 年，每 4～6 个月一次；>5 年，每 6～12 个月一次。

【典型病例】

（一）鼻咽部浅表癌（通过 NBI 内镜发现）

鼻咽部浅表癌常规鼻咽镜检查时难以发现病灶，容易漏诊。影像学检查（CT 和 MRI）鼻咽部也常没有明显的黏膜增厚及强化。NBI 喉镜在检出这类浅表鼻咽癌中具有明显的优势，能够提示病灶的部位并准确活检，从而明确病变的性质。NBI 模式下病变表面可见扩张扭曲的微血管，呈蛇形或扭曲的线条形（Ⅴ型），符合鼻咽癌的典型特点。

病例 1

　　患者，男，69 岁。主诉：右颈部肿物 3 个月，穿刺为淋巴结转移癌，查原发灶。鼻咽镜检查发现鼻咽部左、右侧咽鼓管圆枕结构对称，双侧咽隐窝可见，右侧咽隐窝可见浅溃疡灶。NBI 模式下可见蛇形、蚯蚓形的异常扩张血管。

　　活检病理：（右侧咽隐窝）鼻咽癌，非角化性未分化型。

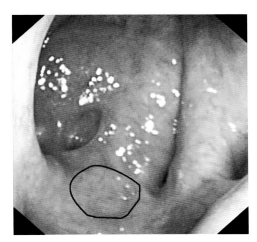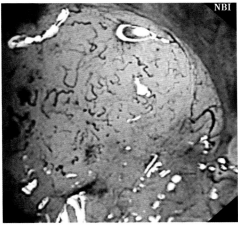

鼻咽癌 - 右侧
咽隐窝浅表病
变内镜下表现

鼻咽癌 - 右侧咽隐窝浅表病变内镜下表现（鼻咽部 NBI 分型：Ⅴ型）

病例 2

　　患者，男，57 岁。主诉：左颈部肿物 4 个月，穿刺为淋巴结转移癌，查原发灶。鼻咽镜检查发现鼻咽部左、右侧壁结构对称，双侧咽隐窝显露，顶后壁平整，白光模式下未见明显异常。NBI 模式下左侧咽隐窝处可见异常扩张扭曲的微血管，表现呈蛇形。

　　活检病理：（左侧咽隐窝）鼻咽癌，非角化，未分化型。

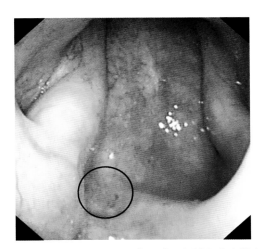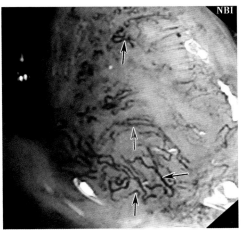

鼻咽癌 - 左侧
咽隐窝浅表病
变内镜下表现

鼻咽癌 - 左侧咽隐窝浅表病变内镜下表现（鼻咽 NBI 分型：Ⅴ型）

病例3

　　患者，男，39岁。主诉：左颈部肿物5个月，穿刺为淋巴结转移癌，查原发灶。鼻咽镜检查发现鼻咽部左、右侧壁结构大致对称，双侧咽隐窝可见，邻近右侧咽隐窝处黏膜略显厚，充血明显。NBI模式下可见黏膜表面有明显扩张的血管，呈蛇形。

　　活检病理：(右侧咽隐窝)鼻咽癌，非角化，未分化型。

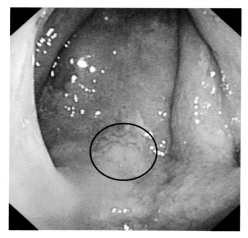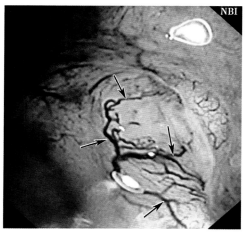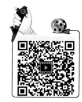

鼻咽癌-右侧咽隐窝浅表病变内镜下表现

鼻咽癌-右侧咽隐窝浅表病变内镜下表现(鼻咽部NBI分型：Ⅴ型)

病例4

　　患者，男，46岁。主诉：右颈部转移癌查原发灶。鼻咽镜检查发现鼻咽右侧咽隐窝处黏膜基本平整，右侧咽鼓管圆枕结构基本正常，咽鼓管开口变窄，鼻咽部未见明显肿瘤征象。NBI模式下可见右侧咽隐窝内部有明显扭曲扩张的微血管，呈蛇形、蚯蚓形。

　　活检病理：鼻咽癌，非角化型未分化型。

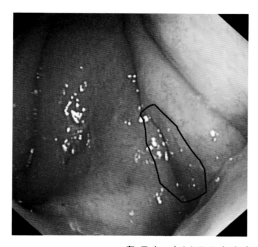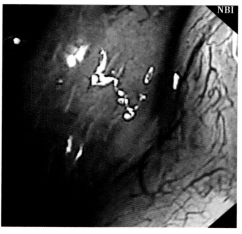

鼻咽癌-右侧咽隐窝浅表病变内镜下表现

鼻咽癌-右侧咽隐窝浅表病变内镜下表现(鼻咽部NBI分型：Ⅴ型)

病例 5

患者，男，62 岁。主诉：右颈部转移癌查原发灶。鼻咽镜检查发现鼻咽右侧咽隐窝处黏膜基本光滑，右侧咽鼓管圆枕结构基本正常，鼻咽部未见明显肿瘤征象。NBI 模式下可见右侧咽隐窝内部有明显扭曲扩张的微血管，呈蛇形、蚯蚓形。

活检病理：鼻咽癌，非角化型未分化型。

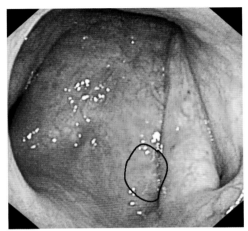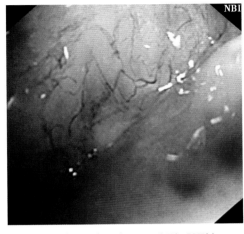

鼻咽癌 - 右侧咽隐窝浅表病变内镜下表现

鼻咽癌 - 右侧咽隐窝浅表病变内镜下表现（鼻咽部 NBI 分型：Ⅴ型）

病例 6

患者，男，36 岁。主诉：左颈部肿物 1 个月，外院活检提示为转移癌。鼻咽镜检查可见鼻咽左侧咽隐窝显露，左侧咽鼓管圆枕结构正常，鼻咽顶后壁平整，未见明显肿瘤征象。NBI 模式下将内镜前端探入左侧咽隐窝内，发现左侧咽隐窝内部黏膜表面有扭曲呈蛇形的微血管。

活检病理：（左侧咽隐窝）鼻咽癌，非角化性未分化型。

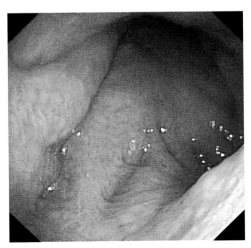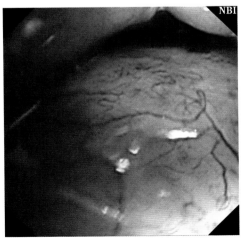

鼻咽癌 - 左侧咽隐窝浅表病变内镜下表现

鼻咽癌 - 左侧咽隐窝浅表病变内镜下表现（鼻咽部 NBI 分型：Ⅴ型）

病例7

患者，男，42岁。主诉：左颈部肿物3个月，穿刺为淋巴结转移癌，查原发灶。电子喉镜检查发现鼻咽部左、右侧咽鼓管圆枕结构对称，双侧咽隐窝可见，顶后壁基本平整，白光模式下未见肿瘤征象。NBI模式下发现左侧咽隐窝处血管异常扩张呈扭曲的线条及蛇形。

活检病理：（左侧咽隐窝）鼻咽癌，非角化性未分化型。

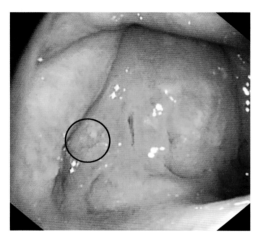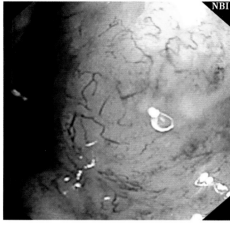

鼻咽癌-左侧咽隐窝浅表病变内镜下表现

鼻咽癌-左侧咽隐窝浅表病变内镜下表现（鼻咽部NBI分型：V型）

病例8

患者，男，57岁。主诉：右颈部肿物3月，伴右耳鸣3个月。电子喉镜检查发现鼻咽部右侧咽鼓管圆枕肿胀，右侧咽隐窝尚可见，白光下未见明显异常，略显饱满。NBI模式下可见右侧咽隐窝处黏膜表面的微血管扩张呈蛇形。

活检病理：（右侧咽隐窝）鼻咽癌，非角化性低分化型

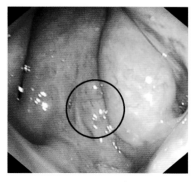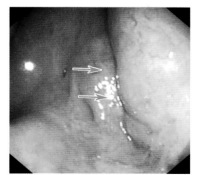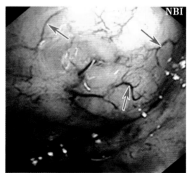

鼻咽癌-右侧咽隐窝浅表病变内镜下表现（鼻咽部NBI分型：V型）

病例 9

患者，男，46 岁。主诉：右颈部肿物 8 个月，切除为淋巴结转移癌，查原发灶。鼻咽镜检查发现鼻咽部右侧咽隐窝略显厚，右侧咽鼓管圆枕和咽鼓管咽口结构尚完整。鼻咽左侧壁基本正常。NBI 模式下可见肿瘤表面有扭曲呈线条状及蛇形的异常微血管。

活检病理：（右侧咽隐窝）鼻咽癌，非角化性未分化型。

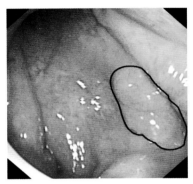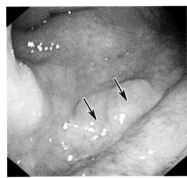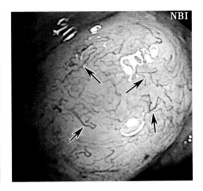

鼻咽癌 - 右侧咽隐窝浅表病变内镜下表现（鼻咽部 NBI 分型：Ⅴ型）

病例 10

患者，男，41 岁。主诉：发现右颈部肿物 6 个月。鼻咽镜检查发现鼻咽部右侧咽鼓管圆枕略肿胀，右侧咽隐窝可见，鼻咽顶后壁基本平整，鼻咽左侧壁基本正常。白光模式下未见明显恶性征象。NBI 模式下可见肿瘤表面有扭曲呈线条状及蛇形的异常微血管，同时可见黏膜下层血管扩张，呈墨绿色。

活检病理：（右侧咽隐窝）鼻咽癌，非角化性未分化型。

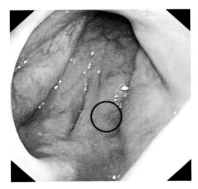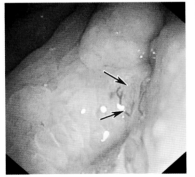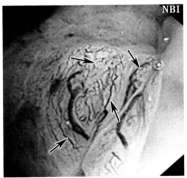

鼻咽癌 - 右侧咽隐窝浅表病变内镜下表现（鼻咽部 NBI 分型：Ⅴ型）

病例 11

患者，男，48 岁。主诉：左颈部转移癌查原发灶。鼻咽镜检查发现鼻咽左、右侧壁结构对称，双侧咽隐窝显露，顶壁及后壁平整，白光下鼻咽部未见明显肿瘤征象。NBI 模式下探入左侧咽隐窝内部发现有异常扩张的血管，呈蛇形。

活检病理：（左侧咽隐窝）鼻咽癌，符合非角化性未分化型。免疫组化：AE1/AE3（+）。原位杂交：EBER（+）。

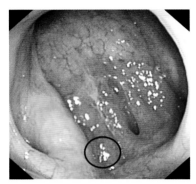 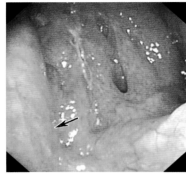 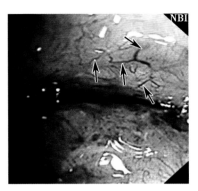

鼻咽癌 - 左侧咽隐窝浅表病变内镜下表现（鼻咽部 NBI 分型：Ⅴ型）

病例 12

患者，男，45 岁。主诉：右颈部转移癌查原发灶。鼻咽镜检查发现鼻咽部左、右侧壁结构基本完整，双侧咽隐窝可见，右侧咽隐窝处黏膜略充血。NBI 模式下可见右侧咽隐窝处黏膜有明显扩张的血管呈蛇形、蚯蚓形。

活检病理：（右侧咽隐窝）鼻咽鳞状细胞癌，非角化性未分化型。

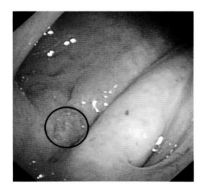 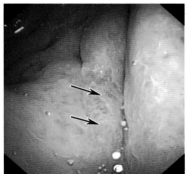 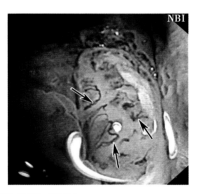

鼻咽癌 - 右侧咽隐窝浅表病变内镜下表现（鼻咽部 NBI 分型：Ⅴ型）

病例 13

患者，男，37 岁。主诉：右颈部肿物 2 个月。鼻咽镜检查发现鼻咽左侧壁正常，顶壁和后壁平整，右侧咽鼓管圆枕结构正常，右侧咽隐窝黏膜略充血。NBI 模式下右侧咽隐窝可见扭曲扩张的微血管，呈蛇形、扭曲的线条形。

活检病理：（右侧咽隐窝）鼻咽鳞状细胞癌，非角化性未分化型。

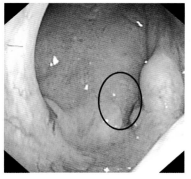
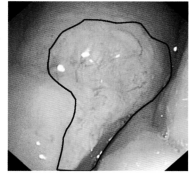
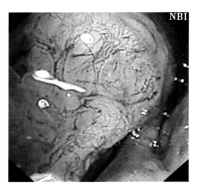

鼻咽癌 - 右侧咽隐窝浅表病变内镜下表现（鼻咽部 NBI 分型：Ⅴ型）

病例 14

患者，女，53 岁。主诉：发现右颈部肿物 3 月余。鼻咽镜检查发现鼻咽部左、右侧壁结构基本对称，双侧咽隐窝显露，双侧咽鼓管圆枕及咽鼓管开口结构正常，鼻咽顶壁及后壁平整。右侧咽隐窝处 NBI 模式下可见异常扩张的微血管，呈蛇形、蚯蚓形。

活检病理：鼻咽癌，非角化性未分化型。免疫组化：EGFR（－），VEGF（－），P16（－），EBER（＋）。

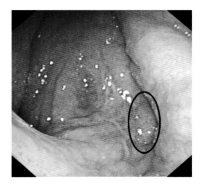
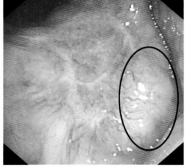
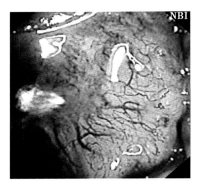

鼻咽癌 - 右侧咽隐窝浅表病变内镜下表现（鼻咽部 NBI 分型：Ⅴ型）

影像学检查：MRI 及 CT 难发现鼻咽部的浅表病灶，仅可见鼻咽部黏膜稍增厚，难确定病灶准确位置。

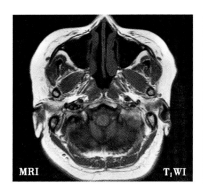
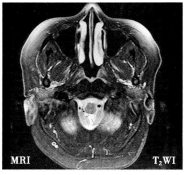
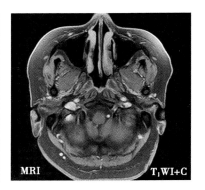

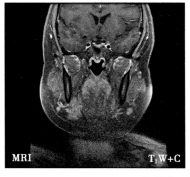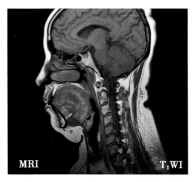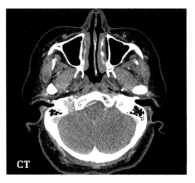

鼻咽癌-右侧咽隐窝浅表病变放疗前 MRI 和 CT 检查所见

临床诊断：鼻咽癌（AJCC2017 分期：$T_1N_1M_0$，Ⅱ期）。

治疗方案：单纯放疗（69.96GY/2.12Gy/33F/47D）。

疗末评价：鼻咽部肿物完全消退，颈部未见明显肿大淋巴结。

随访：未见复发。

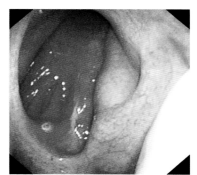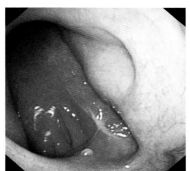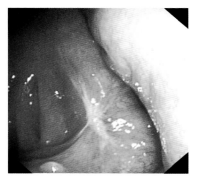

鼻咽癌放疗末鼻咽镜所见

鼻咽部右侧壁结构基本恢复正常，右侧咽隐窝显露，鼻咽顶壁及后壁平整，鼻咽左侧壁基本正常

（二）鼻咽癌（典型 NBI 喉镜下表现）

病例 1

患者，女，65 岁。主诉：发现右颈部肿物半年，抗结核治疗不好转。鼻咽镜检查发现鼻咽右侧咽隐窝可见半球形肿物，右侧隆突略显肿胀，但表面尚完整，右侧咽鼓管开口略受挤压，病变向左侧侵及到鼻咽顶壁和顶后壁，侵达左侧咽隐窝，左侧隆突结构完整，受侵征象不明显，病变向前未见侵及到双侧后鼻孔，向下未达口咽。NBI 模式下可见肿物表面有明显扩张的微血管，呈蛇形、扭曲的线条形。

活检病理：鼻咽癌，非角化性分化型。

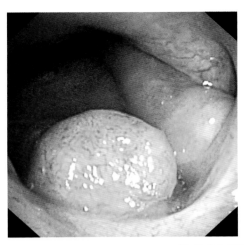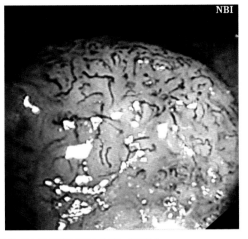

鼻咽癌内镜下
表现

鼻咽癌内镜下表现（鼻咽部 NBI 分型：Ⅴ型）

病例 2

患者，女，41 岁。主诉：发现左颈部包块 1 年。鼻咽镜检查发现鼻咽部可见粗糙不平略增厚肿物生长，肿物侵及到鼻咽顶壁、顶后壁及左侧壁，向右侧侵及到右侧咽隐窝，右侧咽鼓管圆枕和咽鼓管咽口结构基本完整，向前侵及到左侧后鼻孔后缘，向下未达口咽。NBI 模式下可见肿物表面有明显扩张的微血管，呈蛇形、扭曲的线条形。

活检病理：鼻咽癌，非角化性未分化型。

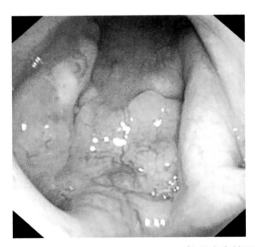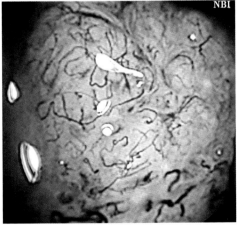

鼻咽癌内镜下
表现

鼻咽癌内镜下表现（鼻咽部 NBI 分型：Ⅴ型）

病例 3

患者，男，38 岁。主诉：回吸血涕 2 月余，右颈部包块 10 天。鼻咽镜检查发现鼻咽顶后壁和后壁可见凸凹不平的肿物生长，向左侵犯左侧咽隐窝，左侧咽鼓管圆枕结构尚完整，向右侧侵犯破坏右侧咽鼓管圆枕。NBI 模式下可见肿物表面有明显扩张的微血管，呈蛇形、扭曲的线条形。

活检病理：鼻咽癌，非角化性未分化型。

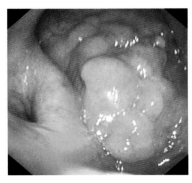 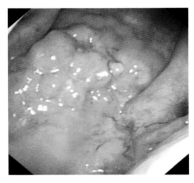 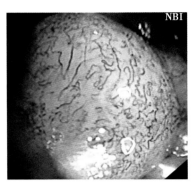

鼻咽癌内镜下表现（鼻咽部 NBI 分型：Ⅴ型）

病例 4

　　患者，女，69 岁。主诉：回吸血涕约半年。鼻咽镜检查发现鼻咽部可见菜花样肿物，肿物累及到鼻咽顶壁、后壁及左、右侧壁，向前侵及到双侧后鼻孔后缘，向下未达口咽。NBI 模式下可见肿物表面有明显扩张的微血管，呈蛇形、扭曲的线条形。

　　活检病理：鼻咽癌，非角化性未分化型。

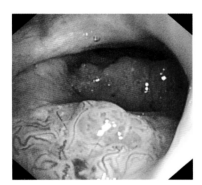 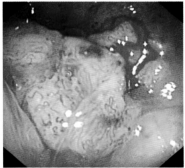 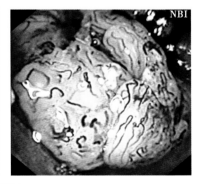

鼻咽癌内镜下表现（鼻咽部 NBI 分型：Ⅴ型）

病例 5

　　患者，男，26 岁。主诉：左颈部肿物伴左耳听力下降 1 月余。鼻咽镜检查发现鼻咽部可见菜花样肿物，肿物主要位于鼻咽顶壁和顶后壁，向两侧累及鼻咽左、右侧壁，向前累及双侧后鼻孔，向下未达口咽。NBI 模式下可见肿物表面有明显扩张的微血管，呈蛇形、扭曲的线条形。

　　活检病理：鼻咽癌，非角化性未分化型。

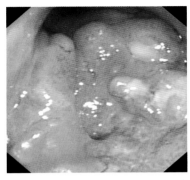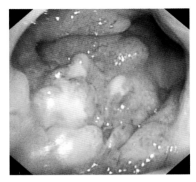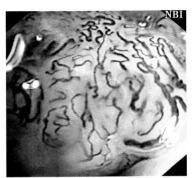

鼻咽癌内镜下表现(鼻咽部NBI分型：Ⅴ型)

病例6

患者，男，53岁。主诉：颈部肿物伴涕血7月余。鼻咽镜检查发现鼻咽部可见明显隆起型肿物，肿物主要位于鼻咽顶壁和顶后壁，向右侧侵及到右侧咽隐窝和咽鼓管圆枕，右侧壁结构被占据，向左侧侵及到左侧咽隐窝，左侧咽鼓管圆枕结构尚完整，向前侵及到右侧后鼻孔，凸入右侧鼻腔，左侧后鼻孔未见明显侵及，向下未达口咽。NBI模式下可见肿物表面有明显扩张的微血管，呈蛇形、扭曲的线条形。

活检病理：鼻咽癌，非角化性分化型。

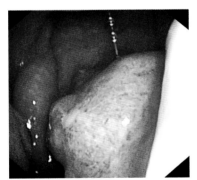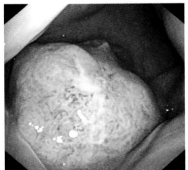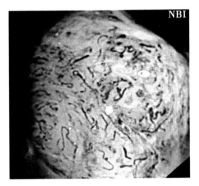

鼻咽癌内镜下表现(鼻咽部NBI分型：Ⅴ型)

病例7

患者，男，53岁。主诉：左颈部肿物1个月。鼻咽镜检查发现鼻咽左侧咽隐窝可见明显隆起型肿物，左侧咽鼓管圆枕受侵犯，向右侧侵及到鼻咽顶壁及顶后壁，过中线位置，达右侧咽隐窝。NBI模式下可见肿物表面有明显扩张的微血管，呈蛇形、扭曲的线条形。

活检病理：鼻咽癌，非角化性分化型。

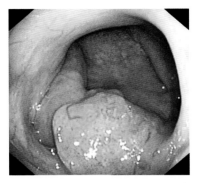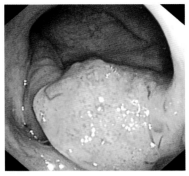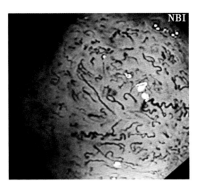

鼻咽癌内镜下表现（鼻咽部 NBI 分型：Ⅴ型）

病例 8

　　患者，男，48 岁。主诉：左颈部肿物 1 年，穿刺为转移癌。鼻咽镜检查发现鼻咽部左侧壁可见隆起型肿物占据，左侧咽隐窝消失，病变向右侧侵及到鼻咽顶后壁，过中线位置，右侧咽隐窝黏膜欠光滑，警惕受累及，右侧咽鼓管圆枕黏膜充血，结构尚完整。病变向前侵达左侧后鼻孔后缘，向下未达口咽。NBI 模式下可见肿物表面有明显扩张的微血管，呈蛇形、扭曲的线条形。

　　活检病理：鼻咽癌，非角化性未分化型。

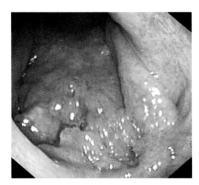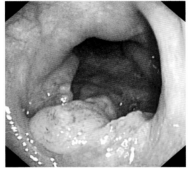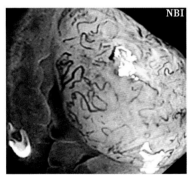

鼻咽癌内镜下表现（鼻咽部 NBI 分型：Ⅴ型）

病例 9

　　患者，男，43 岁。主诉：涕血 7 个月。鼻咽镜检查发现鼻咽部可见不规则略隆起型肿物，肿物主要位于鼻咽右侧咽隐窝，侵及到鼻咽顶壁和顶后壁，向左侧达左侧咽隐窝。NBI 模式下可见肿物表面有明显扩张的微血管，呈蛇形、蚯蚓形，同时黏膜下层血管扩张呈墨绿色。

　　活检病理：鼻咽非角化性癌，分化型。免疫组化结果显示：EGFR（3＋），P16（－），VEGF（±）。分子病理结果显示：EBER（＋）。

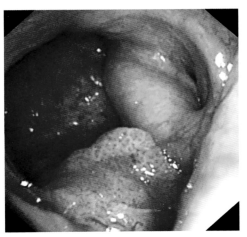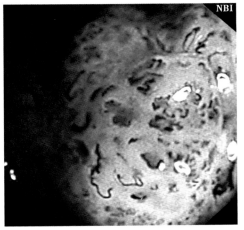

鼻咽癌内镜下
表现

鼻咽癌内镜下表现（鼻咽部 NBI 分型：Ⅴ型）

　　影像学检查：MRI 和 CT 示鼻咽顶后壁及右侧壁软组织增厚，最厚约 1.4cm，T_1WI 呈等信号，T_2WI、IDEAL、WATER 呈中高信号，DWI 扩散受限不明显，增强扫描可见强化。右侧咽后侧组，双侧颈上深可见多发淋巴结，大者短径约 0.8cm，T_2WI 呈中高信号。

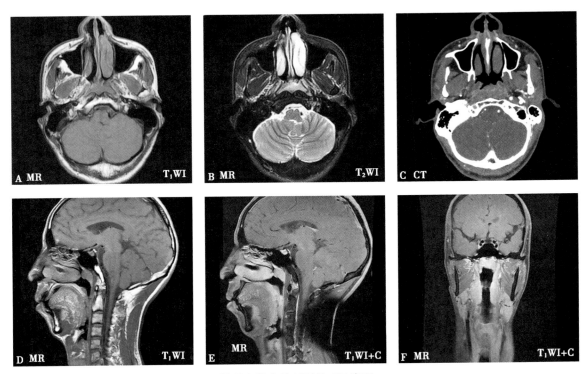

鼻咽癌放疗前 MRI 和 CT 表现

临床诊断：鼻咽癌（AJCC2017 分期：$T_3N_0M_0$，Ⅲ期）。

治疗方案：单纯放疗（69.96Gy/2.12Gy/33f）。

疗末肿瘤情况：肿瘤消退。

随访：未见复发。

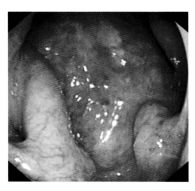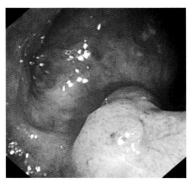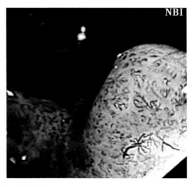

鼻咽癌放疗中鼻咽镜检查所见（鼻咽部 NBI 分型：Ⅴ型）

鼻咽部肿物较前有消退，左、右侧咽鼓管圆枕结构恢复对称，双侧咽隐窝显露，鼻咽顶壁仍可见肿物残留，鼻咽后壁基本变平整。NBI 模式下可见残留肿物表面仍可见呈蚯蚓形和蛇形的扩张血管

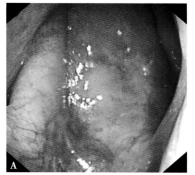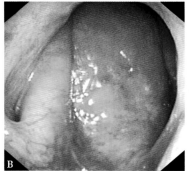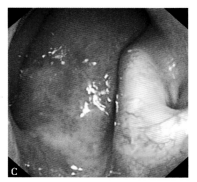

鼻咽癌放疗末鼻咽镜检查所见

鼻咽部肿物消退，顶壁及后壁表面恢复平整，左、右侧壁结构对称，双侧咽隐窝显露，鼻咽部未见明显肿瘤残留征象

病例 10

患者，女，33 岁。主诉：发现右颈部肿物近 1 年，近 3 个月来增大明显。电子喉镜检查发现鼻咽部可见明显隆起型肿物，肿物主要位于鼻咽右侧壁，右侧咽隐窝消失，病变向左侧侵及到鼻咽顶后壁及后壁，向左侧侵达左侧咽隐窝，左侧隆突结构尚完整，病变向前接近右侧后鼻孔，向下未达口咽。NBI 模式下可见肿物表面有明显扩张的微血管，呈蛇形、扭曲的线条形。

活检病理：鼻咽癌，非角化性分化型。免疫组化结果显示：EGFR（3＋），P16（－），VEGF（－）。分子病理结果显示：EBER（＋）。

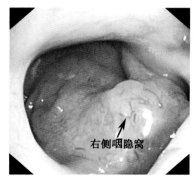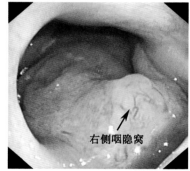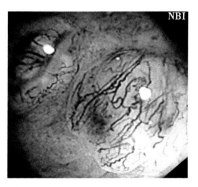

鼻咽癌内镜下表现（鼻咽部 NBI 分型：Ⅴ型）

影像学检查：MRI 示鼻咽顶后壁和右侧壁肿物，T_1WI 呈等信号，T_2WI/FS 呈中高信号，DWI 显示扩散受限，增强扫描异常强化，病变向前接近右后鼻孔，向后未见累及头长肌，向外可疑累及右侧腭帆张肌、腭帆提肌。颅底骨质未见破坏。右侧颈上深组、颌下区、右侧腮腺内、左侧咽后组、颈上深组多发肿大淋巴结，部分融合，大者约 2.6cm×3.5cm，位于右侧颈上深。

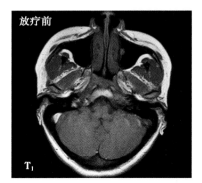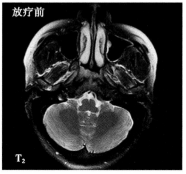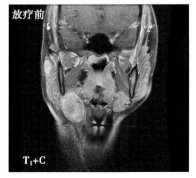

鼻咽癌放疗前 MRI 表现

临床诊断：鼻咽癌（AJCC2017 分期：$T_1N_{3b}M_0$，ⅣB 期）

治疗方案：患者临床分期为ⅣB 期，属于局部晚期，双颈部及右侧锁骨上淋巴结转移，且是妊娠哺乳期鼻咽癌，为远处转移高危患者，治疗方案给予诱导化疗＋同步放化疗。

（1）诱导化疗 3 周期，方案：紫杉醇＋顺铂。疗效评价：PR，出现Ⅱ度骨髓抑制，Ⅱ度肝损害。

（2）同步放化疗。放疗剂量：69.96GY/2.12Gy/33F/45D；化疗：顺铂 80mg/m² ×2 周期。

疗末评价：鼻咽部肿物基本消退。随访：未见复发。

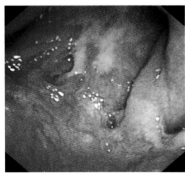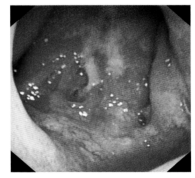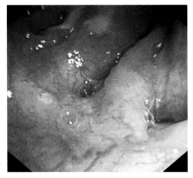

鼻咽癌诱导化疗后，同步放化疗末鼻咽镜复查

鼻咽部肿物基本消退，左、右侧壁基本恢复正常，双侧咽隐窝清晰，双侧咽鼓管圆枕和咽鼓管咽口完整，鼻咽顶壁和后壁基本平整，覆盖少量伪膜，未见明显病变残留征象

病例 11

　　患者，男，61 岁。主诉：右侧鼻塞伴有出血 7 月余。鼻咽镜检查发现右侧鼻腔可见肿物，右侧后鼻孔接近堵塞，病变向下延续至鼻咽部，鼻咽右侧壁被肿物占据，侵及到鼻咽顶壁及顶后壁，向左侧侵犯至左侧咽隐窝，左侧隆突肿胀，可疑侵及，左侧后鼻孔未见受侵及。NBI 模式下可见肿物表面有明显扩张的微血管，呈蛇形、蚯蚓形。

　　活检病理：鼻咽癌，非角化性分化型。免疫组化：AE1/AE3（+），EGFR（2+），P16（−），P63（+），VEGF（−），EBER（3+）。

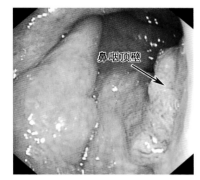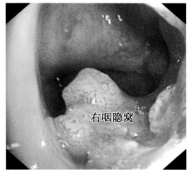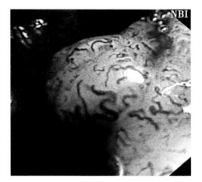

鼻咽癌内镜下表现（鼻咽部 NBI 分型：Ⅴ型）

　　影像学检查：MRI 示鼻咽右顶壁肿物，约 4.2cm×3.8cm，形态不规则，T_2WI 呈高信号，增强后强化明显，肿物侵犯右侧腭帆张肌、腭帆提肌、右侧翼腭窝，侵犯斜坡、右侧岩骨尖，向前侵犯右侧筛窦、后鼻孔，向上侵犯蝶窦，向后与头长肌贴邻。右侧上颌窦可见长 T_2 信号区，增强后未见强化。扫描范围右颈上深淋巴结肿大，约 1.3cm×1.1cm。

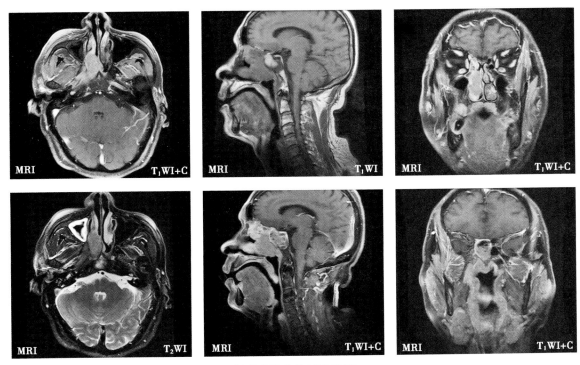

鼻咽癌放疗前 MRI 表现

　　临床诊断：鼻咽癌（AJCC2017 分期：$T_3N_2M_0$，Ⅲ期）。
　　治疗方案：患者临床分期为Ⅲ期，属于局部晚期，侵入右侧鼻腔，拟行同步放化疗。
放疗剂量：73.92GY/33F/45D，化疗：顺铂 $80mg/m^2 \times 2$ 周期。
　　疗末评价：右侧鼻腔近后鼻孔处略显厚，鼻咽部肿物基本消退，颈部淋巴结肿物基本消退。
　　随访：肿物消退，未见复发。

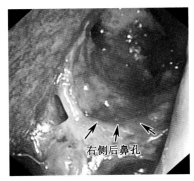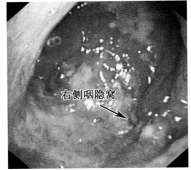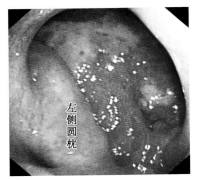

鼻咽癌放疗末鼻咽镜检查所见

右侧鼻腔近后鼻孔略显厚，右侧后鼻孔基本显露，鼻咽部肿物基本消退，右侧壁结构基本显露，右侧咽鼓管圆枕结构萎缩，右侧咽隐窝可见，鼻咽左侧壁结构基本正常，鼻咽顶壁及后壁基本平整，覆盖伪膜

病例 12

患者，女，57 岁。主诉：回吸涕血 3 月，发现右颈部肿物 20 天。鼻咽镜检查发现鼻咽部可见隆起型肿物，肿物主要位于鼻咽右侧壁和顶后壁，右侧咽隐窝消失，右侧咽鼓管圆枕明显肿胀，右侧咽鼓管开口略受挤压变窄，病变向左侧侵犯未达左侧咽隐窝，左侧咽鼓管圆枕和咽鼓管开口结构未见明显受侵犯，病变向前侵及到右侧后鼻孔，左侧后鼻孔未见受侵犯，向下未达口咽。NBI 模式下可见肿物表面有明显扩张的微血管，呈蛇形、蚯蚓形。

活检病理：鼻咽癌，非角化性未分化型。

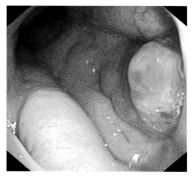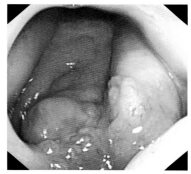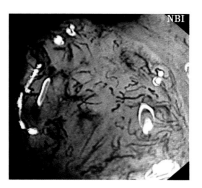

鼻咽癌喉镜下表现（鼻咽 NBI 分型：Ⅴ型）

临床诊断：鼻咽癌（AJCC2017 分期：$T_3N_1M_0$，Ⅲ期）。

治疗方案：同步放化疗（73.92Gy/2.24Gy/33f/47D；DDP $100mg/m^2 \times 1$ 周期）。

疗末情况：鼻咽部肿物消退，右颈部淋巴结残存。

随访：未见复发。

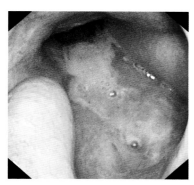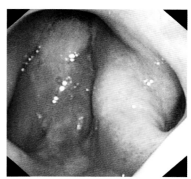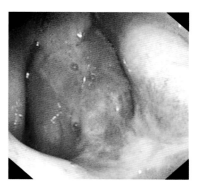

鼻咽癌放疗末鼻咽镜检查所见

鼻咽部肿物基本消退，左、右侧壁基本恢复正常，双侧咽隐窝清晰，双侧咽鼓管圆枕和咽鼓管咽口完整，鼻咽顶壁和后壁基本平整，覆盖少量伪膜，未见明显病变残留征象

病例 13

患者，女，59 岁。主诉：回吸血涕 10 月，右耳鸣 3 月余。鼻咽镜检查发现鼻咽部可见菜花样肿物，肿物主要位于鼻咽右侧壁和顶后壁偏右侧，右侧咽隐窝消失，右侧咽鼓管

开口明显受挤压,向左侧侵犯接近左侧咽隐窝,左侧咽鼓管圆枕结构未见受侵犯,向前未侵及到双侧后鼻孔,向下未达口咽。NBI模式下可见肿物表面有明显扩张的微血管,呈蛇形、扭曲的线条形。

　　活检病理:鼻咽癌,非角化性分化型。

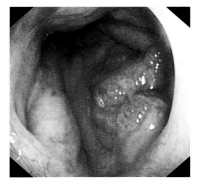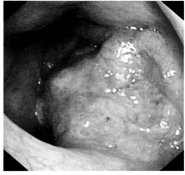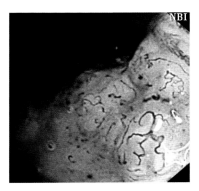

鼻咽癌内镜下表现(鼻咽NBI分型:Ⅴ型)

　　临床诊断:鼻咽癌(AJCC2017分期:$T_3N_1M_0$,Ⅲ期)。
　　治疗计划:单纯放疗(73.92Gy/2.24Gy/33f)。
　　疗末情况:鼻咽部肿瘤消退。
　　随访:未见复发。

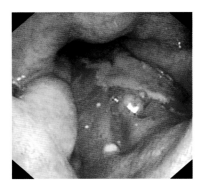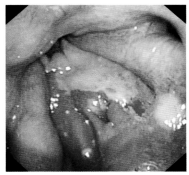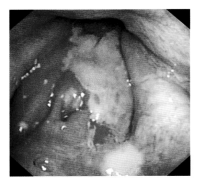

鼻咽癌放疗结束鼻咽镜检查所见

鼻咽部肿物基本消退,左、右侧壁基本恢复正常,双侧咽隐窝显露,双侧咽鼓管圆枕和咽鼓管咽口完整,鼻咽顶壁和后壁基本平整,覆盖伪膜,未见明显病变残留征象

(三)鼻咽癌——黏膜下浸润型

病例1

　　患者,女,69岁。主诉:左颈部淋巴结肿大6个月。鼻咽镜检查发现鼻咽部黏膜充血,鼻咽腔内肿瘤征象不明显,鼻咽顶后壁及左侧咽隐窝黏膜欠光滑,左侧咽隐窝尚显露,鼻咽左侧壁有明显的僵硬感。NBI模式下可见鼻咽部黏膜表面有异常扩张扭曲的微血管。MRI示鼻咽左侧壁肿物,侵及到左侧腭帆张肌、腭帆提肌、翼内肌及颈动脉间隙。

　　活检病理:鼻咽癌,非角化性未分化型。

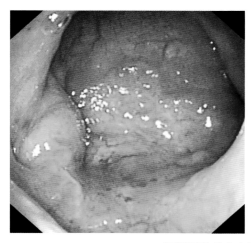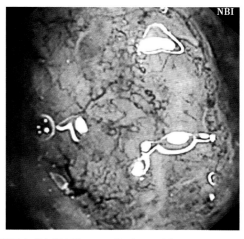

浸润型鼻咽癌
内镜下表现

浸润型鼻咽癌内镜下表现（鼻咽部 NBI 分型：Ⅴ型）

病例 2

　　患者，男，64 岁。主诉：右侧张口受限伴鼻塞半年余。鼻咽镜检查发现鼻咽部黏膜充血表现，鼻咽腔内肿瘤征象不明显，鼻咽右侧壁显肿胀，右侧咽隐窝尚显露，鼻咽右侧壁有明显的僵硬感。NBI 模式下可见鼻咽部黏膜表面有异常扩张扭曲的微血管，黏膜下墨绿色血管扩张明显。MRI 检查可见鼻咽右侧壁肿物征象，侵犯右侧咽旁间隙、翼内肌及翼突区，向后方侵犯右侧头长肌、右侧岩尖和枕骨斜坡。

　　活检病理：鼻咽癌，非角化性未分化型。

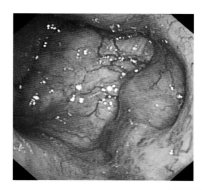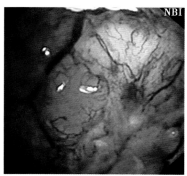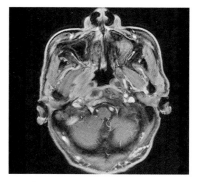

浸润型鼻咽癌内镜下表现（鼻咽部 NBI 分型：Ⅴ型）

病例 3

　　患者，女，62 岁。主诉：右耳鸣伴有听力下降，偶有头疼 1 年，近 2 月出现视物模糊，左眼复视，头晕等症状。鼻咽镜检查发现鼻咽腔内肿物不明显，表面黏膜明显充血，双侧咽隐窝可见，顶壁及后壁平整，略显厚，右侧咽鼓管圆枕略有萎缩，右侧壁僵硬。NBI 模式下可见肿物表面有明显扩张的微血管，呈蛇形、扭曲的线条形。

　　活检病理：鼻咽癌，非角化性未分化型。

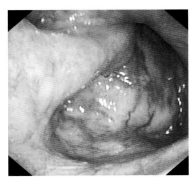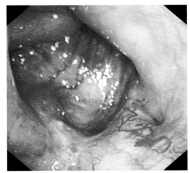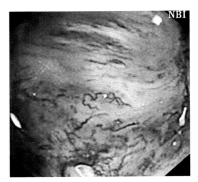

浸润型鼻咽癌内镜下表现（鼻咽部 NBI 分型：Ⅴ型）

影像学检查：MRI 示鼻咽顶后壁及右侧壁软组织增厚，右侧咽隐窝变浅，最大截面约 3.6cm×2.6cm，肿物外侵明显，向外累及右侧翼内肌、翼板及部分翼外肌、腮腺内侧叶，向后侵犯头长肌、斜坡及右侧岩尖，包绕颈动脉鞘，向上侵犯右侧翼腭窝及右侧颅中窝底骨质，右侧海绵窦下缘可疑受侵。右侧颈上深见肿大淋巴结，大者约 1.4cm×1.0cm，余双侧颌下区、左颈深组多发小淋巴结。

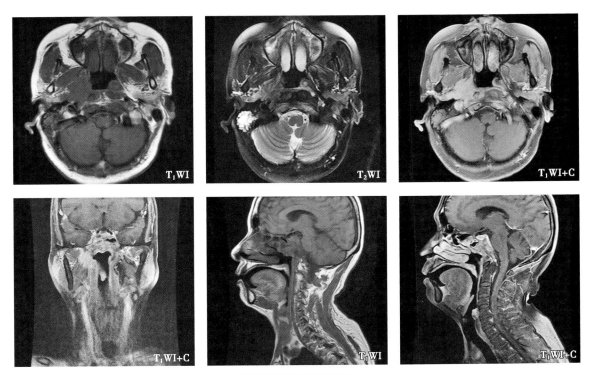

鼻咽癌放疗前 MRI 所见

临床诊断：鼻咽癌（AJCC2017 分期：$T_4N_2M_0$，ⅣA 期）。

治疗方案：患者临床分期为ⅣA 期，病变呈黏膜下浸润型，有脑神经受侵症状，先给予诱导化疗缓解症状，待化疗后行放疗，改善预后。

（1）诱导化疗 2 周期，方案：紫杉醇 ＋ 顺铂。疗效评价：PR，出现Ⅰ度骨髓抑制，Ⅱ度肝损害。

（2）同步放化疗：放疗剂量：69.96GY/33F/45D，化疗：顺铂 80mg/m^2×2 周期。

疗末评价：肿物消退。

随访：肿物消退，未见复发。

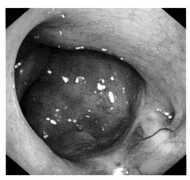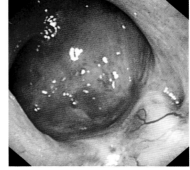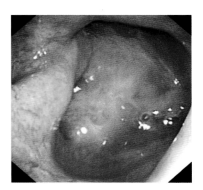

鼻咽癌放疗末鼻咽镜检查所见

鼻咽部表面基本平整，右侧咽鼓管圆枕呈纤维化表现，右侧咽隐窝可见，左侧壁基本正常，顶壁和后壁基本平整

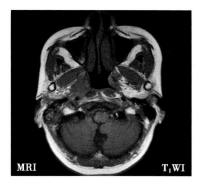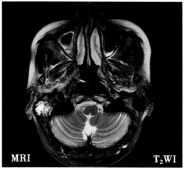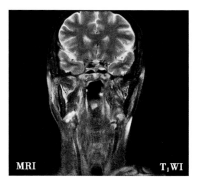

鼻咽癌放疗末 MRI 所见

鼻咽顶后壁、右侧咽旁间隙、右侧翼内肌、头长肌、斜坡、右侧岩尖片状异常信号影，T_1WI 低信号，T_2WI/FS 等—略高信号，同前大致相仿，建议追随。右侧颈上深淋巴结，较前缩小，现大者短径约 0.4cm，建议追随。所见颈部未见明确肿大淋巴结。双侧筛窦、双侧上颌窦、蝶窦、右侧乳突炎症，同前相仿

（四）鼻咽癌（NBI 内镜下未见扩张血管）

病例 1

患者，男，44 岁。主诉：间断血涕近 1 年。鼻咽镜检查发现鼻咽部右侧咽鼓管圆枕可见结节状肿物占据，右侧咽隐窝被覆盖，向顶后壁未达中线位置，鼻咽顶壁基本平整，鼻咽左侧壁正常，未见侵及，向前未侵及到后鼻孔。病变在 NBI 模式下黏膜表面未见异常扩张的微血管。

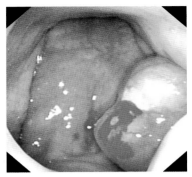
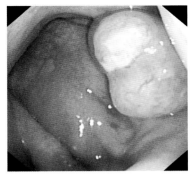
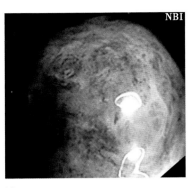

鼻咽癌内镜检查所见（鼻咽 NBI 分型：Ⅰ型）

活检病理：鼻咽癌，非角化性未分化型。

临床诊断：鼻咽癌（AJCC2017 分期：$T_1N_0M_0$，Ⅰ期）。

治疗方案：放疗（69.96Gy/2.24Gy/33f）＋靶向治疗（爱必妥 800mg/ 次 ×8 次）。

疗末情况：放疗中及放疗末，鼻咽镜检查发现右侧咽鼓管圆枕仍显隆起，可疑有残留。

随访：右侧咽鼓管圆枕肿瘤消退，逐渐恢复平整，未见复发。

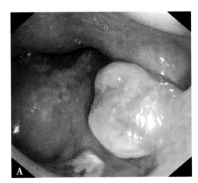
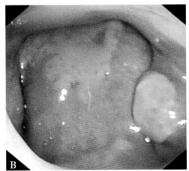
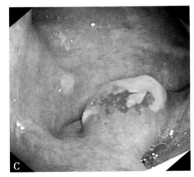

鼻咽癌放疗中和放疗末检查

A．鼻咽癌放疗中（50Gy）复查，发现右侧咽鼓管圆枕肿物较前略缩小，仍呈结节状　B 和 C．鼻咽癌放疗末，可见鼻咽右侧咽鼓管圆枕仍显隆起，可疑有残留

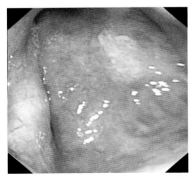
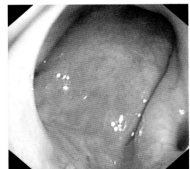
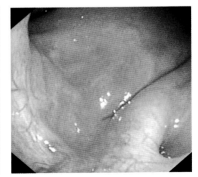

鼻咽癌放疗后半年复查

鼻咽右侧咽鼓管圆枕结构恢复正常，右侧咽隐窝显露，鼻咽部表面光滑，未见肿瘤复发征象

病例 2

患者，男，22 岁。主诉：发现右颈部肿物 3 个月。鼻咽镜检查发现鼻咽部可见明显隆起型肿物，肿物主要位于鼻咽右侧壁、顶后壁及后壁，向左侧侵及到左侧咽隐窝，左侧隆突充血、略受挤压，病变向前侵达双侧后鼻孔后缘，向下未达口咽。NBI 模式下肿瘤表面黏膜未见明显扩张的微血管。

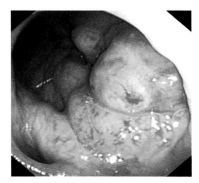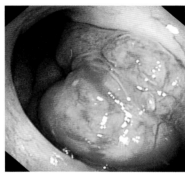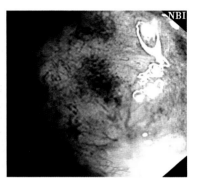

鼻咽癌喉镜下检查所见（鼻咽部 NBI 分型：Ⅰ型）

活检病理：鼻咽鳞状细胞癌，非角化性分化型。

临床诊断：鼻咽癌（AJCC2017 分期：$T_3N_{3a}M_0$，ⅣB 期）。

治疗方案：诱导化疗 2 周期（紫杉醇 + 顺铂）+ 同步放化疗（73.92Gy/2.24Gy/33f + 顺铂 60mg d1-3×3 周期）。

疗末情况：鼻咽部肿瘤消退，右颈部淋巴结有残留。

随访：未见复发。

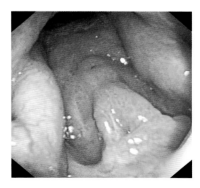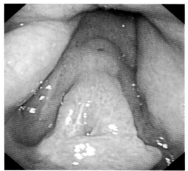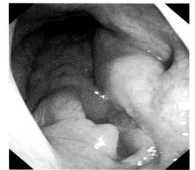

鼻咽癌放化疗末

鼻咽部肿物基本消退，双侧隆突结构对称，双侧咽隐窝显露，顶后壁仍显隆起，同前相仿，表现似增生的腺样体

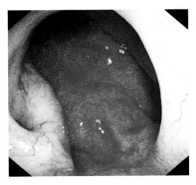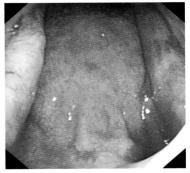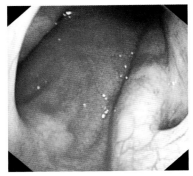

鼻咽癌放疗后 1 年半复查

鼻咽部黏膜略充血，左、右侧壁结构基本对称，双侧咽隐窝清晰，双侧隆突和咽鼓管咽口结构基本完整，鼻咽顶壁和后壁基本平整，未见明显肿物及溃疡

病例 3

患者，男，45 岁。主诉：左颈部肿物 1 个月。鼻咽镜检查发现鼻咽左侧咽隐窝可见类球形肿物，左侧隆突明显受推挤，病变突向鼻咽顶后壁，未超过中线位置，鼻咽右侧壁基本正常。NBI 模式下可见肿瘤表面未见扩张的微血管。

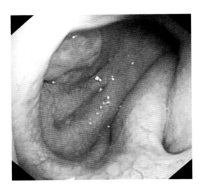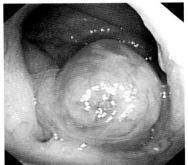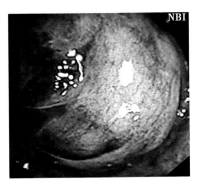

鼻咽癌喉镜检查所见（鼻咽部 NBI 分型：Ⅰ型）

活检病理：鼻咽癌，非角化性分化型。

临床诊断：鼻咽癌（AJCC2017 分期：$T_3N_3M_0$，ⅣB 期）。

治疗方案：同步放化疗（73.92Gy/2.24Gy/33f＋顺铂 100mg/m^2×3 周期）＋放疗后辅助化疗 2 周期（紫杉醇＋顺铂）。

疗末情况：肿瘤消退。

随访：未见复发。

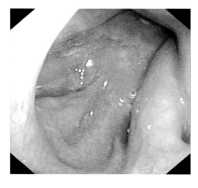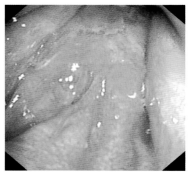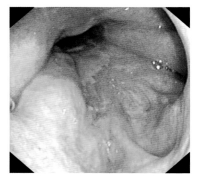

鼻咽癌放疗结束

鼻咽部肿物基本消退，左、右侧壁基本恢复对称，双侧咽隐窝显露，双侧咽鼓管圆枕和咽鼓管咽口完整，鼻咽顶壁和后壁基本平整，未见明显病变残留征象

（五）鼻咽癌放疗后局部复发（通过NBI喉镜早期发现）

病例1

患者，女，31岁。鼻咽癌放疗后3年复查。鼻咽部黏膜略充血，左侧咽隐窝和左侧顶后壁黏膜略欠光滑。NBI模式下左侧咽隐窝瘢痕区可见局灶微血管异常扩张，呈扭曲的线条形、蛇形。

活检病理：鼻咽黏膜内可见高度异型细胞，结合免疫组化结果，符合鼻咽癌。

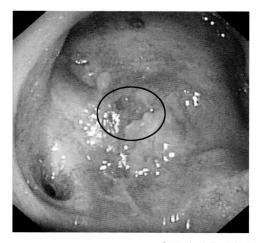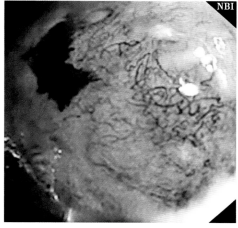

鼻咽癌放疗后复发内镜下表现

鼻咽癌放疗后复发内镜下表现（鼻咽NBI分型：Ⅴ型）

病例2

患者，男，37岁。鼻咽癌放疗后2年4个月复查。鼻咽镜检查发现右侧咽隐窝黏膜略欠光滑，似有浅溃疡灶。NBI模式下可见右侧咽隐窝有明显异常扩张、扭曲呈蛇形的微血管。

活检病理：肉芽组织及异型上皮巢，结合免疫组化结果，符合鼻咽癌，非角化性未分化癌。

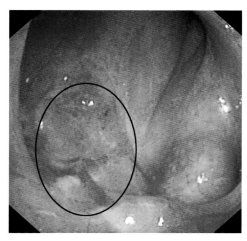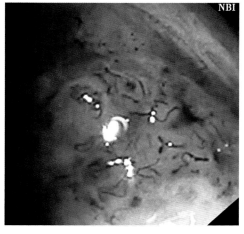

鼻咽癌放疗后
复发内镜下表
现

鼻咽癌放疗后复发内镜下表现（鼻咽部 NBI 分型：Ⅴ型）

病例 3

患者，女，54 岁。鼻咽癌放疗后 1 年余。鼻咽镜检查发现鼻咽左侧咽隐窝处变浅，黏膜充血，呈瘢痕样表现。NBI 模式下左侧咽隐窝瘢痕区可见局灶血管异常扩张，呈扭曲的线条形、蛇形。

活检病理：（左侧咽隐窝）鼻咽非角化未分化癌。

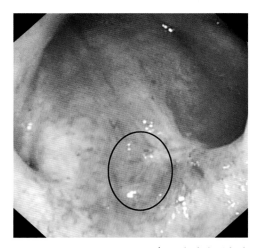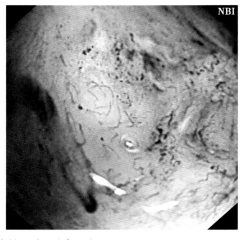

鼻咽癌放疗后
复发内镜下表
现

鼻咽癌放疗后复发内镜下表现（鼻咽部 NBI 分型：Ⅴ型）

病例 4

患者，男，33 岁。鼻咽癌放疗后 1 年。鼻咽镜检查发现鼻咽顶壁局部黏膜欠光滑，有糜烂，大小约 1cm，NBI 模式下可见病变表面有明显扩张的微血管，呈蛇形、扭曲的线条形。

活检病理：鼻咽非角化未分化癌，提示病变复发。

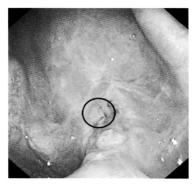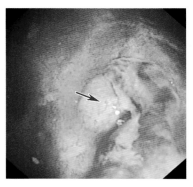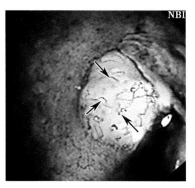

鼻咽癌放疗后复发喉镜下表现（鼻咽部 NBI 分型：Ⅴ型）

病例 5

　　患者，男，38 岁。鼻咽癌放疗后 2 年。鼻咽镜检查发现右侧咽隐窝处可见浅溃疡灶。NBI 模式下可见局部有异常扩张的微血管，呈蛇形、扭曲的细线条形。

　　活检病理：（右咽隐窝）被覆鳞状上皮的黏膜中见异型细胞，疑为癌细胞，免疫组化结果显示：AE1/AE3（+++），免疫组化结果支持低分化癌。

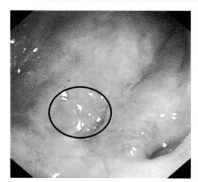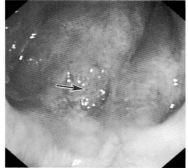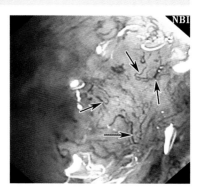

鼻咽癌放疗后 2 年复查（鼻咽部 NBI 分型：Ⅴ型）

病例 6

　　患者，男，47 岁。鼻咽癌外院放疗后 1 年半。鼻咽镜检查发现鼻咽部右侧咽隐窝黏膜欠光滑，有浅溃疡。NBI 模式下可见局部有异常扩张的微血管，呈蛇形、蚯蚓形。

　　活检病理：（右侧咽隐窝）鼻咽癌，非角化未分化型。

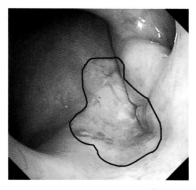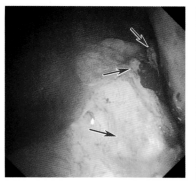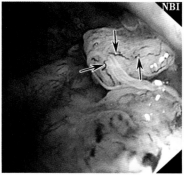

鼻咽癌外院放疗后 1 年半复查（鼻咽部 NBI 分型：Ⅴ型）

病例 7

　　患者，男，63 岁。主诉：回吸血涕半年。鼻咽镜检查发现鼻咽部可见明显隆起性肿物，肿物主要位于鼻咽右侧壁和顶后壁，右侧壁被占据，向左侧侵犯接近左侧咽隐窝，左侧咽鼓管圆枕结构基本正常。病变向前侵及到右侧后鼻孔，向下未达口咽。NBI 模式下肿物表面有斑点和迂曲的血管。

　　活检病理：鼻咽癌，非角化性分化型。

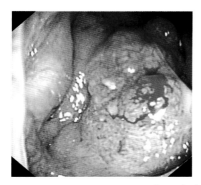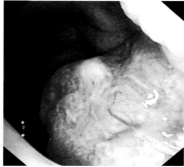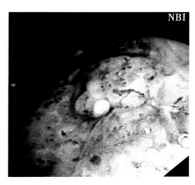

鼻咽癌放疗前内镜下检查所见（鼻咽部 NBI 分型：Ⅳ型）

　　临床诊断：鼻咽癌（AJCC2017 分期：$T_2N_1M_0$，Ⅱ期）。

　　治疗方案：单纯放疗（69.96Gy/2.12Gy/33f）。

　　疗末情况：肿瘤消退。

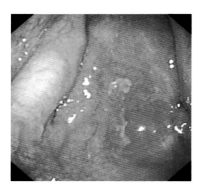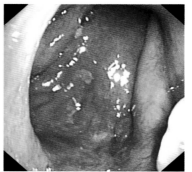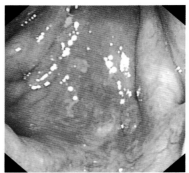

鼻咽癌放疗末期内镜下表现

鼻咽部黏膜充血，右侧咽鼓管圆枕结构恢复正常，右侧咽隐窝显露，左侧壁结构正常，顶后壁基本平整，未见明显肿瘤残留征象

　　随访：鼻咽癌放疗后 9 个月后，鼻咽镜检查发现右侧咽隐窝病变复发。

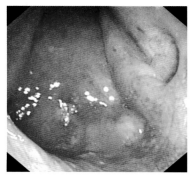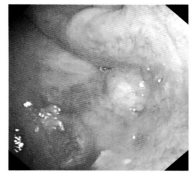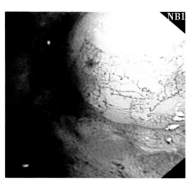

鼻咽癌放疗后9个月（鼻咽NBI分型：Ⅴ型）

鼻咽部右侧咽隐窝可见小突起，NBI模式下局部有异常扩张的微血管，呈蛇形、扭曲的细线条形。右侧咽鼓管圆枕结构尚完整，顶后壁基本平整。鼻咽左侧壁基本正常

活检病理：（右咽隐窝）鼻咽鳞状细胞癌，非角化性分化型，伴坏死及细胞轻度退变。

复发后治疗方案：内镜下病灶局部切除术。

术后随访：未见复发。

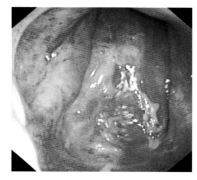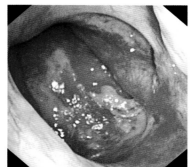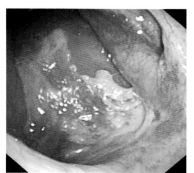

鼻咽癌放疗后复发，局部术后1年余

鼻咽部黏膜充血，有少量分泌物，左、右侧壁结构基本对称，双侧咽隐窝显露，右侧咽隐窝呈术后表现，未见明显肿瘤征象。鼻咽顶壁及后壁平整，未见明显异常

六、鼻咽部腺样囊性癌

原发于鼻咽部的腺癌少见，何洁华等复习1978—2002年中山大学收治的31 791例鼻咽癌患者中，鼻咽腺癌153例，占同期鼻咽癌的0.48%。鼻咽腺癌包括普通型腺癌和唾液腺型腺癌，唾液腺型腺癌又分为腺样囊性癌和黏液表皮样癌。其中腺样囊性癌最常见，约占58%，其次为普通型腺癌（约占31%）和黏液表皮样癌（约占10%）。鼻咽癌和鼻咽腺样囊性癌（adenoid cystic carcinoma，ACC）都是鼻咽部上皮来源的恶性肿瘤，但其临床特征、发展及扩展规律有一定区别，因而在治疗方案和放射治疗靶区勾画上均需考虑两者的生物学特性差异。

【病理】　腺样囊性癌是头颈部小唾液腺恶性肿瘤中最常见的类型。腺样囊性癌的主要特征有：①小而一致、胞浆少而核深染的基底细胞样癌细胞；②筛孔样结构；③腔内或细胞间均质透明样物质。需要与基底细胞腺瘤和基底细胞样鳞状细胞癌相鉴别。腺样囊性癌是一种局

部浸润能力极强的肿瘤，易侵犯神经纤维及颅底组织结构。黏液表皮样癌多发生于大唾液腺，发生在小唾液腺者远比腺样囊性癌少见。黏液表皮样癌的主要形态特征是鳞状细胞、黏液细胞及中间型细胞混杂存在于同一癌巢中，这是与腺鳞癌鉴别的形态特征。

【临床表现及与鼻咽癌的鉴别要点】　临床症状基本与鼻咽鳞状细胞癌相似。鼻咽癌最常见的临床症状为回吸性鼻出血、鼻塞和颈部肿物，临床症状发生较早，使得较多的肿瘤能够较早发现。鼻咽腺样囊性癌最常见症状也是鼻出血和鼻塞，但由于其生长缓慢，临床症状发生较晚，但脑神经麻痹发生率较鼻咽癌高，因此大部分腺样囊性癌患者发现时已是 T_4 期。血清学 EB 病毒标记在腺样囊性癌多为阴性，而鼻咽癌的 EB 病毒阳性率较高。在影像学诊断上，鼻咽腺样囊性癌需和鼻咽癌鉴别，虽然鼻咽癌和鼻咽腺样囊性癌一样，也可出现沿神经周围浸润，但是腺样囊性癌沿神经周围浸润发生率更高。鼻咽腺样囊性癌颈部淋巴结转移率低，我院结果显示仅 12% 的患者出现颈部淋巴结转移。该病血道转移常见（56%），肺是其常见转移部位。

【NBI 内镜下表现】　鼻咽腺样囊性癌与鼻咽癌在鼻咽镜下的表现相似，可以表现出菜花型、溃疡型及浸润型等特点。NBI 内镜下的表现与鼻咽癌相似，多出现Ⅴ型的微血管形态。

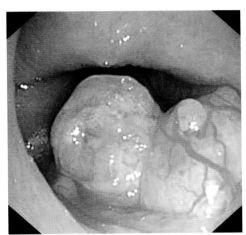 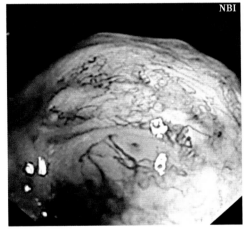 

鼻咽腺样囊性癌内镜下表现

鼻咽腺样囊性癌内镜下表现（鼻咽 NBI 分型：Ⅴ型）

【治疗】　在头颈部腺样囊性癌（鼻咽部位除外）中，目前比较公认的治疗模式为局部早期病变可行单纯手术治疗，局部晚期病变及手术无理想安全界的患者结合放疗。但腺样囊性癌具有特殊的生物特性，如局部浸润能力强、弥漫浸润性生长、嗜神经性等，就诊时多为晚期，手术要彻底切除困难，因此放疗是其提高生存率，降低局部复发率的重要且不可缺少的治疗手段。而在鼻咽腺样囊性癌中，由于鼻咽部位隐蔽，手术暴露差、创伤大，不易有理想安全界，是否仍需按照上述治疗原则执行，目前存在争论。目前治疗上可选择单纯放疗，也可选择综合治疗，但与手术为主综合治疗模式相比，生存效益孰优孰劣尚待进一步探讨。回顾分析 2002 年前近 40 年间收治的 33 例鼻咽腺样囊性癌患者，其中 13 例接受综合治疗（手术 + 放疗 9 例；放疗 + 手术 4 例），20 例采用单纯放疗。5 年、10 年总生存率分别为 66%、29%，无瘤生存率分别为 41%、27%，局部控制率分别为 61%、40%，无远处转移率均为 62%。治疗失败 20 例，其中 15 例局部区域复发（13 例原位复发，2 例颈上淋巴结转移）。发生远处转移 9 例，其中肺转移 5 例，肺 + 骨 2 例，肝 1 例，骨 1 例。单因素分析临床分期（Ⅰ + Ⅱ期：Ⅲ + Ⅳ期，$P = 0.009$）影响预后，治疗模式（单纯放疗：综合治疗，$P = 0.598$）5 生存率相似（65% : 67%）。因此认为鼻咽腺样囊性癌是一种局部侵袭性强、病程发展相对较慢、可带瘤长期存活的疾病。治疗上可选择单纯放疗，也可选择综合治疗（手术＋放疗或放疗＋手术）。

【典型病例】

病例1

患者，女，26岁。主诉：间歇鼻面部及眼眶疼痛5年，加重2个月。鼻咽镜检查发现鼻咽右侧咽隐窝增厚，黏膜充血，右侧咽鼓管圆枕显肿胀，鼻咽顶后壁受侵犯，可见增厚。NBI模式可见肿物表面有异常扩张扭曲的微血管，呈蛇形和树枝状分布，黏膜下墨绿色血管明显扩张。

活检病理：鼻咽腺样囊性癌。

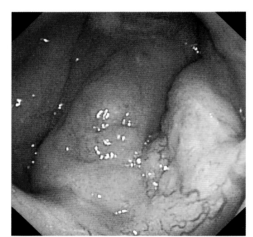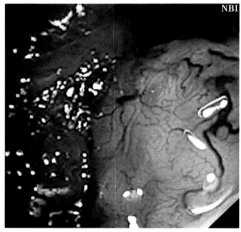

鼻咽腺样囊性癌内镜下表现

鼻咽腺样囊性癌内镜下表现（鼻咽部NBI分型：Ⅴ型）

病例2

患者，男，56岁。主诉：右侧头面部疼痛8个月。鼻咽镜检查发现鼻咽部可见不规则隆起型肿物，主要位于鼻咽顶后壁和右侧壁，右侧咽隐窝及右侧咽鼓管圆枕处可见形成溃疡，结构被破坏，左侧咽隐窝略显饱满，警惕累及。病变向前侵犯右侧后鼻孔，左侧后鼻孔尚未累及。NBI模式下肿瘤表面可见有微血管扩张，呈蛇形。

活检病理：鼻咽腺样囊性癌。

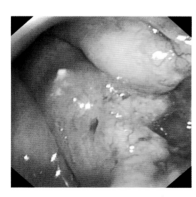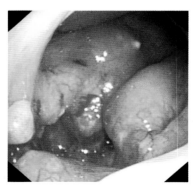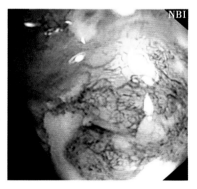

鼻咽腺样囊性癌内镜下表现（鼻咽部NBI分型：Ⅴ型）

　　临床诊断：鼻咽腺样囊性癌（AJCC2017 分期：$T_3N_0M_0$，Ⅲ期）。

　　治疗方案：先放疗，放疗后肿物有残留，然后行鼻咽部挽救性手术（上颌骨掀翻鼻咽肿物切除术）。

　　术后随访：未见复发。

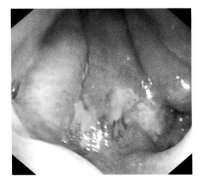 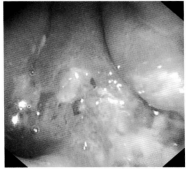 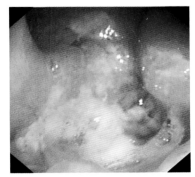

鼻咽腺样囊性癌放疗后一个半月复查

鼻咽右侧咽隐窝处可见溃疡（活检 6 块），表面覆盖少量白苔，边界不清。鼻咽顶后壁略显厚。鼻咽左侧壁基本完整，略显肿胀。活检病理考虑有肿瘤残留

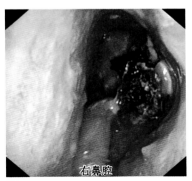 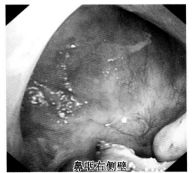 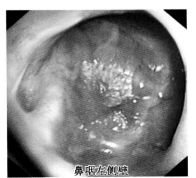

右鼻腔　　　　　　　　鼻咽右侧壁　　　　　　　　鼻咽左侧壁

鼻咽腺样囊性癌放疗后、术后 2 年复查

右侧鼻腔及鼻咽右侧壁术后改变，右侧鼻腔内有干痂及较硬坏死物，鼻咽右侧壁结构基本消失。鼻咽顶后壁基本平整，鼻咽左侧壁结构基本正常

病例 3

　　患者，男，71 岁。主诉：鼻塞伴右耳听力下降 4 个月。鼻咽镜检查发现鼻咽部可见明显菜花样肿物，肿物明显凸向鼻咽腔，鼻咽顶壁和左侧壁被占据，病变堵塞左侧后鼻孔，侵入到左侧鼻腔，右侧壁及右侧后鼻孔情况未探及到。NBI 模式下肿瘤表面可见有微血管扩张，呈蛇形，蚯蚓形。

　　活检病理：鼻咽腺样囊性癌。免疫组织化学染色：VEGF（－），EGFR（2＋），P16（＋）。

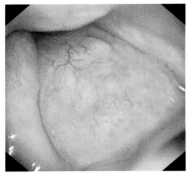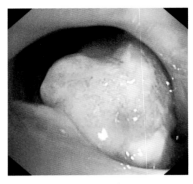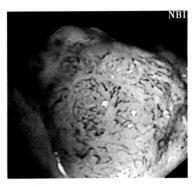

鼻咽腺样囊性癌喉镜下表现（鼻咽部 NBI 分型：Ⅴ型）

临床诊断：鼻咽腺样囊性癌（AJCC2017 分期：$T_3N_0M_0$，Ⅲ期）。

治疗方案：单纯放疗（73.92Gy/2.24Gy/33f）。

疗末情况：鼻咽部有残留。

随访：半年后复查鼻咽镜，发现肿物消退。

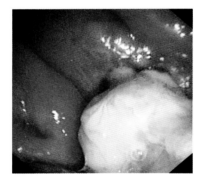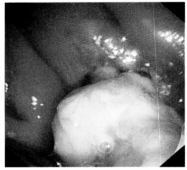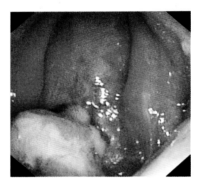

鼻咽腺样囊性癌放疗末

鼻咽部肿物有残留，现病变主要局限在鼻咽顶壁，仍明显隆起，左、右侧壁结构基本显露，双侧咽隐窝可见

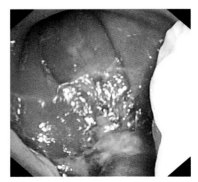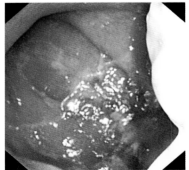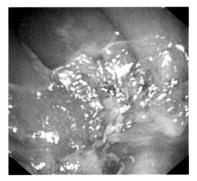

鼻咽腺样囊性癌放疗后半年复查

鼻咽顶后壁肿物消退，表面变平，覆盖干痂，左、右侧壁结构基本完整，双侧咽隐窝可见

病例4

患者，女，45岁。主诉：左侧面麻3个月，伴左耳闷2个月。鼻咽镜检查发现鼻咽部顶后壁偏左侧明显增厚，表面充血明显，病变呈黏膜下浸润型。NBI模式下肿瘤表面可见扩张的微血管，呈棕褐色，也可见黏膜下层墨绿色的血管明显扩张。

活检病理：符合鼻咽腺样囊性癌。

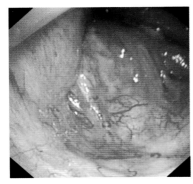 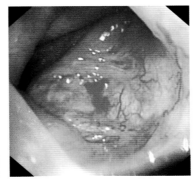 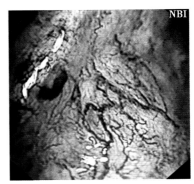

鼻咽腺样囊性癌内镜下表现（鼻咽部NBI分型：V型）

影像学检查：MRI示鼻咽左侧壁见异常信号肿物，最大截面约3.1cm×3.6cm，形态不规则，信号不均匀，T_1WI呈低信号，T_2WI呈高信号，DWI受限，增强扫描后呈不均匀明显强化；病变主要向鼻咽腔外侵犯，向内过中线，向前未达鼻孔，向后侵犯头长肌，向外侵犯左侧咽旁、左侧翼腭窝，向上侵犯颅底，斜坡左侧骨质破坏，向下达口咽。双侧咽后组、双侧颈上深组数个淋巴结，大者短径约0.6cm。

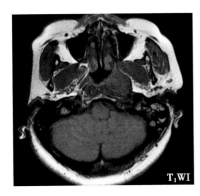 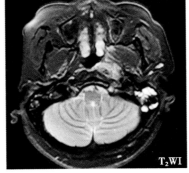 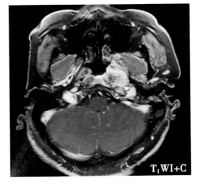

鼻咽腺样囊性癌MRI检查

临床诊断：鼻咽腺样囊性癌（AJCC2017分期：$T_4N_0M_0$，ⅣA期）。

治疗方案：单纯放疗（73.92Gy/2.24Gy/33f）。

疗末情况：肿瘤消退。

随访：未见复发。

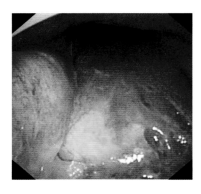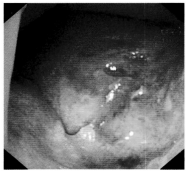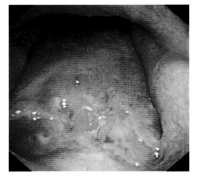

鼻咽部腺样囊性癌放疗后 1 个月

鼻咽部肿物基本消退，左侧壁结构基本恢复正常，左侧咽隐窝显露，鼻咽顶壁和后壁平整，鼻咽右侧壁结构正常

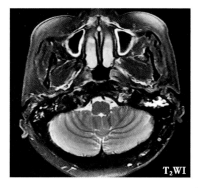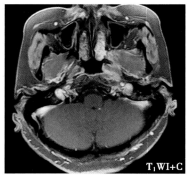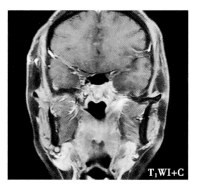

鼻咽腺样囊性癌放疗后半年 MRI 检查

鼻咽左侧壁、左侧咽旁间隙及左侧颈动脉鞘周围不规则强化灶范围较前略缩小，强化程度减低，符合放疗后改变

七、鼻咽部淋巴瘤

鼻咽部霍奇金淋巴瘤（Hodgkin lymphoma）很少见，大多数肿瘤是混合细胞型及结节硬化型。鼻咽部的淋巴瘤主要是非霍奇金淋巴瘤（non-Hodgkin lymphoma，NHL），鼻咽部 NHL 占全部结外 NHL 的 2.5%，许多病例常同时累及鼻腔及鼻咽部。西方几乎所有的鼻咽部 NHL 为 B 细胞来源（大部分是弥漫大 B 细胞淋巴瘤，DLBCL），亚洲则不同，B 细胞淋巴瘤仅占 50%～60%，结外 NK/T 细胞淋巴瘤及外周 T 细胞淋巴瘤的发病率更高。大部分鼻咽部 NHL 好发于成年人，结外 NK/T 细胞淋巴瘤的男女比例为 3∶1，中位年龄为 53 岁。

【病因】　鼻咽部结外 NK/T 细胞淋巴瘤与 EB 病毒密切相关，鼻咽部 DLBCL 与 EB 病毒关系不大。

【临床表现】　病人常表现为鼻塞、鼻出血、听力损害、吞咽困难、头痛或颈部肿块，与鼻咽癌的症状相似。少部分病人同时存在颈部淋巴结转移，这在 DLBCL 比 NK/T 淋巴瘤更常见。大部分的病人表现为局限性病变（E-I/II 期）。结外 NK/T 细胞淋巴瘤在疾病发展过程中更有可能转移到其他部位，如皮肤、胃肠道、肝、淋巴结及睾丸。DLBCL 有向颈部淋巴结扩散的倾向。

【NBI 内镜下表现】　发生在鼻咽部的 NK/T 细胞淋巴瘤和弥漫大 B 细胞淋巴瘤在普通白光内镜下有明显不同的特点，NK/T 细胞淋巴瘤以溃疡和坏死为主，弥漫大 B 细胞淋巴瘤以隆起型肿物为主。NBI 模式下，NK/T 细胞淋巴瘤由于肿瘤表面以溃疡坏死为主，微血管多被破坏消失，所以 NBI 喉镜常无明显特征表现，黏膜表面的各级血管基本破坏消失。弥漫大 B 细胞淋巴瘤呈现淋巴组织增生的表现，与鼻咽部腺样体表现相似，可见亮白线，无异常扩张的 IPCL，呈Ⅱ型表现。

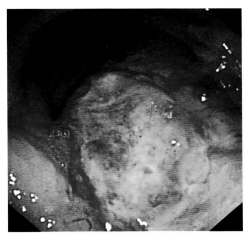 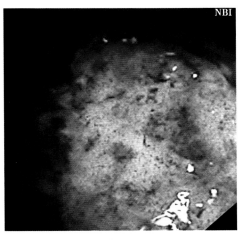

鼻咽 NK/T 细胞淋巴瘤内镜下表现

鼻咽 NK/T 细胞淋巴瘤内镜下表现

【分期】 目前仍采用 Ann Arbor 分期法。

Ann Arbor 分期系统	
Ⅰ	病变仅累及咽淋巴环
Ⅱ	病变累及咽淋巴环及横膈以上的淋巴结区域
Ⅲ	病变累及咽淋巴环及横膈以下的淋巴结区域
Ⅳ	病变累及咽淋巴环及其他组织,如肺、骨髓、皮肤等
各期患者按有无 B 症状分为 A、B 两类	
B 症状包括: 6 个月内不明原因的体重下降 >10%; 原因不明的发热(38OC 以上); 盗汗	

【治疗及预后】 结外 NK/T 细胞淋巴瘤常采用放疗或联合化疗。DLBCL 常选择放疗和 / 或化疗。

鼻型 NK/T 细胞淋巴瘤的生存率 30%～50%，导致预后较差的因素有：疾病晚期、身体状况差、B 症状及肿物体积大。B 细胞淋巴瘤预后稍好。

【典型病例】

病例 1

患者，男，64 岁。主诉：咽痛、鼻塞 6 个月，左耳鸣 3 个月。鼻咽镜检查发现鼻咽部左侧壁可见菜花样肿物，肿物表面坏死明显，病变侵犯鼻咽顶后壁和后壁，向右侧可疑侵及到右侧咽隐窝，右侧隆突结构大致完整，鼻咽后壁可见溃疡。病变向前侵及到左侧后鼻孔，向下沿鼻咽左侧壁侵犯达软腭游离缘。口咽及下咽部未见明显侵及。喉部未见明显异常。声带活动正常。NBI 模式下肿物表面可见散在斑点样表现。

活检病理：（鼻咽）结外 NK/T 细胞淋巴瘤，鼻型。免疫组化结果显示：CA（+++），CD2（+），CD3（+++），CD4（+），CD5（+），CD7（+++），CD56（+），CD8（++），Granzyme B（++），CD30（-），CD19（灶 +），CD20（灶 +），Ki-67（+30%）。分子病理结果显示：EBER（+）。

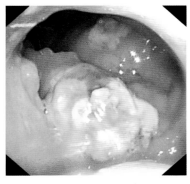
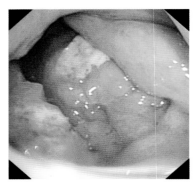
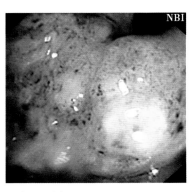

鼻咽部 NK/T 细胞淋巴瘤内镜下表现（鼻咽部 NBI 分型：Ⅳ型）

临床诊断：鼻咽 NK/T 细胞淋巴瘤（ⅠEB 期，IPI 1 分，低危组）。
治疗方案：先放疗（50Gy/2Gy/25F/35D）+ 辅助化疗 3 周期（吉西他滨 + 顺铂）。
疗末情况：肿瘤消退。
随访：未见复发。

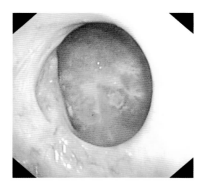
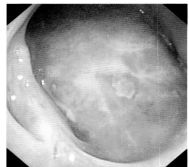
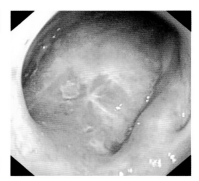

鼻咽部 NK/T 细胞淋巴瘤放疗末

鼻咽部黏膜略充血，左、右侧壁结构基本对称，双侧咽隐窝显露，双侧咽鼓管圆枕和咽鼓管咽口结构正常，鼻咽顶后壁基本平整

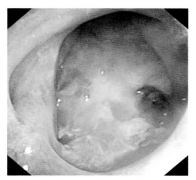
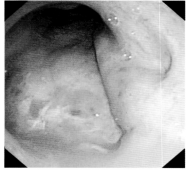
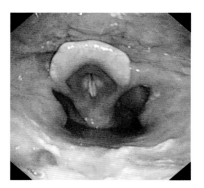

鼻咽部淋巴瘤放化疗后 1 年复查

鼻咽部覆盖分泌物，冲洗干净后，可见鼻咽部黏膜略充血，左、右侧壁结构基本对称，双侧咽隐窝清晰，双侧隆突和咽鼓管咽口结构正常，鼻咽顶后壁基本平整。口咽及下咽部未见明显异常。喉部未见明显异常。声带活动正常

病例 2

患者，男，65 岁。主诉：右侧耳鸣 2 个月。鼻咽镜检查发现鼻咽部可见明显隆起型肿物，肿物占据鼻咽右侧壁，侵及到鼻咽顶壁及后壁，向左侧侵及到左侧咽隐窝及左侧咽鼓管圆枕，向前可疑侵及到右侧后鼻孔，向下未达口咽。口咽双侧扁桃体未见明显肿大。NBI 模式下可见肿物表面未见明显扩张的血管。CT 示鼻咽右侧顶后壁及咽隐窝区软组织结节状增厚，咽隐窝消失，CT 平扫与周围结构分界不清。颅底未见异常骨破坏。

活检病理：（鼻咽）弥漫大 B 细胞淋巴瘤，根据临床要求补充免疫组化结果如下：Bcl2（+++），CD10（-），Bcl6（-），MUM-1（++）。

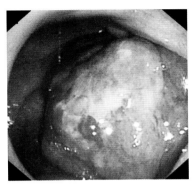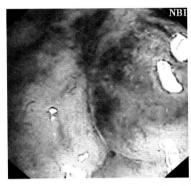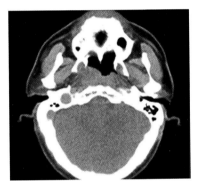

鼻咽部弥漫大 B 细胞淋巴瘤内镜和 CT 表现（鼻咽部 NBI 分型：Ⅰ型）

临床诊断：鼻咽部弥漫大 B 细胞淋巴瘤（ⅠEA 期）。

治疗方案：R-CHOP 方案化疗 4 周期＋放疗。

随访：未见复发。

病例 3

患者，男，29 岁。主诉：颈部淋巴结肿大 1 年余。鼻咽镜检查发现鼻咽部可见明显隆起型肿物，肿物主要位于鼻咽顶壁、顶后壁及左、右侧壁，向前侵及到双侧后鼻孔，向下未达口咽。NBI 模式下可见肿物表面未见扩张的微血管。

活检病理：（鼻咽）弥漫大 B 细胞淋巴瘤（生发中心型）。免疫组化结果显示：BCL2（2+），BCL6（1+），PA×5（2+），CD10（1+），MUM1（-）。

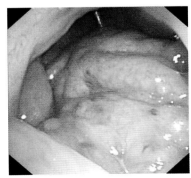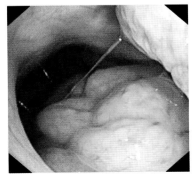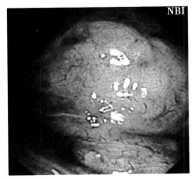

鼻咽部弥漫大 B 细胞淋巴瘤内镜检查所见（鼻咽部 BI 分型：Ⅰ型）

临床诊断：鼻咽部弥漫大 B 细胞淋巴瘤（ⅡEA 期）。

治疗方案：R-CHOP 方案化疗 6 周期 + 放疗（40Gy/2Gy/20f）。

疗末情况：肿瘤消退。

随访：未见复发。

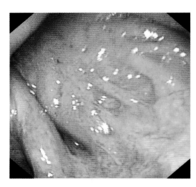 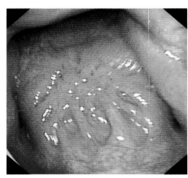 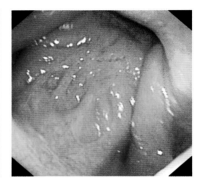

鼻咽部淋巴瘤放化疗末复查

鼻咽部肿物基本消退，左、右侧壁结构恢复正常，双侧咽隐窝显露，顶后壁基本变平，未见明显肿瘤迹象

病例 4

患者，男，76 岁。主诉：发现全身多发转移灶 2 周，查原发病变。鼻咽镜检查发现鼻咽左侧顶后壁及左侧咽隐窝可见略隆起型肿物，表面黏膜略充血，左侧咽鼓管圆枕结构基本完整，未见明显侵及。NBI 模式下可见局灶黏膜有轻微异常扩张扭曲的微血管，呈树枝状。

活检病理：弥漫大 B 细胞淋巴瘤，非生发中心细胞型。

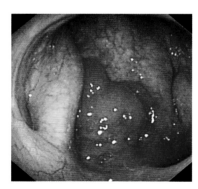 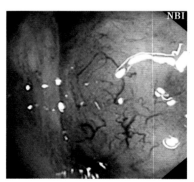 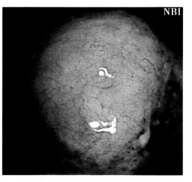

鼻咽部弥漫大 B 细胞淋巴瘤内镜检查所见（鼻咽部 NBI 分型：Ⅰ型）

病例 5

患者，女，39 岁。主诉：颈部肿物 2 年余，近 3 个月增大明显。鼻咽镜检查发现鼻咽部可见明显菜花样肿物，肿物凸起明显，占据鼻咽左侧壁和鼻咽顶后壁。NBI 模式下黏膜表面无异常扩张扭曲的微血管。

活检病理：非霍奇金淋巴瘤，结合免疫组化结果符合 T 细胞淋巴瘤。

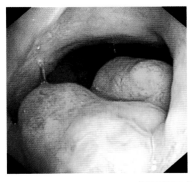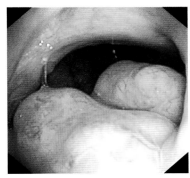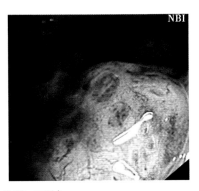

鼻咽部 T 细胞淋巴瘤内镜检查所见（鼻咽部 NBI 分型：Ⅰ型）

病例 6

　　患者，男，69 岁。主诉：左耳听力下降半年。鼻咽镜检查发现鼻咽左侧壁和鼻咽顶后壁可见明显隆起型肿物，肿物表面无溃疡，向右侧侵及到右侧咽隐窝和咽鼓管圆枕。NBI 模式下肿物表面可见轻度扩张扭曲的微血管，呈蛇形。

　　活检病理：结合免疫组化结果，首先考虑高度侵袭性 B 细胞来源淋巴造血系统肿瘤，伴较多 T 细胞增生。

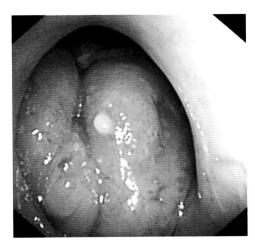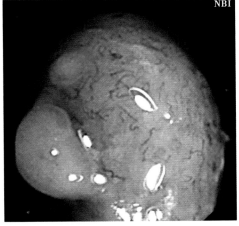

鼻咽部 B 细胞来源淋巴造血系统肿瘤内镜下表现

鼻咽部 B 细胞来源淋巴造血系统肿瘤内镜下表现（鼻咽部 NBI 分型：Ⅰ型）

病例 7

　　患者，男，29 岁。主诉：全身皮肤出现多发结节半年。鼻咽镜检查发现双侧鼻腔及鼻甲表面粗糙不平，充血、肿胀明显，喉镜勉强通过。鼻咽部可见隆起型肿物，肿物呈充血状，明显发红，累及鼻咽顶壁、顶后壁、后壁及左、右侧壁。病变向下未达口咽。口咽双侧扁桃体肿大（Ⅱ度），肿大的扁桃体呈紫色。

　　活检病理：（鼻咽）非霍奇金淋巴瘤，EBER（－）不支持 NK/T 细胞淋巴瘤，诊断为非特异性外周 T 细胞淋巴瘤。

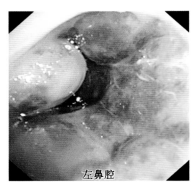 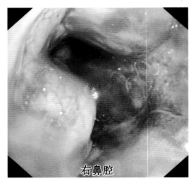 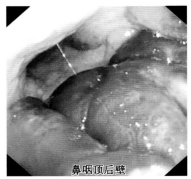

左鼻腔　　　　　　　　右鼻腔　　　　　　　　鼻咽顶后壁

鼻咽部非特异性外周 T 细胞淋巴瘤内镜下表现

病例 8

　　患者，女，73 岁。主诉：吞咽不适，伴偶有涕血 1 个月。鼻咽镜检查发现鼻咽部可见分叶状肿物，肿物位于鼻咽右侧壁隆突后唇延伸处，比较孤立，表面未破溃。鼻咽左、右侧咽隐窝可见，双侧咽鼓管咽口和隆突结构基本正常。顶后壁大致平整。NBI 模式下肿瘤表面未见明显扩张的微血管。

　　活检病理：(鼻咽)符合浆细胞瘤。

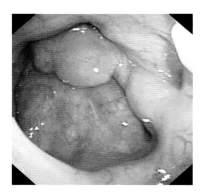 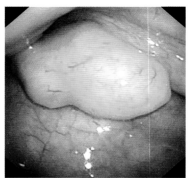 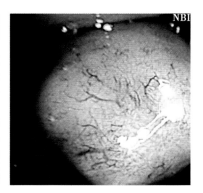

鼻咽部浆细胞瘤内镜下所见(鼻咽部 NBI 分型：Ⅰ型)

病例 9

　　患者，男，26 岁。主诉：鼻塞、涕血 5 个月。鼻咽镜检查发现鼻咽部可见类球型肿物，肿物明显占据鼻咽腔，左、右侧壁被肿物遮盖观察不清，肿物向前几乎堵塞双侧后鼻孔，略有缝隙，喉镜可以通过。NBI 模式下肿瘤表面未见明显扩张的血管。

　　活检病理：(鼻咽)符合浆细胞瘤。

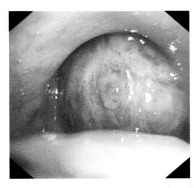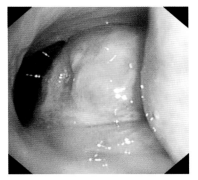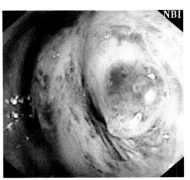

鼻咽部浆细胞瘤喉镜下所见（鼻咽NBI分型：Ⅰ型）

临床诊断：鼻咽浆细胞瘤，髓外型（Ann Arbor分期：ⅠA期）。

治疗方案：单纯放疗（50Gy/2.0Gy/25f）。

疗末情况：鼻咽顶后壁略显厚。

随访：未见复发。

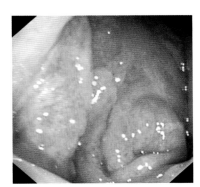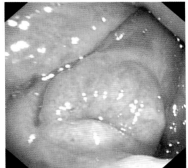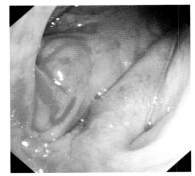

鼻咽部浆细胞瘤放疗末内镜下所见

鼻咽部左、右侧咽鼓管圆枕结构基本显露，左侧咽鼓管圆枕略肿胀，双侧咽隐窝可见，顶后壁略显厚，似残留的腺样体

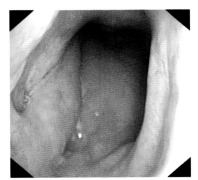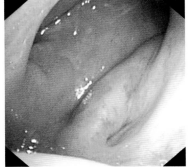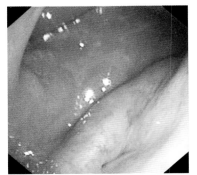

鼻咽部浆细胞瘤放疗后1年半复查

鼻咽部左、右侧壁对称，双侧咽隐窝显露，顶壁及后壁光滑，未见明显异常

八、鼻咽部其他恶性肿瘤

(一)鼻咽部黑色素瘤

病例

　　患者,女,77岁。主诉:涕中带血1个月。鼻咽镜检查发现右侧后鼻孔处黏膜可见明显的黑色素沉着,鼻咽部左、右侧壁结构基本完整,右侧隆突后唇可见黑色素沉着,鼻咽后壁偏右侧可见带蒂息肉样病变,病变呈黑色,喉镜下表现考虑为黑色素瘤。

　　活检病理:(鼻咽)形态提示黑色素瘤。

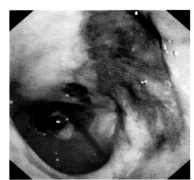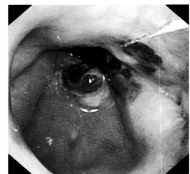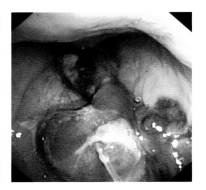

鼻咽部黑色素瘤内镜下表现

(二)鼻咽腺癌

病例1

　　患者,男,60岁。主诉:发现右颈部肿物4个月,吞咽异物感2个月。鼻咽镜检查发现鼻咽部左、右侧壁结构对称,双侧咽隐窝清晰,鼻咽顶壁可见大小约1cm的结节样病变。NBI模式下可见肿物表面未见明显异常扩张的微血管。

　　活检病理:鼻咽分化好的腺癌。

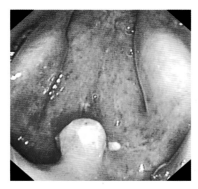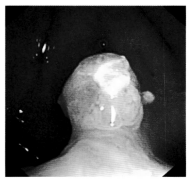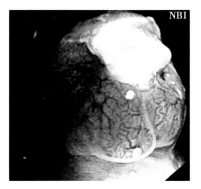

鼻咽腺癌内镜检查下表现(鼻咽部NBI分型:Ⅰ型)

病例 2

患者，女，45 岁。主诉：头疼 1 个月。电子喉镜检查发现鼻咽右侧壁可见菜花样肿物，表面坏死明显，肿物侵及到鼻咽顶后壁，鼻咽左侧壁充血、肿胀明显。NBI 模式下可见肿物表面有扩张的微血管，呈蛇形，扭曲的线条形。

活检病理：鼻咽部中分化腺癌。

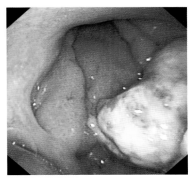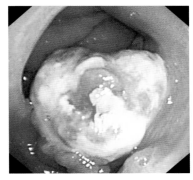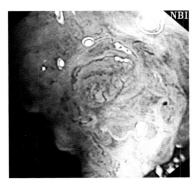

鼻咽部腺癌内镜下表现（鼻咽部 NBI 分型：Ⅴ型）

病例 3

患者，男，44 岁。主诉：鼻腔间断出血 1 年。鼻咽镜检查发现鼻咽部左侧壁可见明显隆起型肿物，肿物凸向鼻咽腔达中线位置，未侵及到鼻咽右侧壁。病变向前侵达左侧后鼻孔后缘，向下未达口咽。NBI 模式下肿瘤表面未见明显扩张的血管。

活检病理：鼻咽黏膜腺多形性低度恶性腺癌（唾液腺性癌）。

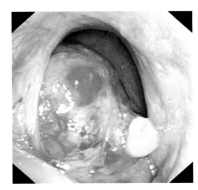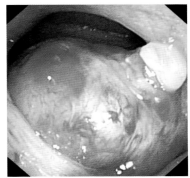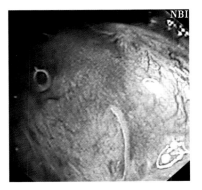

鼻咽部腺癌内镜下表现（鼻咽部 NBI 分型：Ⅰ型）

临床诊断：鼻咽腺癌（$T_4N_0M_0$，ⅣA 期）。

治疗方案：手术（上颌骨掀翻鼻咽、中颅底肿物切除术）+ 术后放疗（69.96Gy/2.12/33f）。

疗末情况：肿瘤消退。

随访：未见复发。

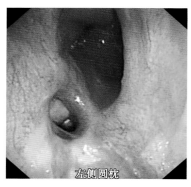
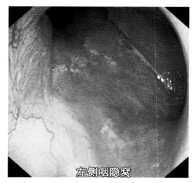
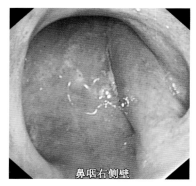

左侧圆枕　　　　　　　　　左侧咽隐窝　　　　　　　　　鼻咽右侧壁

鼻咽低度恶性腺癌术后、放疗后半年鼻咽镜复查

左侧鼻腔及左侧鼻咽部呈术后改变，鼻咽左侧壁变形，左侧咽鼓管开口可见，左侧咽隐窝变浅，鼻咽右侧壁基本正常，鼻咽顶壁及后壁基本平整

第三节　窄带成像喉镜在口咽部疾病应用的病例介绍

一、正常口咽部解剖及黏膜 NBI 喉镜下表现

　　口咽（oropharynx）是口腔向后方的延续，又称中咽（mesopharynx），介于软腭游离缘与舌骨的上缘之间，通常所说的咽部即指此区。向前经咽峡与口腔相通。所谓咽峡，系由上方的悬雍垂（uvula）和软腭游离缘、下方舌根、两侧腭舌弓和腭咽弓所围成的环形狭窄部分。腭舌弓又名前柱，腭咽弓又名后柱，两弓之间三角形的深凹称为扁桃体窝，（腭）扁桃体（tonsilla）即位于其中。口咽的侧壁由两侧腭舌弓、腭咽弓和扁桃体组成，口咽后壁相当于第 2、3 颈椎体前面，舌根和其上的舌扁桃体以及两会厌谷构成不完整的口咽前壁。会厌谷位于前方，左右各一，居舌会厌外侧襞和会厌正中襞之间，异物易停留此处。由于口咽部有丰富的淋巴组织，因此是淋巴源性和上皮源性恶性肿瘤的常见发病部位。

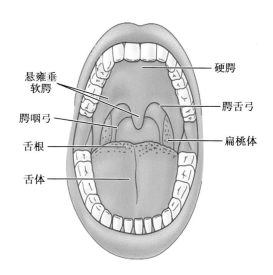

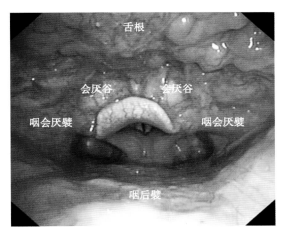
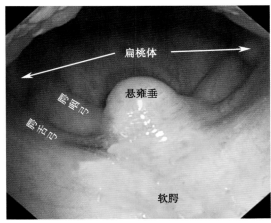

口咽部解剖结构示意图及喉镜下所见

【NBI 喉镜下表现】　口咽部被覆的是鳞状上皮，其中软腭黏膜光滑，扁桃体和舌根部淋巴组织丰富，导致黏膜表面的微血管常被遮盖，NBI 模式下常无明显的微血管纹理出现，IPCL 多不可见。口咽部病变，尤其是肿瘤性病变的 NBI 喉镜下表现可参照我提出的喉部 NBI 分型进行诊断，口咽部的早期癌呈现为大斑点（Va 型），肿瘤进展后，可出现为扭曲的蛇形血管（Vb 型），晚期微血管破坏，杂乱无章，血管形态丧失（Vc 型）。

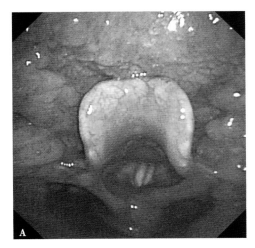
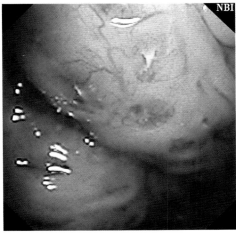

正常舌根部 NBI 喉镜下表现

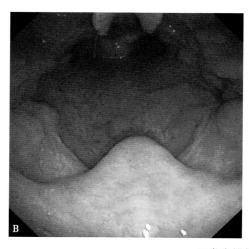
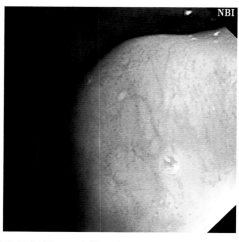

正常扁桃体
NBI 喉镜下表
现

正常扁桃体和舌根部 NBI 喉镜下表现

二、慢性咽炎

慢性咽炎（chronic pharyngitis）为咽部黏膜，黏膜下及淋巴组织的慢性炎症，常为呼吸道慢性炎症的一部分。本病多见，病程长，症状顽固，治疗困难。

【病理】

1. 慢性单纯性咽炎　慢性单纯性咽炎（chronic simple pharyngitis）为咽部黏膜层慢性充血、黏膜下结缔组织及淋巴组织增生，黏液腺肥大，分泌亢进。

2. 慢性肥厚性咽炎　慢性肥厚性咽炎（chronic hypertrophic pharyngitis）黏膜充血肥厚，黏膜下有广泛的结缔组织及淋巴组织增生，围绕咽后壁黏液腺的淋巴组织多形成颗粒状隆起，如黏液腺发生感染，则形成白点附于颗粒的顶部，咽侧索淋巴组织呈条索状增生。

3. 萎缩性或干燥性咽炎　萎缩性或干燥性咽炎（atrophic pharyngitis or pharyngitis sicca）多由萎缩性鼻炎蔓延所致，主要为腺体退变和黏膜萎缩。

4. 慢性变应性咽炎　其又称慢性过敏性咽炎（chronic allergic pharyngitis），为发生于咽部黏膜的由 IgE 介导的 I 型变态反应。多伴发于全身变应性疾病或变应性鼻炎，也可单独发病，其症状常有季节性变化。

5. 慢性反流性咽炎　胃食管反流性疾病时，胃酸直接损伤咽部黏膜引起咽部黏膜及黏膜下组织的慢性炎症。

【临床表现】　慢性咽炎全身症状均不明显，而以局部症状为主。各型慢性咽炎症状大致相似，且多种多样，如咽部不适感、异物感、痒感、灼热感、干燥感或刺激感，还可有微痛等。由于咽后壁常有较黏稠的分泌物刺激，常在晨起时出现较频繁的刺激性咳嗽、伴恶心。咽侧索肿胀的患者常伴有吞咽疼痛感，有时黏膜可出血，咳出或吐出的分泌物血染，患者常因咯血就诊。

【NBI 喉镜下表现】　从病史及检查所见本病诊断不难，但应注意的是，许多全身性疾病（特别是肿瘤）的早期可能仅有与慢性咽炎相似的症状。故当主诉症状和检查所见不相吻合时或有其他疑点时，不应勉强诊断为慢性咽炎，而必须详细询问病史，全面仔细检查鼻、咽、喉、气管、食管、颈部甚至全身的隐匿性病变，特别是恶性肿瘤，以免漏诊。鼻咽喉镜检查有助于确诊。普通白光喉镜下可见双侧扁桃体增大，舌根部淋巴滤泡增生明显，咽后壁可见散在淋巴滤泡。NBI 模式下黏膜表面常无明显异常扩张的微血管，有时可见瘀斑样的褐色斑点，为黏膜下出血点，无 IPCL 的扩张。

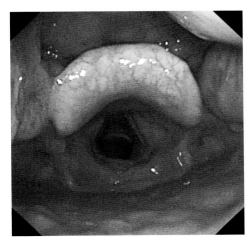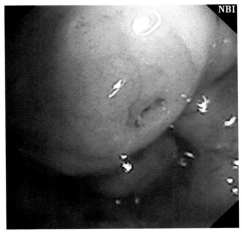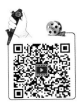

口咽部淋巴组织增生 NBI 喉镜下表现

口咽部淋巴组织增生 NBI 喉镜下表现（喉部 NBI 分型：Ⅰ型）

【典型病例】

病例 1

　　患者，女，62 岁。主诉：咽部不适异物感 4 月余。电子喉镜检查发现口咽双侧扁桃体Ⅱ度肿大。舌根部淋巴滤泡增生明显，舌根部明显增厚。NBI 模式下可见舌根表面未见异常扩张的微血管。

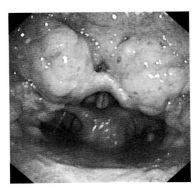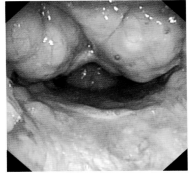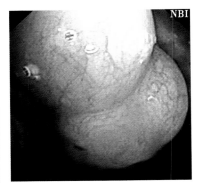

舌根部淋巴滤泡增生喉镜下表现（喉部 NBI 分型：Ⅰ型）

病例 2

　　患者，男，48 岁。主诉：咽部不适异物感 3 月余。电子喉镜检查发现口咽双侧扁桃体对称性肿大近Ⅲ度。舌根部淋巴滤泡略增生。NBI 模式下可见双侧扁桃体表面未见异常扩张的微血管。

　　活检病理：（右扁桃体）鳞状上皮黏膜慢性炎。

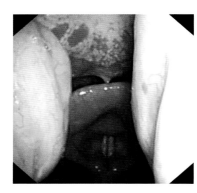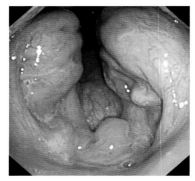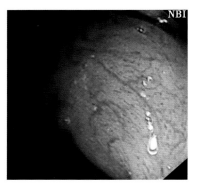

双侧扁桃体炎症喉镜下表现（喉部 NBI 分型：Ⅰ型）

病例 3

　　患者，女，57 岁。主诉查体发现右肺肿物半年，行术前检查。电子喉镜检查发现右侧舌根部可见结节状新生物。NBI 喉镜下可见肿物表面无明显异常扩张的微血管，可见亮白线。

　　活检病理：右侧舌根鳞状上皮黏膜组织内可见急慢性炎，伴轻度异型。

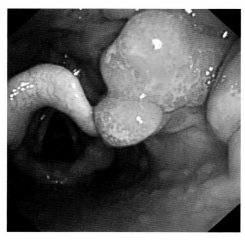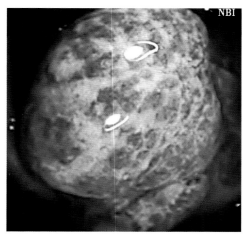

舌根部炎症喉镜下表现

舌根部炎症喉镜下表现（喉部 NBI 分型：Ⅲ型）

【注释：舌根部有时可见淋巴组织增生呈结节状或菜花状，普通电子喉镜检查有时误诊为舌根恶性肿瘤，NBI 喉镜具有较好的鉴别诊断作用，这种淋巴组织增生的新生物，不会出现 IPCL 的扩张，不会见到斑点或迂曲扩张的血管】

三、口咽部乳头状瘤

口咽部乳头状瘤为口咽部最常见的良性肿瘤,可能起因于病毒感染(HPV),与吸烟关系密切。肿瘤较小时多无自觉症状,常于体格检查或检查咽部其他疾病时偶然发现。肿瘤较大时,可出现咽部异感症,甚至可引起吞咽障碍,当瘤体由口咽延伸至下咽可引起呼吸及发音功能障碍。口咽部的乳头状瘤不易快速进展癌变,临床上可观察到1～2年的时间基本变化不大,切除干净后基本不会复发。

【NBI喉镜下表现】　普通白光喉镜下可见外形如桑葚,色白或淡红色,广基或带蒂。NBI喉镜下可见乳头状瘤表面有散在密度均匀的小斑点,常呈簇状,诊断时需要结合白光喉镜的形态进行综合分析判断。

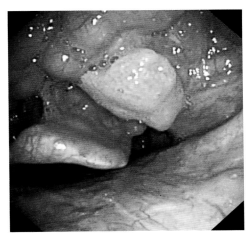 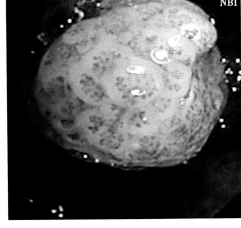 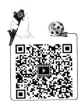

舌根部乳头状瘤喉镜下表现

舌根部乳头状瘤喉镜下表现(喉部NBI分型:Ⅳ型)

【典型病例】

病例1

患者,男,47岁。主诉:咽部不适异物感1月余。电子喉镜检查发现左侧舌根部可见短蒂息肉样新生物。NBI模式下可见表面有小斑点。喉镜下使用圈套器切除送病理。

切除病理:鳞状上皮乳头状瘤。

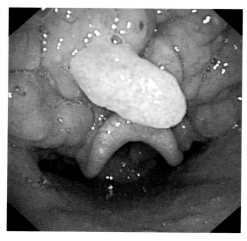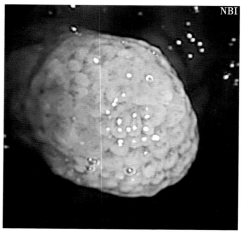

舌根乳头状瘤
喉镜下表现

舌根乳头状瘤喉镜下表现（喉部 NBI 分型：Ⅳ型）

病例 2

　　患者，男，47 岁。主诉：咽部不适异物感 3 个月。电子喉镜检查发现右侧口咽侧壁可见长蒂息肉样新生物。NBI 模式下可见表面有小斑点。喉镜下使用圈套器切除送病理。

　　切除病理：鳞状上皮乳头状瘤。

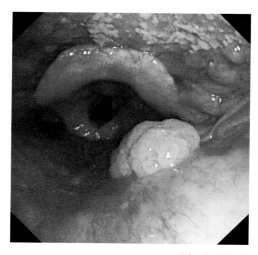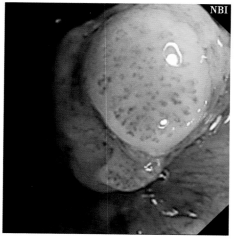

口咽部乳头状
瘤喉镜下表现

口咽部乳头状瘤喉镜下表现（喉部 NBI 分型：Ⅳ型）

病例 3

　　患者，女，46 岁。主诉：咽部异物感 2 月余。电子喉镜检查发现口咽右侧壁可见带蒂大小约 5mm 的息肉，喉镜下摘除送病理。NBI 模式下可见 IPCL 轻微扩张，息肉表面有小斑点。

　　活检病理：鳞状上皮乳头状瘤。

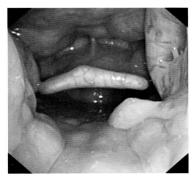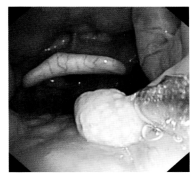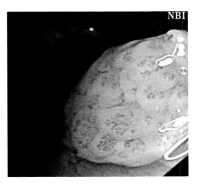

口咽部乳头状瘤喉镜下表现（NBI分型：Ⅳ型）

病例4

患者，男，50岁。主诉：咽部不适异物感3个月。电子喉镜检查发现右侧扁桃体尖可见无蒂息肉样新生物，喉镜下摘除送病理。NBI模式下可见IPCL轻微扩张，息肉表面有小斑点。

活检病理：鳞状上皮乳头状瘤。

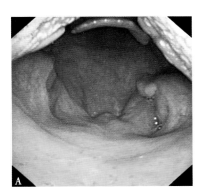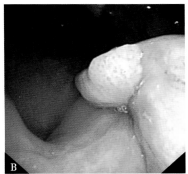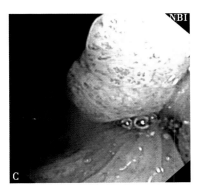

口咽部乳头状瘤喉镜下表现（NBI分型：Ⅳ型）

四、口咽癌

口咽癌（oropharyngeal cancer）主要包括舌后1/3的舌根部癌、扁桃体癌、软腭癌、口咽侧壁癌（包括腭舌弓癌和腭咽弓癌）及口咽后壁癌。其中90%以上为鳞状细胞癌，其余有罕见的腺样囊性癌、未分化癌、基底样癌、梭状细胞癌等。口咽癌占头颈部恶性肿瘤的7%左右。

【病因】 口咽部鳞状细胞癌的发生与烟草和酒精接触的关系最为密切，烟草和酒精作为独立致癌物，都具有剂量依赖性，二者具有协同作用，被认为是80%～90%的口咽癌的致癌原因。其他因素也可导致或促进口咽部鳞状细胞癌的发生。印度和东南亚盛行嚼食的槟榔叶和槟榔子，嚼食槟榔是引起口咽部和上呼吸消化道鳞状细胞癌的危险因素。病毒感染也与上呼吸消化道鳞状细胞癌的发生相关。人乳头状瘤病毒（HPV）近来也被认为是上呼吸消化道的病毒致癌因子，最常见的部位是口咽部的腭扁桃体和舌扁桃体。口咽部鳞状细胞癌患者 HPV 检测的阳性率在欧美可达到 60%～70%，我国口咽部鳞状细胞癌患者 HPV 感染率明显低于欧美国家，有文献报道为 16.7%。HPV-16 是目前口咽癌中最常见的 HPV 类型，它通过原癌基因 E6 和 E7 诱导癌肿的发生。HPV 阳性的鳞状细胞癌更易发生于年轻患者。HPV 阳性的患者预后相对较好，这类患者采用器官保留治疗更为有效。

【临床表现】　扁桃体癌是口咽部鳞状细胞癌最常见的部位，约占口咽部肿瘤的 75%。小的早期肿瘤通常无症状，约 25% 的癌肿首先表现为颈部包块。随着癌肿的发展，常会出现吞咽困难、吞咽疼痛等表现。扁桃体癌常可侵及到舌根部，也可向前侵及到磨牙后三角区和颊黏膜。超过 65% 的扁桃体癌患者在就诊时就出现颈部淋巴结转移。与扁桃体癌相似，舌根癌在就诊时也常常已是晚期。早期症状多是咽部不适。舌根癌常位于黏膜下，侵袭性强，多为低分化癌，淋巴结转移率高，超过 60% 的患者在就诊时已有明确的颈部淋巴结转移，预后较差，局部控制率低。软腭鳞状细胞癌约占口咽部肿瘤的 15%，在查体时容易发现，且早期就有明显疼痛症状。咽后壁癌的发生率较低，可向上侵及到鼻咽部，向下累及到下咽部，就诊时常为晚期，约 20% 的患者伴有颈部淋巴结转移，临床表现主要为咽喉疼痛、吞咽疼痛。

【NBI 喉镜下表现】　普通白光喉镜观察，在病变早期，病灶可浅表，仅表现为黏膜充血，略欠光滑，进展后可见口咽部有隆起型肿物，也可出现溃疡、坏死，鼻咽喉镜检查对腔内病变的侵犯范围判断较准确，能够发现咽喉部的其他多原发灶，并可以活检明确诊断。NBI 喉镜下的表现与喉部相似，早期 IPCL 表现为 Ⅴa 型，进展期 IPCL 表现为蛇形或蚯蚓型等（Ⅴb 型）。但是口咽部增生的淋巴组织易影响黏膜表面 IPCL 的显露，所以口咽癌出现典型恶性血管特征的敏感性和特异性与鼻咽癌相似。

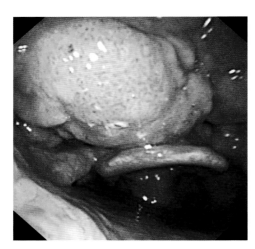 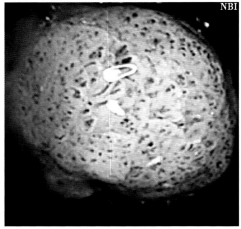 

舌根癌 NBI 喉镜下表现

舌根癌 NBI 喉镜下表现（NBI 分型：Ⅴa 型）

【影像学表现】　好发于腭扁桃体区，以单侧发病为主，呈类圆形或不规则形肿块，病灶具有侵袭性生长的特性，边缘多不清楚。CT 表现：多为等或稍低密度（与肌肉组织相比），其内见囊变、坏死低密度灶，出血少见，钙化罕见。增强后有一定程度强化，内部多有低密度区。颈部转移淋巴结多表现为边缘强化。MRI 表现：平扫 T_1WI 呈中等略低信号（与肌肉组织信号比较），T$_2$WI 由于坏死、囊变多，大部分呈高信号，少部分呈等信号，信号不均匀，增强后肿瘤实质部分明显不均匀强化，而坏死、囊变不强化，呈低信号影。颈部转移淋巴结与 CT 表现相仿，但 MRI 敏感性更高。MRI 是口咽癌检查的首选方法。

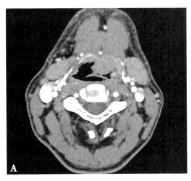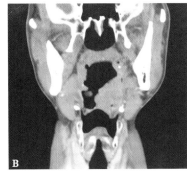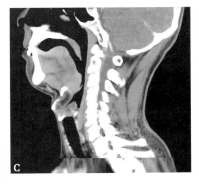

舌根癌 CT 表现（与上图是同一患者）

左侧舌根部可见肿物影，边界欠清，大小约 2.5cm×2.5cm，强化程度高于周围舌，跨中线累及对侧舌根部，下后缘与会厌贴邻

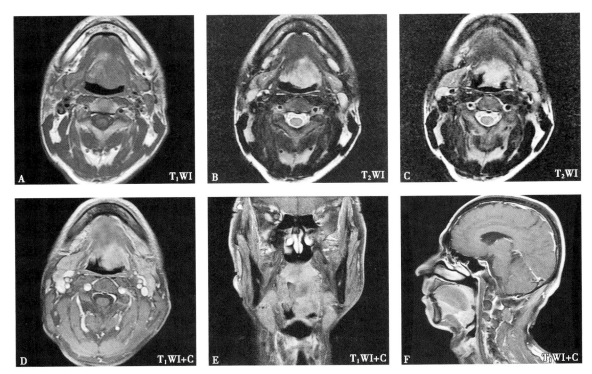

舌根癌 MRI 表现（与上图是同一患者）

左侧舌根部可见肿物影，大小约 2.7cm×2.5cm，T$_1$WI 呈等信号，T$_2$WI/FS 呈高信号，DWI 扩散受限，增强扫描呈明显强化。肿物跨中线累及对侧舌根部，下界达会厌前间隙水平

【口咽癌 TNM 分期】

1. 以下为 HPV 相关性（P16＋）口咽癌 TNM 分期（AJCC 2017 第八版）。

原发肿瘤（T）	
Tx	原发肿瘤不能评估
T_0	无原发肿瘤证据
Tis	原位癌
T_1	肿瘤最大径≤2cm
T_2	2cm＜肿瘤最大径≤4cm
T_3	肿瘤最大径＞4cm，或侵犯会厌的舌面
T_4	中等晚期局部疾病 肿瘤侵犯喉、舌肌、翼内肌、硬腭或下颌骨 *
*注释：舌根或会厌谷的原发肿瘤侵犯至会厌舌面黏膜并不意味着侵犯喉	
区域淋巴结（N）	
Nx	区域淋巴结不能评估
N_0	无区域淋巴结转移
N_1	同侧单个或多个淋巴结转移，最大径≤6cm
N_2	双侧或对侧淋巴结转移，最大径≤6cm
N_3	转移淋巴结最大径＞6cm
†注释：Ⅶ区转移也被认为是区域淋巴结转移	
远处转移（M）	
M_0	无远处转移
M_1	有远处转移

分期		
Ⅰ期	T_0，T_1，或 T_2	N_0 或 N_1	M_0
Ⅱ期	T_0，T_1，或 T_2	N_2	M_0
	T_3	N_0，N_1 或 N_2	M_0
Ⅲ期	T_0，T_1，T_2，T_3 或 T_4	N_3	M_0
	T_4	$N_0 \sim N_3$	M_0
Ⅳ期	任何 T	任何 N	M_1

2. HPV 无关（P16-）口咽癌 TNM 分期（AJCC 2017 第八版）。

原发肿瘤（T）	
Tx	原发肿瘤不能评估
T_0	无原发肿瘤证据
Tis	原位癌
T_1	肿瘤最大径≤2cm
T_2	2cm＜肿瘤最大径≤4cm
T_3	肿瘤最大径＞4cm，或侵犯会厌的舌面
T_{4a}	中等晚期局部疾病 肿瘤侵犯喉、舌的外部肌肉、翼内肌、硬腭或下颌骨 *
T_{4b}	非常晚期局部疾病 肿瘤侵犯翼外肌、翼板、鼻咽侧壁或颅底或包绕颈动脉
*注释：舌根或会厌谷的原发肿瘤侵犯至会厌舌面黏膜并不意味着侵犯喉	

续表

区域淋巴结（N）	
Nx	区域淋巴结不能评估
N_0	无区域淋巴结转移
N_1	同侧单个淋巴结转移，最大径≤3cm 且 ENE（−）
N_2	
N_{2a}	同侧单个淋巴结转移，3cm＜最大径≤6cm，ENE（−）
N_{2b}	同侧多个淋巴结转移，最大径≤6cm，ENE（−）
N_{2c}	双侧或对侧淋巴结转移，最大径≤6cm，ENE（−）
N_3	
N_{3a}	转移淋巴结最大径＞6cm 且 ENE（−）
N_{3b}	任何淋巴结出现 ENE（＋）
远处转移（M）	
M_0	无远处转移
M_1	有远处转移

分期			
0 期	Tis	N_0	M_0
Ⅰ期	T_1	N_0	M_0
Ⅱ期	T_2	N_0	M_0
Ⅲ期	$T_1 \sim T_2$	N_1	M_0
	T_3	$N_0 \sim N_1$	M_0
ⅣA 期	T_{4a}	$N_0 \sim N_1$	M_0
	T1～4a	N_2	M_0
ⅣB 期	任何 T	N_3	M_0
	T_{4b}	任何 N	M_0
ⅣC 期	任何 T	任何 N	M_1

【治疗】　在过去的 20 年里，口咽部鳞状细胞癌的治疗发生了显著的变化，器官保留概念的提出使得经典的治疗方式发生改变，如手术治疗已经不再是一线的治疗手段。来自美国密歇根大学的单一机构研究表明，EGFR 低表达和 p16 高表达的口咽癌患者，器官保留治疗效果好和预后好。在许多中心，放疗和化疗已经成为首选的治疗方法，而手术则作为放化疗失败的挽救治疗。

根据不同分期，治疗方案分为 3 大类：①$T_{1\sim2}$，$N_{0\sim1}$；②$T_{3\sim4a}$，$N_{0\sim1}$；③任何 T，$N_{2\sim3}$。

（1）早期（$T_{1\sim2}$，$N_{0\sim1}$）：口咽部肿瘤如有指征可采取切除原发灶加颈部淋巴结清扫或者根治性放疗。根治性放疗后残留或者复发的肿瘤也可采取挽救性手术治疗。单独放疗适用于原发灶 T_1 或 T_2 加上 N_1 的情况。术后病理结果显示有不良预后因素的病例应予术后放疗，两者间的最佳间隔时间不应超过 6 周。存在淋巴结包膜外受侵和或黏膜切缘阳性的不良预后因素的恶性肿瘤应给予辅助化疗、放疗。

（2）晚期可切除的肿瘤（$T_{3\sim4a}$，任何 N；或任何 T，$N_{2\sim3}$），指南有 3 种治疗方法可供选择，分别为：①同步全身治疗／放疗［例如首选用顺铂（1 类）］（挽救性手术用于处理残留或者复发的肿瘤）；②颈部淋巴结清扫和重建手术后，根据是否有病理不良预后因素决定采用放疗＋化疗或单独放疗；③诱导化疗加化／放疗（3 类），但专家组成员就这一点存在明显分歧。

【预后及随访】　中国医学科学院肿瘤医院收治的 318 例（1999—2011 年）口咽癌结果显示，男女比例为 7.6：1。发病年龄中位数为 56 岁（30～80 岁），其中 I 期 10 例，Ⅱ 期 39 例，Ⅲ 期 68 例，Ⅳ 期 201 例。治疗方式包括单纯放疗 117 例（36.8%），手术联合术后放疗 66 例（20.8%），术前放疗联合手术 59 例（18.6%），同步放化疗 33 例（10.4%），放疗联合靶向治疗 20 例（6.3%），单纯手术治疗 16 例（5.0%）及诱导化疗联合单纯放疗 7 例（2.2%）。全组总的 3 年、5 年生存率分别为 58.4%、50.7%，生存中位数 60.1 个月。其中 I+Ⅱ 期的 5 年生存率为 74.9%，Ⅲ+Ⅳ 期的 5 年生存率为 46.1%。不同亚解剖区癌生存率也有差别，扁桃体区癌预后相对较好，舌根癌次之，软腭、悬雍垂癌最差，但差异无统计学意义。影响患者生存的因素是发病年龄、性别、长期吸烟史、长期酗酒史、放疗剂量及临床分期，而与肿瘤分化程度、病程时间及治疗方案是否包含手术等无关。

【典型病例】

1. 软腭癌

病例 1

　　患者，男，59 岁。主诉：右侧舌部麻木伴疼痛 2 月余。电子喉镜检查发现整个软腭黏膜充血明显，悬雍垂尚未侵及。NBI 模式可见黏膜红区表面可见明显异常扩张的大斑点。

　　活检病理：中分化鳞状细胞癌。

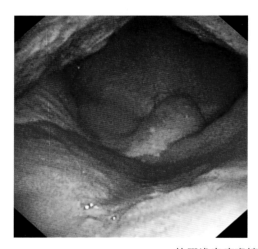 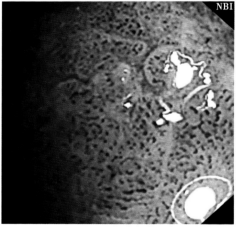 

软腭浅表癌喉镜下表现

软腭浅表癌喉镜下表现（喉部 NBI 分型：Va 型）

病例 2

　　患者，男，54 岁。主诉：左颈部转移癌查原发灶。电子喉镜检查发现悬雍垂增厚，表面粗糙不平，口咽左、右侧壁未见明显受侵犯。NBI 模式下可见悬雍垂及软腭表面有斑点状表现。CT 示左侧颈部较大肿物，悬雍垂略显增大。

　　活检病理：（悬雍垂）鳞状细胞癌。

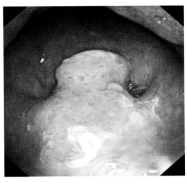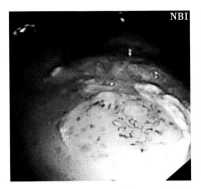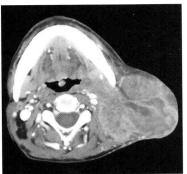

悬雍垂浅表癌喉镜下表现（喉部 NBI 分型：Ⅴa 型）

病例 3

患者，男，58 岁。主诉：咽部疼痛 4 个月。电子喉镜检查发现软腭悬雍垂可见菜花样肿物，侵及到左侧软腭及左侧扁桃体。NBI 模式下肿瘤表面呈杂乱无规则、疏密不匀的异常血管。

活检病理：（软腭）低分化鳞状细胞癌。

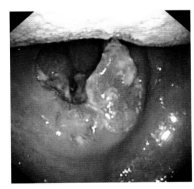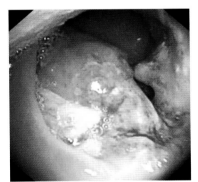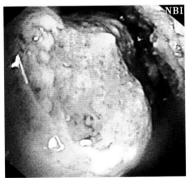

软腭癌喉镜下表现（喉部 NBI 分型：Ⅴc 型）

病例 4

患者，男，67 岁。主诉：咽干伴间断性咽部疼痛不适 1 月余。电子喉镜检查发现整个软腭表面黏膜充血明显，病变向前累及邻近硬腭，向后向下侵及左侧腭舌弓和腭咽弓，左侧扁桃体区明显增厚，侵及邻近舌根。NBI 模式下可见肿物表面有明显的斑点状表现。

活检病理：（口咽）鳞状细胞癌。

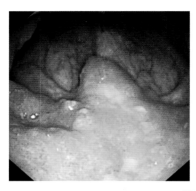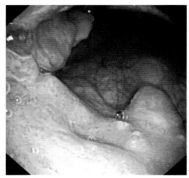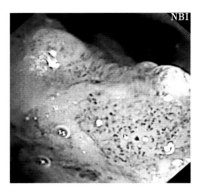

软腭癌喉镜下表现（喉部 NBI 分型：Ⅴa 型）

临床诊断：口咽左侧壁癌（AJCC2017 分期：T_3、N_1、M_0，Ⅲ期）。
治疗方案：同步放化疗（69.96Gy/2.12Gy/33f＋顺铂 80mg/m² × 2 周期）。
疗末情况：肿瘤消退。
随访：未见复发。

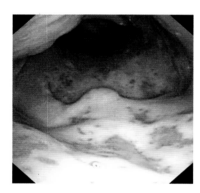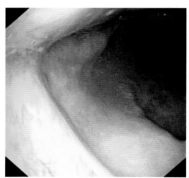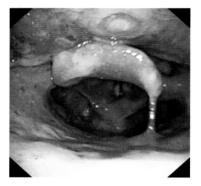

口咽癌放疗末
软腭及口咽部伪膜反应明显，原病灶处基本变平，未见明显肿瘤残留

2. 扁桃体癌

病例 1

　　患者，男，57 岁。主诉：右颈部肿物 2 个月，穿刺发现鳞状细胞癌细胞。电子喉镜检查发现口咽左、右侧扁桃体略显厚，黏膜充血，左侧壁欠光滑，NBI 模式下可见双侧扁桃体表面黏膜有斑点状表现。

　　活检病理：（左扁桃体）鳞状上皮原位癌，疑有间质浸润。（右扁桃体）鳞状细胞癌，伴原位癌。

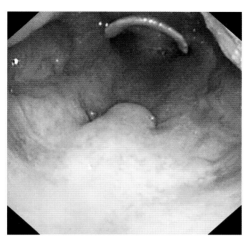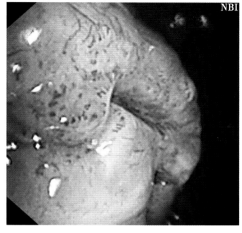

口咽双侧扁桃体浅表癌喉镜下表现

口咽双侧扁桃体浅表癌喉镜下表现（喉部 NBI 分型：Ⅴa 型）

病例 2

　　患者，男，61 岁。主诉：右颈部转移癌查原发灶。电子喉镜检查发现右侧扁桃体区饱满，肿瘤征象不明显。NBI 模式下在右侧扁桃体窝内可见明显的斑点状表现。

　　活检病理：（右扁桃体）鳞状上皮原位癌。

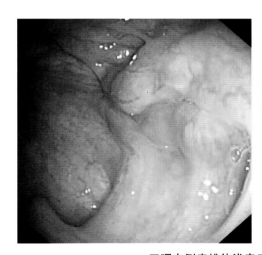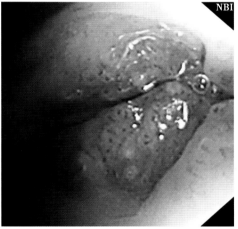

口咽右侧扁桃体浅表癌喉镜下表现

口咽右侧扁桃体浅表癌喉镜下表现（喉部 NBI 分型：Ⅴa 型）

病例 3

　　患者，男，46 岁。主诉：咽部疼痛不适 3 月余。电子喉镜检查发现左侧软腭腭舌弓可见溃疡型肿物，肿物向前侵犯接近左侧磨牙后区，向下达左侧扁桃体上极，邻近左侧舌根部受累及。NBI 模式下可见肿物表面有斑点状表现。

　　活检病理：（口咽左侧壁）鳞状细胞癌。

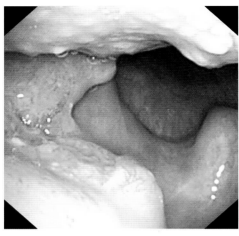 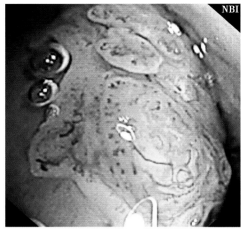

口咽左侧壁癌
喉镜下表现

口咽左侧壁癌喉镜下表现（喉部 NBI 分型：Ⅴa＋Ⅴb 型）

病例 4

患者，男，43 岁。主诉：左颈部淋巴结转移癌查原发灶。电子喉镜检查发现口咽左侧壁增厚，黏膜充血，左侧扁桃体增大，表面欠光滑，与邻近舌根关系密切。NBI 模式下可见斑点状表现。

活检病理：（左扁桃体）鳞状细胞癌。

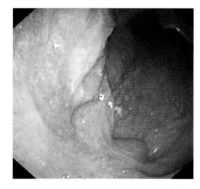 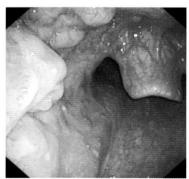 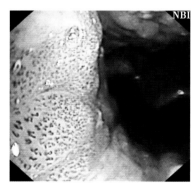

左侧扁桃体癌喉镜下表现（喉部 NBI 分型：Ⅴa 型）

病例 5

患者，女，58 岁。主诉：咽部疼痛不适 3 个月。电子喉镜检查发现口咽右侧扁桃体可见菜花样肿物生长（活检＋HPV 检测），病变起自右侧腭舌弓，向下达右侧咽会厌皱襞水平，与临近舌根贴邻，警惕累及。NBI 模式下可见右侧扁桃体表面有斑点状表现。

活检病理：（右侧扁桃体）鳞状细胞癌。HPV-DNA（16）阳性。

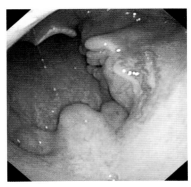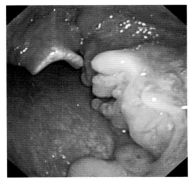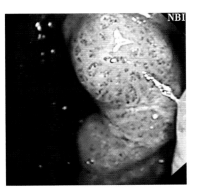

右侧扁桃体癌喉镜下表现(喉部NBI分型：Ⅴa型)

病例6

患者,女,69岁。主诉:咽部疼痛不适2个月。电子喉镜检查发现口咽右侧扁桃体可见菜花样肿物,病变向下达右侧咽会厌皱襞水平。悬雍垂未见侵及。NBI模式下可见明显的斑点表现。

活检病理:(右侧扁桃体)鳞状细胞癌。

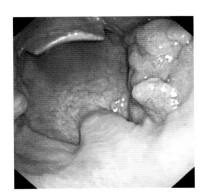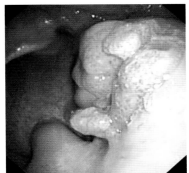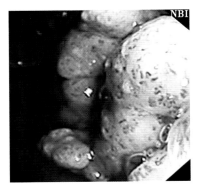

右侧扁桃体癌喉镜下表现(NBI分型：Ⅴa型)

病例7

患者,男,77岁。主诉:咽部疼痛不适3个月。电子喉镜检查发现右侧软腭可见不规则隆起型肿物,接近右侧磨牙后三角,未累及硬腭及牙龈,向左刚达中线,向下沿腭舌弓侵及口咽右侧壁及临近舌根,病变尚未到达右侧咽会厌皱襞水平。NBI模式下可见肿物表面有明显扩张的微血管,呈蛇形、蚯蚓形。

活检病理:(口咽右侧壁)鳞状细胞癌。

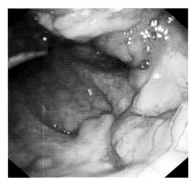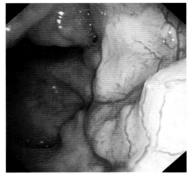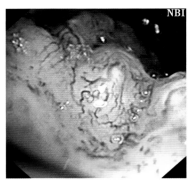

口咽右侧壁癌喉镜下表现（喉部 NBI 分型：Ⅴb 型）

病例 8

　　患者，男，58 岁。主诉。咽部疼痛 3 个月。电子喉镜检查发现口咽左侧壁可见菜花样肿物，肿物主要位于左侧扁桃体窝内，向前累及到软腭偏左侧及左侧磨牙后三角，邻近舌根部可疑受累。NBI 模式下可见肿物表面有蚯蚓形血管扩张。

　　活检病理：（口咽左侧壁）鳞状细胞癌。

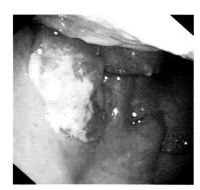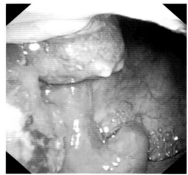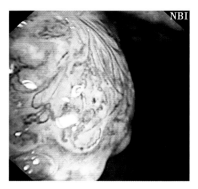

左侧扁桃体癌喉镜下表现（喉部 NBI 分型：Ⅴb 型）

病例 9

　　患者，男，49 岁。主诉：咽部疼痛 3 个月。电子喉镜检查发现左侧扁桃体窝可见溃疡型肿物，病变向下侵及左侧咽会厌皱襞及左侧会厌谷，侵及邻近舌根部，接近左侧会厌舌面，未侵及会厌正中系带。NBI 模式下可见肿物表面的微血管基本破坏，可见散在斑点状表现。

　　活检病理：（左侧扁桃体）鳞状细胞癌。

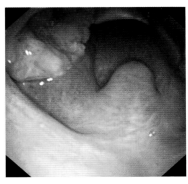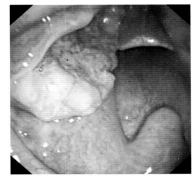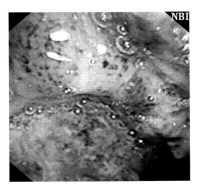

口咽左侧壁癌喉镜下表现（喉部 NBI 分型：Vc 型）

病例 10

　　患者，男，43 岁。主诉：发现左颈部肿物 1 月余。电子喉镜检查发现口咽左侧扁桃体可见菜花样肿物，病变向前侵及到左侧软腭，向下侵及到左侧舌根部。NBI 模式下可见肿物表面的微血管基本被破坏，隐约可见斑点状表现。

　　活检病理：（左扁桃体）高 - 中分化鳞状细胞癌。

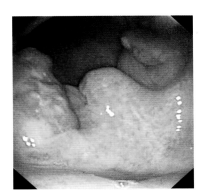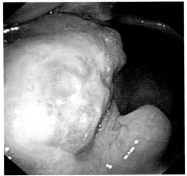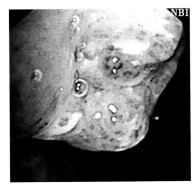

左侧扁桃体癌内镜下表现（喉部 NBI 分型：Vc 型）

　　影像学检查：MRI 示左侧口咽壁可见一肿物，肿物在 T_1WI 呈低信号，T_2WI/FS 呈稍高信号，DWI 扩散受限，增强扫描不均匀强化。最大截面约 2.0cm×1.6cm，向前与舌根分界模糊，左侧与口咽壁增厚分界不清楚，向下及向右侵犯软腭及会厌谷。左侧颈上中深组多发结节及肿物，融合成团，信号不均，大者约 4.2cm×3.6cm，不均匀强化，边缘毛糙，明显推压邻近胸锁乳突肌、与其分界模糊，包绕侵犯左侧颈内静脉，与颈内、外动脉关系密切，左下颈软组织明显肿胀。余双侧颈部另见多个小淋巴结。

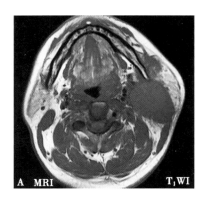 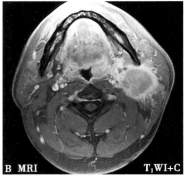 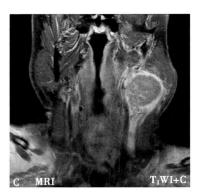

左侧扁桃体癌影像学检查所见

临床诊断：左扁桃体癌（AJCC2017 分期：T_3、N_{2b}、M_0，ⅣA 期）。
治疗方案：同步放化疗（69.96Gy/2.12Gy/33f/45d＋顺铂 100mg/m^2×1 周期）。
疗末情况：肿瘤消退。
随访：未见复发。

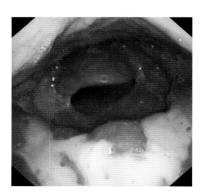 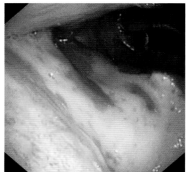 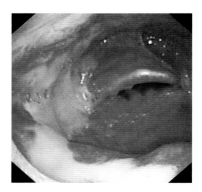

口咽癌放疗末

软腭及口咽左侧壁伪膜反应明显，口咽左侧壁肿物基本消退，表面变平。下咽及喉部结构完整，黏膜充血，声带活动正常

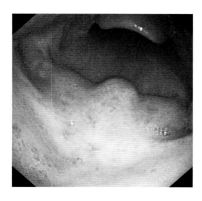 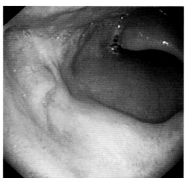 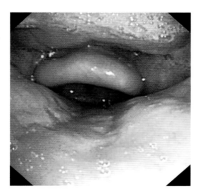

口咽癌放疗后半年复查

软腭光滑，口咽双侧扁桃体未见明显肿大，左、右侧壁基本平整，呈纤维化表现，未见明显肿瘤征象。喉部黏膜水肿明显，声带活动正常

病例 11

患者，男，57 岁。主诉：咽部疼痛不适半年，发现右颈部肿物 4 月。电子喉镜检查发现口咽右侧扁桃体可见菜花样肿物，表面粗糙不平有溃疡，NBI 模式下肿瘤表面呈杂乱无规则、疏密不匀的异常血管。

活检病理：（口咽）中 - 低分化鳞状细胞癌。

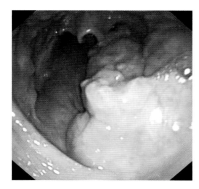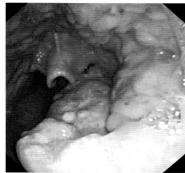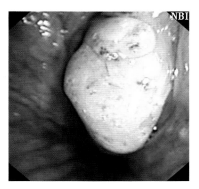

右侧扁桃体癌喉镜下表现（喉部 NBI 分型：Ⅴc 型）

临床诊断：口咽右侧壁癌（AJCC2017 分期：$T_{4b}N_{2b}M_0$，ⅣB 期）。

治疗方案：单纯放疗（69.96Gy/2.12Gy/33f）。

疗末情况：口咽部肿瘤消退，右颈部淋巴结有残留，大小约 2.1cm。给予根治性右颈部淋巴结清扫。

随访：未见复发。

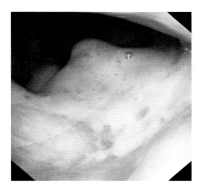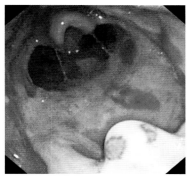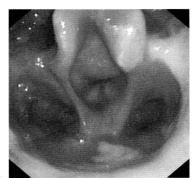

口咽癌放疗末

原口咽右侧壁肿物基本消退，表面基本变平，左、右侧壁基本对称，口咽部覆盖白色伪膜。下咽及喉部黏膜充血，声带活动正常

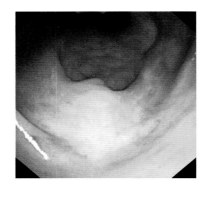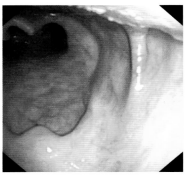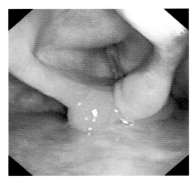

口咽癌放疗后1年半复查

口咽双侧扁桃体未见明显肿大，左、右侧壁基本平整，未见肿瘤迹象。口咽后壁平整，未见明显异常。下咽及喉部结构完整，黏膜略充血，双侧声带活动正常

3．舌根癌

病例1

　　患者，男，56岁。主诉：颈部转移癌外院术后，原发灶不明。电子喉镜检查发现左侧舌根部增厚，与淋巴组织增生难鉴别，表面充血明显，NBI模式下可见病变表面有明显的斑点状表现。

　　活检病理：（舌根）鳞状细胞癌，主要呈原位癌，局部间质浸润。

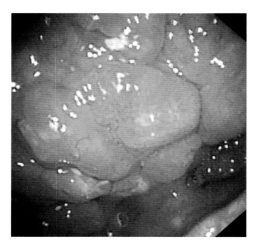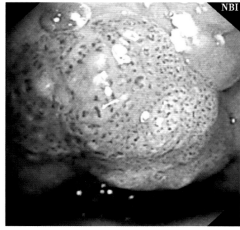

舌根部浅表癌
喉镜下表现

舌根部浅表癌喉镜下表现（喉部NBI分型：Ⅴa型）

病例2

　　患者，女，64岁。主诉：左颈部转移癌查原发灶。电子喉镜检查检查发现左侧舌根部黏膜充血，略显厚，似淋巴组织增生。NBI模式可见左侧舌根部黏膜表面有明显扩张的斑点。

　　活检病理：（左侧舌根）鳞状细胞癌。

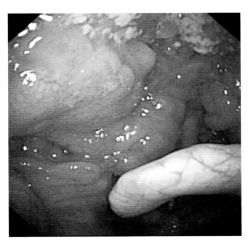
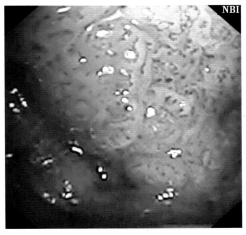

舌根部浅表癌
喉镜下表现

舌根部浅表癌喉镜下表现（喉部NBI分型：Ⅴa型）

病例3

患者，男，51岁。主诉：左颈部淋巴结肿大2个月，针吸结果回报发现癌细胞。电子喉镜检查发现舌根部淋巴滤泡增生明显，左侧舌根部有浅溃疡灶，向下侵犯接近会厌谷。NBI模式下可见有异常扩张的微血管，有点状及扭曲的蚯蚓形。

活检病理：（舌根）鳞状细胞癌，分化差。

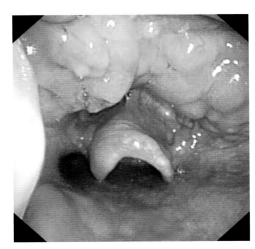
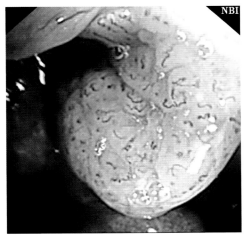

舌根部浅表癌
喉镜下表现

舌根部浅表癌喉镜下表现（喉部NBI分型：Ⅴa和Ⅴb型）

病例4

患者，男，62岁。主诉：右侧舌根部疼痛不适10个月。电子喉镜检查发现舌根部右侧可见隆起型肿物，肿物向左侧过中线，向下接近会厌谷，向前侵及口咽右侧扁桃体。NBI模式下可见肿物表面有明显扩张的微血管，呈斑点状。

活检病理：（舌根）高分化鳞状细胞癌。

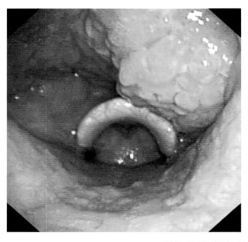
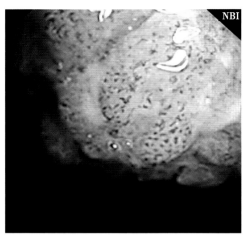

舌根部浅表癌
喉镜下表现

舌根部浅表癌喉镜下表现（喉部NBI分型：Ⅴa型）

病例5

　　患者，男，56岁。主诉：右颈部转移癌查原发灶。电子喉镜检查发现舌根部淋巴滤泡增生，右侧舌根部黏膜略充血。NBI模式下可见右侧舌根部有明显的斑点状表现。

　　活检病理：（右侧舌根）鳞状细胞癌。

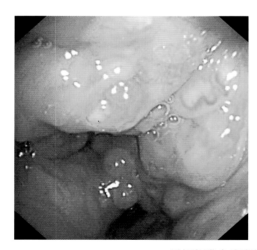
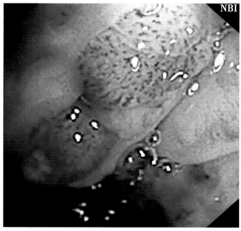

舌根部浅表癌
喉镜下表现

舌根部浅表癌喉镜下表现（喉部NBI分型：Ⅴa型）

病例6

　　患者，男，50岁。主诉：右颈部转移癌查原发灶。电子喉镜检查发现右侧舌根部黏膜充血，略显厚。NBI模式下可见右侧舌根部有明显迂曲扩张的呈蛇形、蚯蚓形的微血管。

　　活检病理：（右侧舌根）鳞状细胞癌。

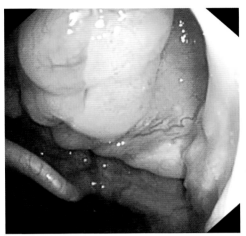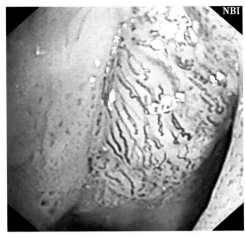

舌根部浅表癌
喉镜下表现

舌根部浅表癌喉镜下表现(喉部 NBI 分型：Ⅴb 型)

病例 7

患者，女，51 岁。主诉：左颈部转移癌查原发灶。电子喉镜检查发现左侧舌根部黏膜充血，略微显厚。NBI 模式下可见左侧舌根部有明显的斑点状表现，可见部分斑点扩张呈蝌蚪形。

活检病理：(左侧舌根)中 - 低分化鳞状细胞癌。

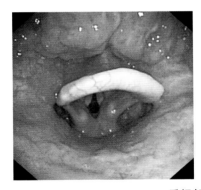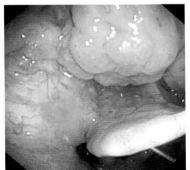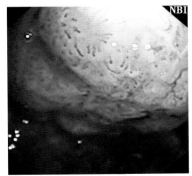

舌根部浅表癌喉镜下表现(喉部 NBI 分型：Ⅴa 型)

病例 8

患者，男，61 岁。主诉：发现右颈部肿物 4 月余。电子喉镜检查发现舌根部右侧略显厚，可见扁平结节样肿物，大小约 1.5cm，NBI 模式下可见肿瘤表面有斑点状表现，未超过中线，未侵及会厌谷。

活检诊断：(右侧舌根)鳞状细胞癌。

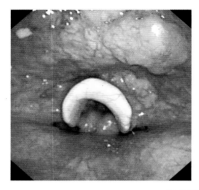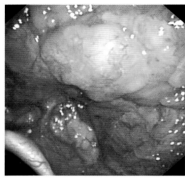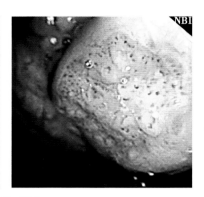

舌根部浅表癌喉镜下表现（喉部 NBI 分型：Ⅴa 型）

病例 9

患者，男，43 岁。主诉：左颈部肿物 3 个月，穿刺为淋巴结转移癌，查原发灶。电子喉镜下检查发：舌根部淋巴滤泡增生，未见明显肿瘤征象，仅见舌根偏左略微显厚，NBI 模式下可见左侧舌根部有异常扩张的微血管，呈斑点状。

活检病理：（舌根）鳞状细胞癌。

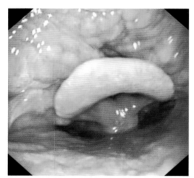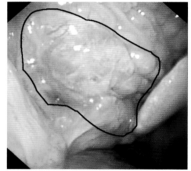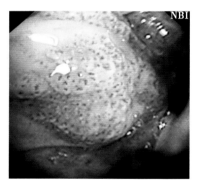

舌根部浅表癌喉镜下表现（喉部 NBI 分型：Ⅴa 型）

病例 10

患者，男，46 岁。主诉：左侧颈部肿物 1 个月，穿刺为淋巴结转移性鳞状细胞癌。电子喉镜检查发现舌根部左侧可见菜花样肿物，NBI 模式下可见黏膜表面有斑点状表现，病变大小约 1.5cm×1.5cm，未侵及到会厌谷，向右侧未达中线位置。

影像学检查：MRI 示左侧舌根部软组织较对侧厚，最厚处约 1.0cm，T_1WI 呈略低信号；T_2WI/FS 呈中高信号，DWI 扩散略受限，增强扫描可见强化（箭头所示）。CT 示左侧舌根及左侧扁桃体区软组织影较对侧增厚，余扫描范围咽、喉、鼻窦、甲状腺未见明确异常。颈部未见明确肿大淋巴结。PET-CT 检查可见左侧舌根部有放射性摄取增高，最大 SUV8.5。

活检病理：（舌根）乳头状增生的鳞状上皮，伴异型及小灶坏死，考虑为乳头状鳞状细胞癌。

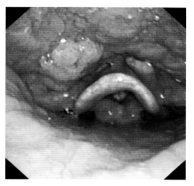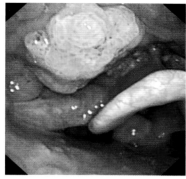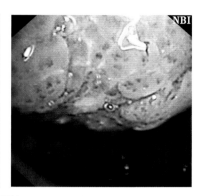

舌根癌喉镜下表现（喉部NBI分型：Ⅴa型）

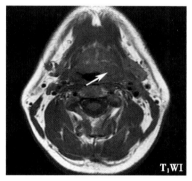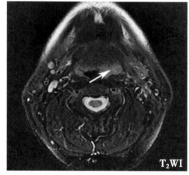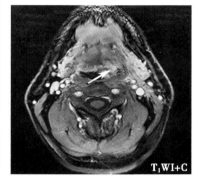

舌根癌MRI检查所见

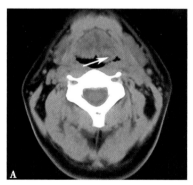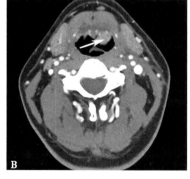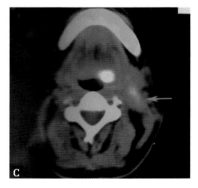

舌根癌CT和PET-CT检查所见

病例11

　　患者，男，49岁。主诉：发现左颈部肿物2个月。电子喉镜检查舌根部淋巴滤泡增生明显，舌根左侧黏膜粗糙不平、略增，NBI模式下可见左侧舌根表面有明显扩张的微血管，呈蚯蚓形和斑点形。病变向下未见累及到会厌谷和左侧咽会厌皱襞。

　　活检病理：（舌根）鳞状细胞癌。

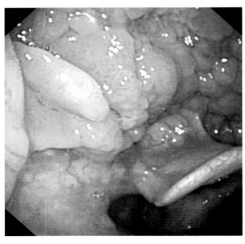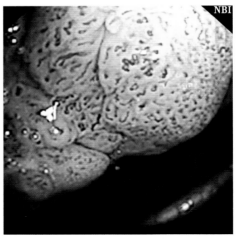

舌根部浅表癌
喉镜下表现

舌根部浅表癌喉镜下表现（喉部NBI分型：Ⅴa和Ⅴb型）

临床诊断：舌根癌（AJCC2017分期：$T_2N_{2b}M_0$，ⅣA期）。

治疗方案：同步放化疗（69.96Gy/2.12Gy/33f＋顺铂$100mg/m^2×2$周期）＋靶向治疗

（尼妥珠单抗200mg/周×8次）。

疗末情况：肿瘤消退。

随访：未见复发。

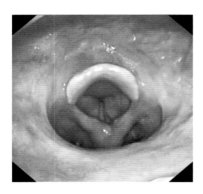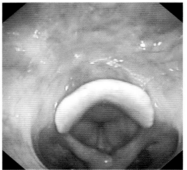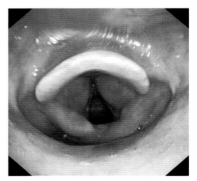

舌根癌放疗后2年半复查

口咽部呈纤维化表现，舌根部基本平整，未见肿瘤征象。下咽部未见明显异常。喉部结构完整，双侧声带活动尚可

病例12

患者，男，48岁。主诉：发现右颈部肿物2月余，伴有咽部不适感。电子喉镜检查发现舌根部右侧可见菜花样肿物，NBI模式下可见肿物黏膜表面有蚯蚓形表现，病变大小约3cm，向左侧接近中线，向下侵犯到右侧会厌谷，尚未侵及到右侧咽会厌皱襞。

活检病理：（右侧舌根）鳞状细胞癌。

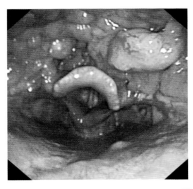
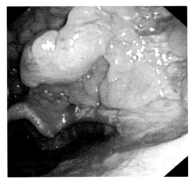
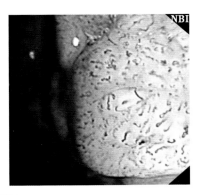

舌根癌喉镜下表现（喉部 NBI 分型：Ⅴb 型）

　　临床诊断：舌根癌（AJCC2017 分期：$T_2N_{2a}M_0$，ⅣA 期）。
　　治疗方案：同步放化疗（69.96Gy/2.12Gy/33f ＋顺铂 $100mg/m^2 \times 2$）＋靶向治疗（尼妥珠单抗 200mg/ 周 ×8）。
　　疗末情况：肿瘤消退。
　　随访：未见复发。

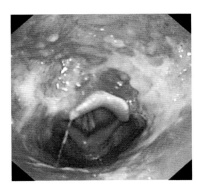
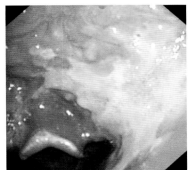
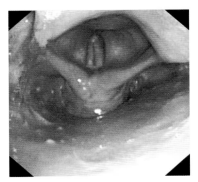

舌根癌放疗末

舌根部基本恢复平整，原右侧舌根病灶处伪膜覆盖，未见明显肿瘤残留迹象。下咽及喉部黏膜略充血，未见明显异常。声带活动正常

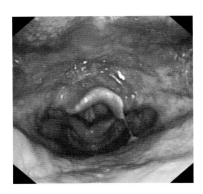
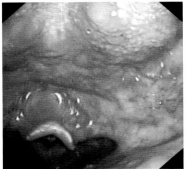
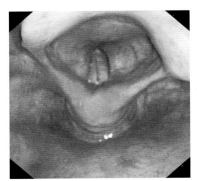

舌根癌放疗后 2 年复查

口咽部双侧扁桃体未见明显肿大。舌根部基本变平整，未见明显肿瘤征象。下咽及喉部结构完整，未见明显异常。声带活动正常

4．口咽后壁癌

病例

患者，男，57岁。主诉：咽部疼痛不适3个月。电子喉镜检查发现口咽后壁中部可见浅表病变，略欠光滑，上覆白斑，NBI模式下可见斑点表现。

活检病理：（口咽后壁）鳞状上皮原位癌，局灶考虑为间质浸润。

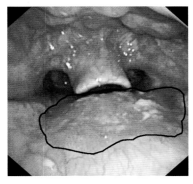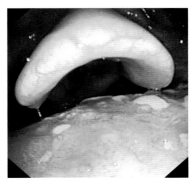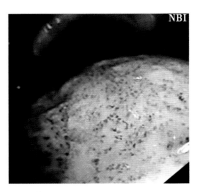

口咽后壁浅表癌喉镜下表现（喉部NBI分型：Ⅴa型）

5．舌根部腺样囊性癌

病例

患者，女，35岁。主诉：咽部异物感1年半。电子喉镜检查发现左侧舌根部可见菜花样肿物，向右侧达中线位置。NBI模式下可见肿瘤表面未见异常扩张的微血管。

活检病理：（舌根）腺样囊性癌。

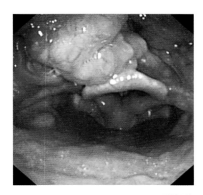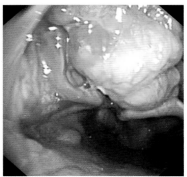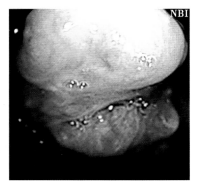

舌根部腺样囊性癌喉镜下表现（喉部NBI分型：Ⅰ型）

影像学检查：左侧口咽、扁桃体、舌根区不规则软组织肿物，大小约3.8cm×4.5cm，T_1WI呈稍低信号，T_2WI/Fs稍高信号，DWI扩散受限，增强不均匀中等强化；肿瘤向内菜花状突向咽腔，前、下与舌肌界线模糊，向外侧与咽旁肿大淋巴结融合，上达软腭水平，向下突入会厌谷。右侧扁桃体增大，信号与左侧相仿。双侧颈深组可见多发淋巴结，大者短径约0.7cm。

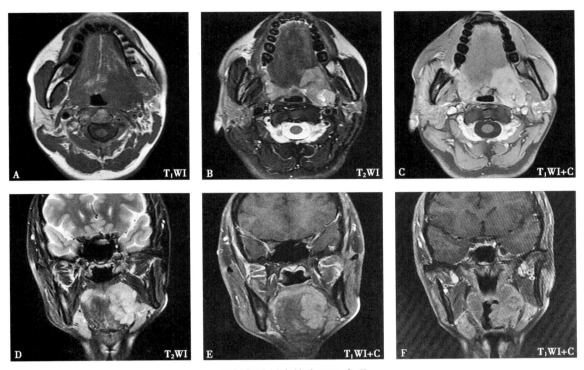

舌根部腺样囊性癌MRI表现

临床诊断：舌根腺样囊性癌（AJCC2017分期：$T_{4a}N_0M_0$，ⅣA期）。

治疗方式：术前放疗（55.12Gy/2.12Gy/26F），肿瘤仍有残留＋手术切除（舌根、扁桃体、软腭、咽旁间隙切除术后＋颏下瓣修复术后）。

术后病理：（左侧口咽肿物）腺样囊性癌，伴轻度退变及间质纤维化。可符合轻度治疗反应。肿瘤侵犯横纹肌及小神经束。淋巴结未见转移（0/12）。

五、口咽部淋巴瘤

口咽部包括腭扁桃体、舌根、软腭及其相应的咽侧壁及后壁部分，是构成韦氏环的重要结构。口咽部有丰富的淋巴组织，是结外非霍奇金淋巴瘤（non-Hodgkin lymphoma，NHL）常见的发病部位。临床上男性多于女性，发病率呈上升趋势。

【病因】 原发口咽部的非霍奇金淋巴瘤（NHL）病因尚不明确，可能与吸烟、饮酒及EB病毒有关。

【病理】 原发韦氏环的淋巴瘤主要为非霍奇金淋巴瘤，在我国及亚洲地区多见，极少为HL，可占同期所有NHL的10%～25%。扁桃体是最常见好发部位，其次为鼻咽、舌根和软腭部。弥漫性大B细胞淋巴瘤（diffuse large B-cell lymphoma，DLBCL）是最常见病理类型，约占所有韦氏环NHL的60%～80%。韦氏环也是结外鼻型NK/T细胞淋巴瘤除鼻腔外最常见原发部位，占韦氏环NHL的15%。DLBCL以大到中等大小的生发中心样细胞为特点，有些病例表现为明显的多裂核，可见凝固性坏死，表达B细胞的标志物如CD19、CD20、CD22和CD79a。

【临床表现】 韦氏环淋巴瘤往往是因为扁桃体肿大或颈部淋巴结肿大而引起注意，大部分有异物感和疼痛,部分患者合并疲乏、消瘦、发热、盗汗等症状。临床表现与该部位的由上皮来源的恶性肿瘤不易区分。

【NBI 喉镜下表现】 弥漫性大 B 细胞淋巴瘤常表现为明显隆起型肿物,可位于扁桃体或舌根部,NBI 模式下黏膜表面常无明显的 IPCL 扩张,多为正常黏膜的表现。NK/T 细胞淋巴瘤以溃疡坏死为主,IPCL 及微血管被破坏,常无明显的血管纹理。

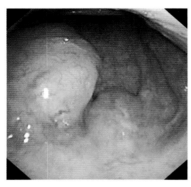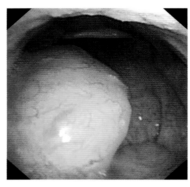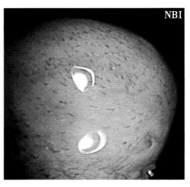

左侧扁桃体弥漫大 B 细胞淋巴瘤喉镜下表现(喉部 NBI 分型:Ⅰ型)

口咽左侧扁桃体可见明显隆起型肿物,表面光滑,NBI 模式下未见明显扩张的微血管,有散在边界不清的小斑点。左扁桃体活检病理:结合形态及免疫组化结果,提示为非霍奇金淋巴瘤,弥漫大 B 细胞型

【影像学表现】 发生在腭扁桃体和舌根部的淋巴瘤表现为向口咽腔突出生长的类圆形软组织肿物,轮廓规整,一般无咽旁间隙及相邻结构受侵犯。鼻咽和咽侧壁淋巴瘤表现为不规则软组织肿物,病变范围较大,可向周围呈弥漫性生长,多无颅底及相应骨质破坏,深层结构很少侵犯。咽侧壁淋巴瘤侵犯范围较广,可累及软腭、扁桃体窝和对称咽壁,而腭扁桃体淋巴瘤多局限在扁桃体窝内。患者可伴有颈深部淋巴结肿大,肿大淋巴结的形态、密度(信号)改变与原发灶相仿,可不沿淋巴引流途径分布。CT 表现:与邻近肌肉等密度的结节或肿物影,边界清楚,密度均匀,无钙化,未治疗前多无囊变及坏死,增强后可有轻度强化。MRI 表现:与邻近肌肉相比,平扫 T_1WI 呈等或稍低信号,T_2WI 呈均匀高信号,脂肪抑制序列呈高信号,信号均匀,多无囊变及坏死,增强后可有轻度强化。

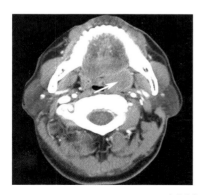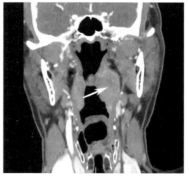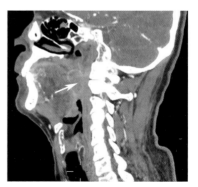

左侧扁桃体淋巴瘤 CT 下表现(与上图为同一患者)

左侧扁桃体增大,约 2.2cm × 2.8cm × 4.2cm,边缘强化,内部密度较均匀,边界清楚。鼻咽、喉、下咽形态正常,软组织不厚。左上颈深组多个肿大淋巴结,大者约 0.9cm × 1.4cm。余双侧颈深组、颌下、颏下、数个小淋巴结,大者约 0.6cm × 0.9cm

【口咽部淋巴瘤分期（目前仍采用 Ann Arbor 分期法）】

Ann Arbor 分期系统	
Ⅰ	病变仅累及咽淋巴环
Ⅱ	病变累及咽淋巴环及横膈以上的淋巴结区域
Ⅲ	病变累及咽淋巴环及横膈以下的淋巴结区域
Ⅳ	病变累及咽淋巴环及其他组织，如肺、骨髓、皮肤等

注：各期患者按有无 B 症状分为 A、B 两类
B 症状包括：6 个月内不明原因的体重下降 >10%；原因不明的发热（38℃以上）；盗汗

【治疗及预后】　根据部位、组织病理学特征、分期等采用个体化治疗手段。主要手段有：放疗为主、放疗和化疗结合、化疗为主。一般来讲，Ⅰ期且肿物较小应首选单独放疗，Ⅰ期肿物较大或Ⅱ期应采用放化疗结合，Ⅲ期～Ⅳ期应采用以化疗为主。高度侵袭性 NHL 也可考虑为以化疗为主。化疗最常见方案为 CHOP。放疗剂量、分割、放射野范围采取个体化方案，一般来讲应包括整个咽淋巴环及颈淋巴结，肿瘤剂量 40Gy～60Gy。放疗是治疗病变局限于韦氏环和仅限于颈部淋巴结受侵的首选方法。韦氏环弥漫性大 B 细胞淋巴瘤的 5 年总生存率和无进展生存率分别为 74% 和 67%，NK/T 细胞淋巴瘤 5 年总生存率和进展生存率分别为 68% 和 59%，二者之间无显著差别。

【典型病例】

1. 弥漫大 B 细胞淋巴瘤

病例 1

　　患者，女，72 岁。主诉：吞咽不适 3 个月。电子喉镜检查发现右侧舌根部可见明显隆起型肿物，表面尚光滑。NBI 模式下可见病变表面无明显扩张的微血管，基本为正常黏膜血管的表现。

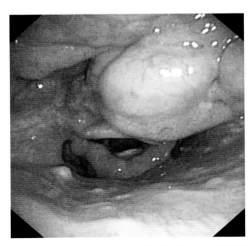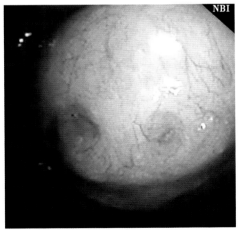

舌根弥漫大 B
细胞淋巴瘤喉
镜下表现

舌根弥漫大 B 细胞淋巴瘤喉镜下表现（喉部 NBI 分型：Ⅰ型）

病例2

　　患者，男，67岁。主诉：双颈部肿物1月余。电子喉镜检查发现口咽双侧扁桃体Ⅲ度肿大（左、右侧各活检3块）。舌根部淋巴滤泡略增生。下咽各壁黏膜基本光滑，未见明显异常。NBI模式下可见双侧扁桃体表面未见异常扩张的微血管。

　　活检病理：（右扁桃体和左扁桃体）免疫组化结果支持非霍奇金淋巴瘤，B细胞来源，伴有明显的浆细胞分化，倾向弥漫大B细胞型。

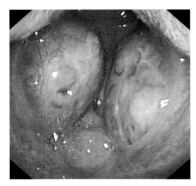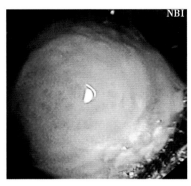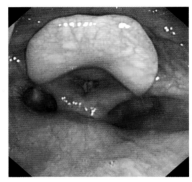

双侧扁桃体弥漫大B细胞淋巴瘤喉镜下表现（喉部NBI分型：Ⅲ型）

病例3

　　患者，男，67岁。主诉：咽部疼痛4个月。电子喉镜检查发现右侧软腭可见明显隆起型肿物，黏膜充血明显，坏死不明显。NBI模式下可见病变表面无明显微血管扩张。

　　活检病理：免疫组化结果提示弥漫大B细胞淋巴瘤。

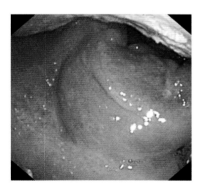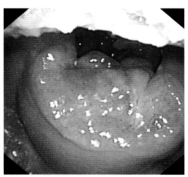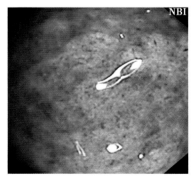

双侧扁桃体弥漫大B细胞淋巴瘤喉镜下表现（喉部NBI分型：Ⅰ型）

病例4

　　患者，女，51岁。主诉：发现左颈部肿物2个月。电子喉镜检查发现舌根部左、右侧两侧均明显隆起，左侧更明显，表面发白，有破溃趋势，向下未侵及到会厌谷。NBI模式下肿瘤表面未见扩张的微血管。

　　活检病理：(左侧舌根)弥漫大 B 细胞淋巴瘤，非生发中心细胞型。免疫组化：LCA
(3＋)，CD20(2＋)，CD10(－)，Bcl6(－)，Mum1(2＋)，Bcl2(3＋)，CD3(散在＋)，AE1/AE3
(－)，Ki67(＋>50%)。

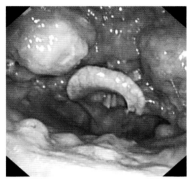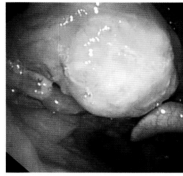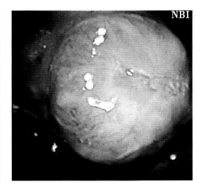

舌根部弥漫大 B 细胞淋巴瘤喉镜下表现(喉部 NBI 分型：Ⅰ型)

　　影像学检查：舌根后方扁桃体区域可见软组织增厚，最厚处约 1.0cm，向下达会厌舌
面，增强扫描可见强化。左侧颈上、中、下深可见大小不等淋巴结，大者短径约 2.2cm，增
强扫描成不均匀强化，部分中心见无强化坏死区。右侧颈深链可见多发小淋巴结，大者
短径约 0.7cm。

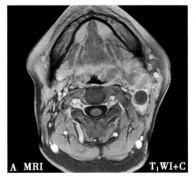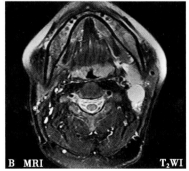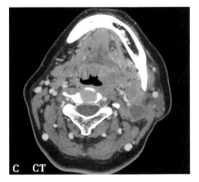

舌根部弥漫大 B 细胞淋巴瘤影像学表现

　　临床诊断：舌根非霍奇金淋巴瘤(ⅡEA 期)。
　　治疗方案：化疗(环磷酰胺 1.2g 1d，吡柔比星 40mg 1～2d，长春新碱 2mg 1d，依托泊
苷 100mg 1～4d，泼尼松 60mg 1～5d，21 天为 1 周期)×6 周期＋放疗(40Gy/2Gy/20F)。
　　疗末情况：肿瘤基本消退。
　　随访：未见复发。

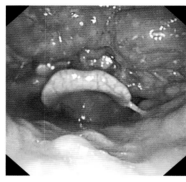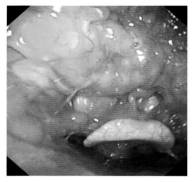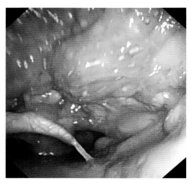

舌根部弥漫大 B 细胞淋巴瘤 6 周期化疗后表现

口咽双侧扁桃体未见明显肿大。舌根部肿物明显消退，局部仍略隆起，似增生的淋巴组织。会厌谷显露。下咽及喉部结构完整，未见明显异常。声带活动正常

病例 5

患者，男，37 岁。主诉：咽部不适 1 个月。电子喉镜检查发现舌根中部略偏右侧可见类球形明显隆起型肿物，表面黏膜充血，NBI 模式下肿瘤表面未见扩张的微血管。

活检病理：（右侧舌根）非霍奇金淋巴瘤，考虑弥漫性大 B 细胞型，生发中心细胞来源。

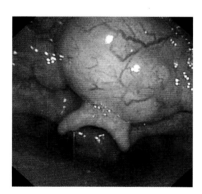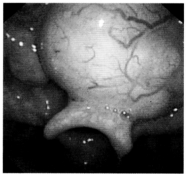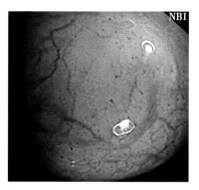

舌根部弥漫大 B 细胞淋巴瘤喉镜下表现（喉部 NBI 分型：Ⅰ型）

临床诊断：舌根非霍奇金淋巴瘤（ⅡA 期，IPI＝0 分）。

治疗方案：R-CHOP 方案化疗（环磷酰胺 700mg 1～2d，表阿霉素 70mg 1～2d，长春新碱 2mg 1d，强的松 100mg 1～5d，利妥昔单抗 800mg 1d，21 天为 1 周期）×4 周期＋放疗（40Gy/2Gy/20F）。

疗末情况：肿瘤消退。

随访：未见复发。

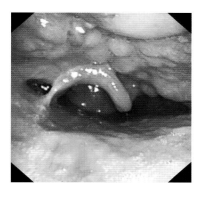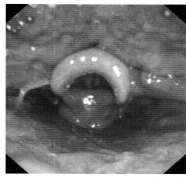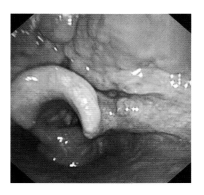

舌根部淋巴瘤化疗后

舌根部肿物基本消退，表面变平，淋巴滤泡增生。下咽及喉部结构完整，未见明显异常。声带活动正常

2. 口咽部 NK/T 细胞淋巴瘤

病例

患者，男，20 岁。主诉：咽部不适伴疼痛 1 年。电子喉镜检查发泄口咽后壁偏左侧及口咽左侧壁可见较大范围溃疡型病变，上覆白苔，NBI 模式下肿瘤表面未见扩张的微血管。

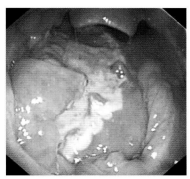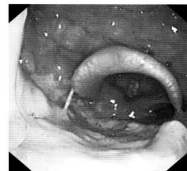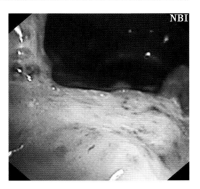

口咽部 NK/T 细胞淋巴瘤喉镜下表现（喉部 NBI 分型：Ⅴc 型）

影像学检查：左侧扁桃体区可见软组织增多，约 1.2cm，局部似可见溃疡形成，右侧扁桃体区未见明确异常。余鼻咽、口咽、喉及甲状腺未见明确异常。双侧颈部未见明确肿大淋巴结。

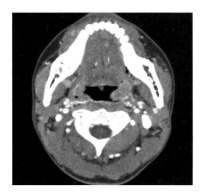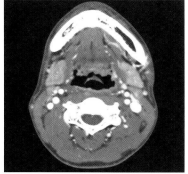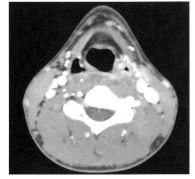

口咽部 NK/T 细胞淋巴瘤 CT 表现

病理：(口咽)被覆鳞状上皮的黏膜组织中见异型细胞浸润伴坏死，免疫组化染色结果及形态符合NK/T细胞淋巴瘤，鼻型。免疫组化结果：LCA(3＋)，CD2(3＋)，CD56(2＋)，AE1/AE3(－)，CD19(－)，CD20(3＋)，Ki-67(＋，20%)，EBER(＋)，CD20(－)，CD3(3＋)，CD79α(－)。

临床诊断：口咽部NK/T细胞淋巴瘤。

3. 口咽部T淋巴母细胞白血病、淋巴瘤

病例1

患者，男，36岁。主诉：发现扁桃体及颈部淋巴结肿大1周。电子喉镜检查发现鼻咽黏膜下出血表现，鼻咽部黏膜明显发红，顶后壁增厚，表面尚光滑，左、右侧壁结构基本完整。口咽双侧扁桃体肿大，左侧明显，黏膜充血明显。舌根部淋巴滤泡增生，黏膜充血。下咽及喉部未见明显异常。NBI模式下黏膜表面未见明显异常扩张的微血管。

病理诊断：(颈部淋巴结)形态提示非霍奇金淋巴瘤。免疫组化结果显示：CD20(－)，CD79A(－)，BCL2(3＋)，BCL6(－)，CD10(2＋)，MUM1(－)，CD21(残存＋)，CD23(少数残存＋)，CD3(1＋)，CD5(1＋)，散在，CyclinD1(－)，Ki-67(＋60%)，AE1/AE3(－)，TdT(3＋)，CD99(3＋)，CD34(1＋)，CD1a(－)，CD4(1＋)，CD8(－)，EBER(－)，PAX5(－)，CD19(－)。符合T淋巴母细胞白血病、淋巴瘤(T-ALL/LBL)，基因重排检测结果支持上述诊断。(左扁桃体)高度增生的异型淋巴样细胞，送检组织严重挤压细胞变性显著，考虑淋巴造血系统肿瘤。

临床诊断：非霍奇金淋巴瘤(T淋巴母细胞白血病、淋巴瘤)，侵及到鼻咽及口咽部。

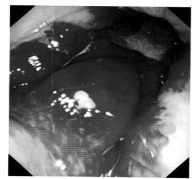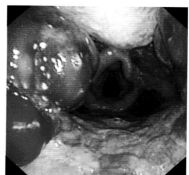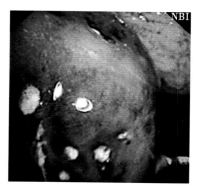

口咽部T淋巴母细胞白血病/淋巴瘤喉镜下表现(喉部NBI分型：I型)

病例2

患者，男，51岁。主诉：吞咽困难1周。电子喉镜检查发现口咽双侧扁桃体Ⅲ度肿大，口咽腔空间明显变狭小。NBI模式下可见双侧扁桃体表面未见异常扩张的微血管。

活检病理：(左侧扁桃体)不除外T细胞淋巴瘤可能。免疫组化结果显示：CD19(－)，CD20(－)，CD3(3＋)，CD4(－)，D8(－)，CD2(1＋)，CD21(1＋)，围绕血管周围细胞。EBER(少量大细胞＋)。结合形态及上述检测结果，支持血管免疫母细胞性T细胞淋巴瘤。

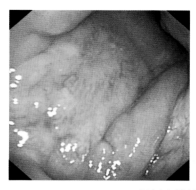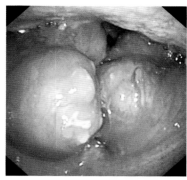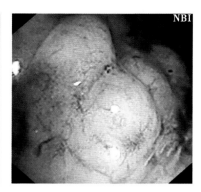

双侧扁桃体 T 细胞淋巴瘤喉镜下表现（喉部 NBI 分型：Ⅰ型）

第四节　窄带成像喉镜在下咽部疾病应用的病例介绍

一、正常下咽部解剖及黏膜 NBI 喉镜下表现

下咽（hypopharynx）又称喉咽（laryngopharynx），正位于喉的后面，从舌骨上界至环状软骨下缘水平，是一个肌性的、连接口咽部和颈部食管的结构，长度约 5～7cm，后壁平对第 3～6 颈椎。咽壁由内至外有 4 层，即黏膜层、纤维层、肌肉层和外膜层。纤维层与黏膜层紧密附着，无明显黏膜下组织层。下咽部黏膜被覆的上皮为复层鳞状上皮。

下咽部可分为三个解剖分区：

1. 梨状窝　梨状窝（pyriform sinus）位于喉两侧，上缘起自咽会厌皱襞，其内侧为杓会厌皱襞外侧，外侧为甲状软骨板，向下移行至环后食管。咽会厌皱襞是茎突咽肌部分肌纤维经过黏膜下所形成，作为口咽、喉咽二部交界处的前外侧壁。梨状窝的临床意义在于：①此窝底与声带平行，表面投影约在环状软骨下缘上 1.5cm 处的平面，喉全切除术时可在该平面上剥离梨状窝黏膜；②梨状窝是异物常易嵌顿停留之处；③两侧梨状窝对称，若一侧饱满、变浅或食物唾液潴留，则应考虑有肿物可能；④喉上神经经梨状窝底部分布于喉上部各处，位置浅表，此处常是局麻药喷洒的地方，用于阻滞喉上神经；⑤喉垂直部分切除术后，可利用同侧梨状窝黏膜及杓会厌皱襞进行修复。

2. 环后区　环后区（postcricoid region）即咽 - 食管交界区，上自杓状软骨及杓间区，下至环状软骨下缘，由附着于环状软骨和喉后部肌群上的黏膜和黏膜下组成，与颈段食管相接，构成喉咽的前壁。

3. 咽后壁　咽后壁（posterior hypopharyngeal walls）系覆盖于椎前的喉咽壁，自舌根上缘（会厌谷底）至环状软骨下缘平面。

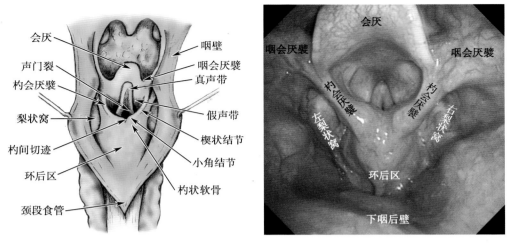

下咽部解剖结构示意图及喉镜下所见

【NBI 喉镜下表现】　下咽部被覆的是鳞状上皮，一般情况下，黏膜光滑、红润，常可见淋巴滤泡。NBI 模式下常可见典型的鳞状上皮微血管纹理出现，IPCL 不可见。

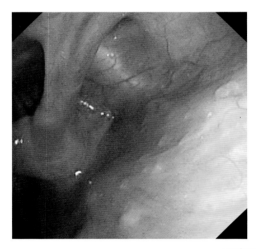 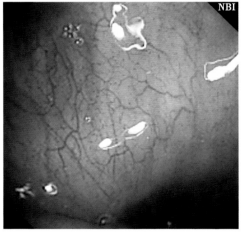

正常下咽部
NBI 喉镜下表
现

正常下咽部 NBI 喉镜下表现

二、下咽部慢性炎症

下咽部的慢性炎症在临床上较常见，患者在临床表现上可有咽部不适、异物感或轻微疼痛，可伴有黏稠分泌物，晨起时刺激性咳嗽，伴有恶心等症状。电子喉镜检查时可见下咽尤其是双侧梨状窝黏膜充血，可见散在多发的淋巴滤泡，常与舌根部淋巴滤泡增生相伴行。这种淋巴滤泡增生本身对人体并无妨碍，只是会造成一种咽部异物感。对于淋巴滤泡的增生，如果症状不明显的话，可以不用处理。在喉镜检查中要与早期下咽癌相鉴别。

【NBI 喉镜下表现】　下咽部的淋巴滤泡在普通白光喉镜下可见黏膜表面有小凸起，有时与早期下咽癌难以区分，在 NBI 模式下，可见病变黏膜表面有非常细小的小斑点，无明显的边界，不会出现大斑点。NBI 喉镜对鉴别是否癌变有非常好的帮助。

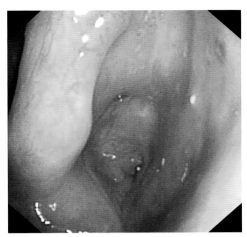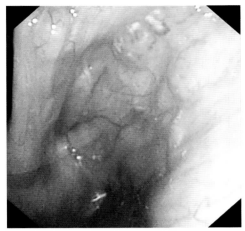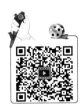

早期下咽癌和下咽部淋巴滤泡 NBI 喉镜下的鉴别

早期下咽癌和下咽部淋巴滤泡 NBI 喉镜下的鉴别

【典型病例】

病例 1

　　患者，女，54 岁。主诉：咽部异物感 3 个月。电子喉镜检查发现右侧梨状窝黏膜充血，可见小结节样病变，表面覆盖少许白苔。NBI 模式下可见病变黏膜表面有稀疏的微小斑点，无明显边界。

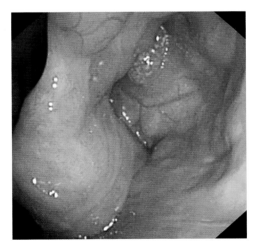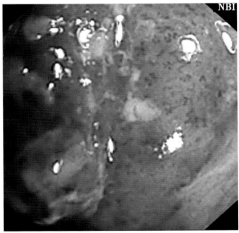

右侧梨状窝淋巴滤泡喉镜下表现

右侧梨状窝淋巴滤泡喉镜下表现（喉部 NBI 分型：Ⅳ型）

病例 2

　　患者，女，67 岁。主诉：咽部异物感 2 个月。电子喉镜检查发现右侧梨状窝可见多发小结节，表面黏膜充血。NBI 模式下可见病变有明显的边界，但是这种边界不是大斑点形成的边界，是黏膜下出血形成的边界，隐约可见细小的小斑点。

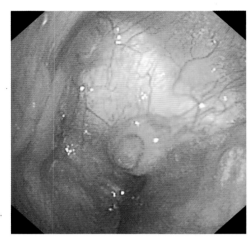 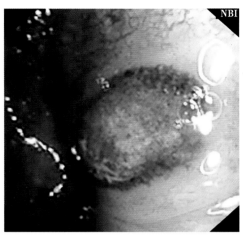

右侧梨状窝淋巴滤泡喉镜下表现

右侧梨状窝淋巴滤泡喉镜下表现（喉部 NBI 分型：Ⅳ型）

病例 3

　　患者，男，61 岁。主诉：咽部异物感 2 个月。电子喉镜检查发现下咽部右侧梨状窝可见小结节，黏膜充血。NBI 模式下可见黏膜表面 IPCL 有轻微的扩张，可见稀疏的微小斑点。

　　活检病理：下咽部鳞状上皮慢性炎。

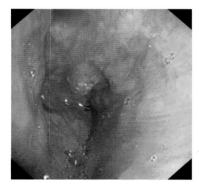 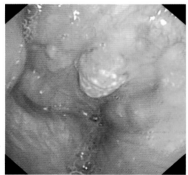 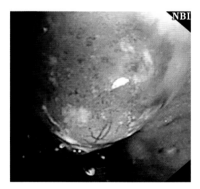

右侧梨状窝炎性结节喉镜下表现（喉部 NBI 分型：Ⅳ型）

病例 4

　　患者，男，42 岁。主诉：咽部疼痛 2 周。电子喉镜检查发现右侧梨状窝可见较大溃疡型病变，表面可见结节样凸起，右侧喉部增厚受侵犯，与下咽癌表现相似，难鉴别。NBI 模式下可见肿物表面无明显的微血管纹理，可见斑点，但是这种斑点是黏膜下出血的表现，不是 IPCL 扩张的斑点。

　　活检病理：炎性肉芽组织，局灶淋巴组织增生。

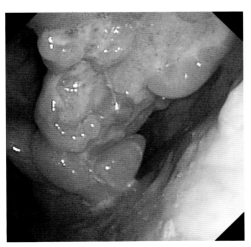
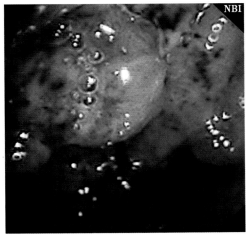

右侧梨状窝炎
性溃疡喉镜下
表现

右侧梨状窝炎性溃疡喉镜下表现（喉部 NBI 分型：Ⅴc 型）

抗炎治疗 1 个月后复查：发现右侧梨状窝溃疡基本愈合，表面基本恢复平整，右侧喉部略显厚。NBI 模式下表面无异常的微血管扩张。

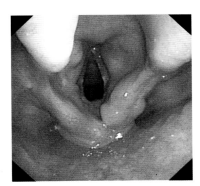
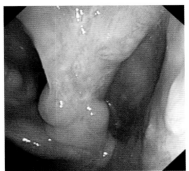
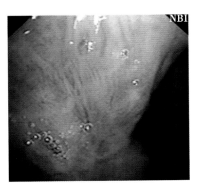

右侧梨状窝炎性溃疡抗炎治疗后复查（喉部 NBI 分型：Ⅰ 型）

三、下咽部良性肿瘤

下咽良性肿瘤很少发生，临床偶见乳头状瘤、血管瘤、纤维瘤、脂肪瘤。常位于梨状窝、咽侧壁及咽后壁。乳头状瘤表现为息肉状，血管瘤表现为红色不规则隆起，易出血，纤维瘤及脂肪瘤则表现为黏膜下隆起。

【临床表现】　早期症状不典型，可有吞咽异物感或阻塞感。血管瘤患者可有咯血，出血常继发于进食尖锐硬性食物之后。肿瘤较大时可能引起吞咽及呼吸困难。

【NBI 喉镜下表现】　电子喉镜检查时可发现下咽部结节或息肉样新生物，囊肿表面光滑，血管瘤呈紫色，乳头状瘤呈桑葚状。NBI 模式下乳头状瘤的表面可见斑点，其他良性肿瘤表面基本无 IPCL 显露。

【治疗】　下咽部的良性肿瘤一般选择微创手术治疗，治疗时要根据肿瘤的特点、大小和位置选择适当的手段，尽最大可能保留下咽及周围结构的功能。

【典型病例】

病例1

患者，男，67岁。主诉：吞咽不畅20天。电子喉镜发现下咽部右侧梨状窝内侧壁可见孤立局限紫色菜花样肿物，大小约1.5cm，未累及到环后区；NBI模式下可见黏膜表面有基本正常的鳞状上皮黏膜血管纹理，可见黏膜下层血管和树枝状血管，未见IPCL扩张；CT可见右侧会厌杓状软骨皱襞后部软组织增厚，呈结节状，大小约1.6cm×1.3cm，密度尚均匀，右侧梨状窝变窄。

临床诊断：下咽血管瘤。

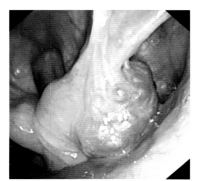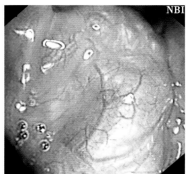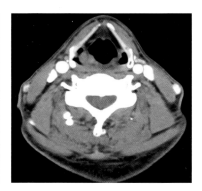

右侧梨状窝血管瘤喉镜下表现（喉部NBI分型：Ⅰ型）

病例2

患者，女，59岁。主诉：吞咽不适1个月。电子喉镜检查发现下咽环后区可见紫色肿物，表面凸凹不平。NBI模式下可见肿物表面未见异常扩张的微血管。

临床诊断：下咽血管瘤。

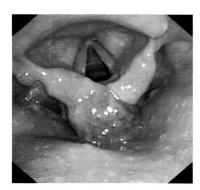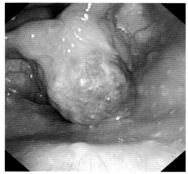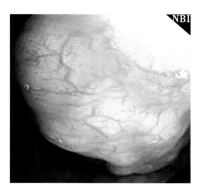

环后区血管瘤喉镜下表现（喉部NBI分型：Ⅰ型）

病例 3

患者，男，50 岁。主诉：咽部不适伴有异物感 2 个月。电子喉镜检查发现下咽部左侧梨状窝内侧壁可见孤立结节状新生物，表面光滑，NBI 模式下可见结节表面未见异常扩张的微血管。

临床诊断：下咽部囊肿。

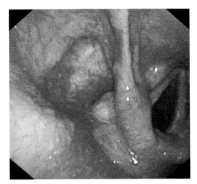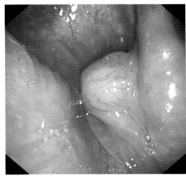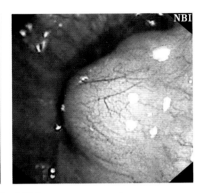

左侧梨状窝囊肿喉镜下表现（喉部 NBI 分型：Ⅰ型）

病例 4

患者，女，76 岁。主诉：咽部异物感 4 个月。电子喉镜检查发现右侧环后区可见光滑类球形新生物，呈囊性感。NBI 模式下可见病变表面未见异常扩张的微血管，血管纹理规则，无 IPCL 扩张。

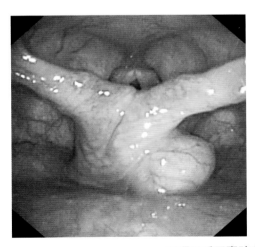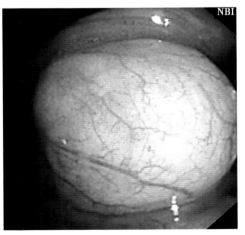

下咽环后区囊肿喉镜下表现

下咽环后区囊肿喉镜下表现（喉部 NBI 分型：Ⅰ型）

病例 5

患者，男，48 岁。主诉：咽部异物感 3 个月。电子喉镜检查发现下咽部左侧梨状窝近尖部可见大小约 6mm 的息肉样病变，NBI 模式下可见病变表面有轻微扩张的小斑点状表现。喉镜下使用活检钳完全摘除送病理。

活检病理：（下咽）乳头状瘤。

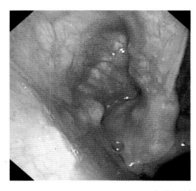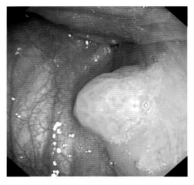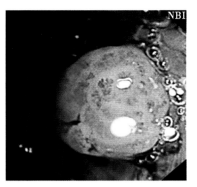

左侧梨状窝乳头状瘤喉镜下表现（喉部 NBI 分型：Ⅳ型）

病例 6

　　患者，女，51 岁。主诉：咽部不适异物感 1 年余。电子喉镜检查发现下咽后壁中部可见大小约 5mm 带蒂息肉样病变，NBI 模式下可见病变表面有轻微扩张的小斑点状表现。喉镜下使用活检钳完全摘除送病理。

　　活检病理：（下咽）乳头状瘤。

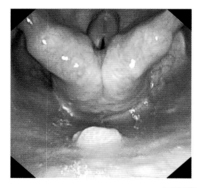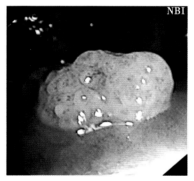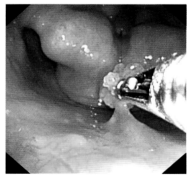

下咽部乳头状瘤喉镜下表现（喉部 NBI 分型：Ⅳ型）

四、下咽癌

　　下咽癌（hypopharyngeal carcinoma）绝大多数（约 95%）为鳞状细胞癌，生物学特性恶劣，极易出现颈部淋巴结转移，且发生部位隐蔽，因此确诊时多已晚期，是头颈部预后最差的恶性肿瘤之一，5 年生存率约 40%。根据肿瘤的发生部位，分为梨状窝癌、环后癌和下咽后壁癌，其中梨状窝癌较为多见，其次是下咽后壁癌，环后区癌最少。所有下咽癌都有黏膜下扩展的特点，下咽部周围有着丰富的区域淋巴管，T_1 和 T_2 患者约 1/2 出现颈部淋巴结转移，T_2 期以上的患者，超过 3/4 的有颈部淋巴结转移。下咽癌的远处转移和第二原发恶性肿瘤的发生率要远高于上呼吸消化道的其他部位。

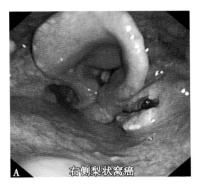

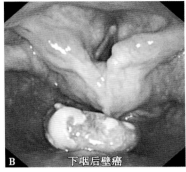

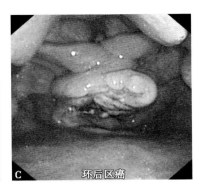

A　右侧梨状窝癌　　B　下咽后壁癌　　C　环后区癌

下咽癌类型（电子喉镜下表现）

【病因】　下咽癌的发生与吸烟和饮酒有关，与口咽部鳞状细胞癌相似。尽管在下咽鳞状细胞癌中检测到 HPV 病毒的感染，但无证据证实其致癌效应如在口咽癌中那么重要。

【临床表现】

1. 早期可有咽异物感、吞咽不适及咽痛。晚期可出现吞咽困难、疼痛、声带嘶哑及呼吸困难。

2. 可能无明显症状，多于无意中发现颈部包块，以颈部包块为首发症状的不少见。超过 50% 的患者出现颈部淋巴结肿大。

【NBI 喉镜下表现】　常规喉镜检查可见位于梨状窝、环后区或咽后壁的菜花型或溃疡型新生物，常侵犯临近结构，可伴发多灶病变。NBI 喉镜有助于下咽部早期癌的发现，有助于下咽部多灶病变的检出，对判断下咽癌准确的 T 分期具有重要的作用。NBI 模式下的特点与喉部相似，可借鉴喉癌和食管癌的 NBI 诊断分型。早期表现为 Ⅴa 型的大斑点，进展后可见 Ⅴb 型扭曲的蚯蚓形及蛇形血管表现。在一个下咽癌的肿物中可以有多种的 NBI 分型表现，在诊断时要以最严重的表现进行诊断，活检时也要在最严重分型的部位活检才有可能取到理想的病理结果。下咽部常出现淋巴滤泡，表现与舌根部淋巴滤泡相似，无异常扩张的 IPCL，对鉴别是否为早期癌具有重要作用。下咽部早期癌在检查及定位上可以模仿胃镜下对早期食管癌的检查，进行喉镜下的碘染色，有病变的地方会出现不着色区。下咽癌常伴有食管癌，因此下咽癌患者要常规进行食管镜检查，食管镜检查时应行碘染色，有助于发现与下咽癌相伴行的同时性早期食管癌。

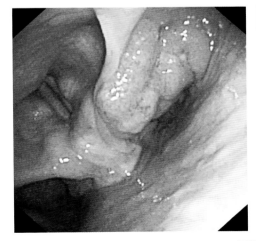

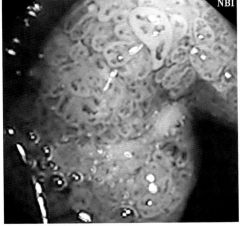

下咽癌的 NBI 喉镜下表现

下咽癌 NBI 喉镜下表现

【影像学检查】　CT可见下咽部软组织肿物，常侵犯周围结构，起源于梨状窝内侧壁的肿瘤易侵犯喉腔结构，颈部淋巴结常见肿大，尤以Ⅱ区和Ⅲ区多见，多为双侧，部分肿大淋巴结可见中央坏死区。MRI可见下咽部软组织肿物，T_1WI上肿物与颈部肌肉信号强度相似，信号多较均匀，T_2WI上肿物呈不均匀高信号，T_2WI压脂序列亦呈高信号表现，增强后不均匀强化。MRI可用来评价肿瘤与颈部大血管的关系。

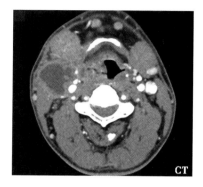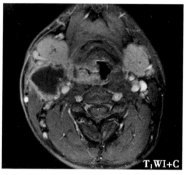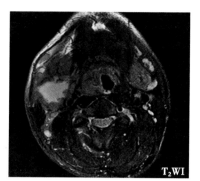

右侧梨状窝癌CT和MRI表现

【下咽癌TNM分期（AJCC 2017第八版）】

原发肿瘤（T）	
Tx	原发肿瘤不能评估
Tis	原位癌
T_1	肿瘤局限在下咽的某一解剖亚区和/或肿瘤最大径≤2cm
T_2	肿瘤侵犯一个以上下咽解剖亚区或邻近解剖区，或2cm＜测量的肿瘤最大径≤4cm，无半喉固定
T_3	肿瘤最大径＞4cm或半喉固定或延伸到食管
T_{4a}	中等晚期局部疾病 肿瘤侵犯甲状/环状软骨、舌骨、甲状腺或中央区软组织**
T_{4b}	非常晚期局部疾病 肿瘤侵犯椎前筋膜，包绕颈动脉，或累及纵隔结构
**：中央区软组织包括喉前带状肌和皮下脂肪	
区域淋巴结（N）	
Nx	区域淋巴结不能评估
N_0	无区域淋巴结转移
N_1	同侧单个淋巴结转移，最大径≤3cm且ENE（−）
N_2	
N_{2a}	同侧单个淋巴结转移，3cm＜最大径≤6cm且ENE（−）
N_{2b}	同侧多个淋巴结转移，最大径≤6cm且ENE（−）
N_{2c}	双侧或对侧淋巴结转移，最大径≤6cm且ENE（−）
N_3	
N_{3a}	转移淋巴结最大径＞6cm且ENE（−）
N_{3b}	淋巴结转移，临床上可见ENE（+）
†：Ⅶ区转移也被认为是区域淋巴结转移	

续表

远处转移（M）			
M_0	无远处转移		
M_1	有远处转移		
分期			
0 期	Tis	N_0	M_0
Ⅰ期	T_1	N_0	M_0
Ⅱ期	T_2	N_0	M_0
Ⅲ期	$T_1 \sim T_2$	N_1	M_0
	T_3	$N_0 \sim N_1$	M_0
ⅣA 期	T_{4a}	$N_0 \sim N_1$	M_0
	$T_{1 \sim 4a}$	N_2	M_0
ⅣB 期	任何 T	N_3	M_0
	T_{4b}	任何 N	M_0
ⅣC 期	任何 T	任何 N	M_1

【治疗】　近 10 年来，下咽部鳞状细胞癌的治疗方式发生了显著的变化，已由以前的首选手术切除转变为现在的器官保留治疗。手术方式分为保留喉功能的下咽癌切除术和不保留喉功能的下咽癌切除术。非手术方式包括放疗、化疗和分子靶向治疗。下咽癌的治疗推荐有选择的保留喉功能的手术和以手术＋术后放疗或术前放疗＋手术为主的综合治疗方式。

1. 不需要做全喉切除的患者（多数 T_1，N_0，部分 T_2，N_0）可选择根治性放疗或手术治疗［部分喉咽切除术（开放式或内镜下）＋同侧或双侧颈清扫］。放疗后原发灶有残留，如有指征行挽救性手术＋颈清扫。手术后如有不良预后因素，应考虑放疗或结合化疗。

2. 需要做全喉切除术的患者（T_1，N＋，$T_{2\sim3}$，任何 N）治疗上有以下几种选择：①诱导化疗：如果完全缓解可加用根治性放疗（1 类）；如原发灶部分缓解可加同步放化疗（2B 类）；如果诱导化疗后疗效还不及部分缓解时选用手术治疗；②手术切除病灶与颈部清扫术，如术后病理有不良预后因素时加用放疗或化放疗；③同步化疗／放疗，推荐顺铂（2B 类）。

3. 对于 T_{4a} 任何 N 的患者的治疗选择包括：①手术＋广泛性颈部淋巴结清扫（首选）加辅助化放疗（1 类）；②包括功能评估的多学科临床试验；③同步全身治疗放疗（3 类）；或者诱导化疗＋放化疗或单纯放疗（3 类）。

【预后及随访】　下咽癌早期诊断难，治疗效果差，预后不佳。中国医学科学院肿瘤医院收治的 464 例（1958—1998 年）下咽癌结果显示，Ⅰ期下咽癌仅 10 例（2.2%），Ⅱ期 26 例（5.6%），Ⅲ期 129 例（27.8%），Ⅳ期 299 例（64.4%）。其中单纯放疗（174 例），术前放疗＋手术（202 例），手术＋术后放疗（22 例），单纯手术 26 例，根治性放疗失败挽救性手术（40 例）。总的 5 年生存率为 34.2%，其中放疗＋手术的综合治疗组 5 年生存率为 46.3%，明显高于单纯手术组，且有较高的喉功能保留率（39.6%）。

【典型病例】

1. 早期下咽癌（通过 NBI 喉镜检查发现）

病例 1

　　患者，男，60 岁。主诉：咽部不适 3 个月。电子喉镜检查发现右侧梨状窝外侧壁局部黏膜充血，白光模式下很难发现和明确病灶性质。NBI 模式下可见病变表面 IPCL 扩张呈清楚的斑点状表现。

　　活检病理：（右侧梨状窝）表浅鳞状上皮呈中 - 重度不典型增生。

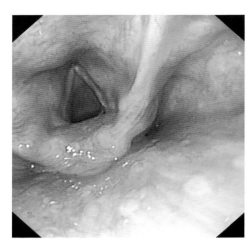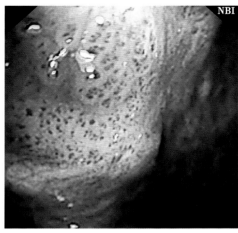

右侧梨状窝早期癌喉镜下表现

右侧梨状窝早期癌喉镜下表现（喉部 NBI 分型：Ⅴa 型）

病例 2

　　患者，男，59 岁。主诉：咽部不适半年余。既往颈段食管癌放疗后 1 年余。电子喉镜检查发现右侧梨状窝表面基本平整，黏膜光滑。碘染色后可见右侧梨状窝外侧壁有不着色区，NBI 模式下可见明显的斑点状表现。

　　活检病理：（右侧梨状窝）鳞状上皮重度不典型增生 / 原位癌。

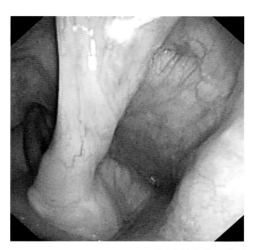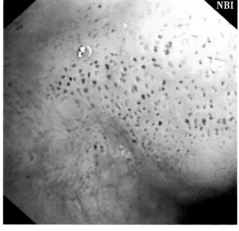

右侧梨状窝早期癌喉镜下表现

右侧梨状窝早期癌喉镜下表现（喉部 NBI 分型：Ⅴa 型）

病例 3

患者,男,53 岁。主诉:吞咽异物感 2 个月,既往舌根癌术后 5 个月。电子喉镜检查发现下咽部右侧梨状窝外侧壁黏膜充血,白光模式下很难发现病灶,NBI 模式下可见黏膜表面有斑点及蝌蚪形表现。

活检病理:(右侧梨状窝)鳞状上皮重度不典型增生/原位癌,局部可疑间质浸润。

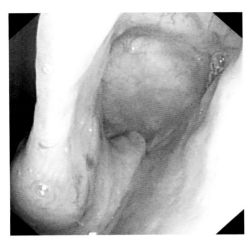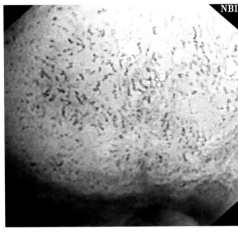

右侧梨状窝早期癌喉镜下表现

右侧梨状窝早期癌喉镜下表现(喉部 NBI 分型:Ⅴa 型)

病例 4

患者,男,54 岁。主诉:咽部疼痛半年。电子喉镜检查发现双侧梨状窝黏膜充血。NBI 模式下可见双侧梨状窝表面有明显的斑点和蝌蚪形表现。

活检病理:(左、右侧梨状窝)鳞状细胞原位癌。

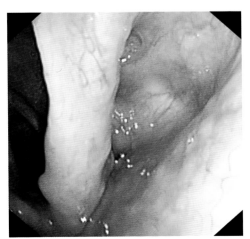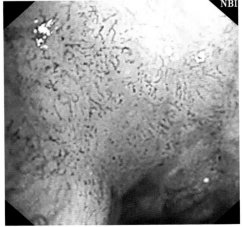

双侧梨状窝早期癌喉镜下表现

双侧梨状窝早期癌喉镜下表现(喉部 NBI 分型:Ⅴa 型)

病例 5

　　患者，男，52 岁。主诉：吞咽不顺 4 个月。患者胃镜检查发现食管隆起性病变（距门齿约为 18～21cm），病理为食管鳞状细胞癌。电子喉镜检查发现下咽左侧梨状窝可见黏膜充血，表面尚平整，病灶浅表，大小约 2cm，NBI 模式下可见病变表面 IPCL 扩张呈清楚的斑点状表现。

　　活检病理：（左侧梨状窝）鳞状上皮呈重度不典型增生 / 原位癌。

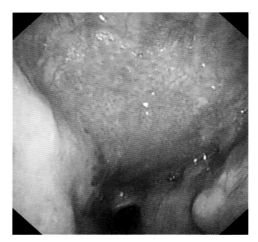 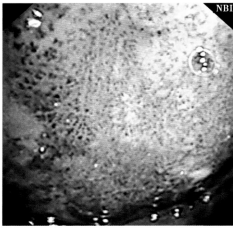 

左侧梨状窝早期癌喉镜下表现

左侧梨状窝早期癌喉镜下表现（喉部 NBI 分型：Ⅴa 型）

病例 6

　　患者，男，55 岁。主诉：咽部不适半年余，既往口腔癌术后 2 年。电子喉镜检查发现下咽左侧梨状窝外侧壁黏膜充血（绿线标记处），表面大致平整。NBI 模式下可见黏膜表面有清楚的斑点状表现，病变较浅表，向下达梨状窝尖部，左侧梨状窝内侧壁未见明显侵及。

　　活检病理：（左侧梨状窝）鳞状上皮原位癌，小灶可疑间质浸润。

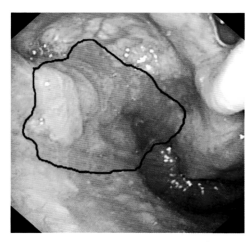 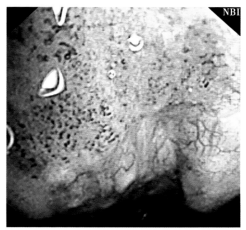 

左侧梨状窝早期癌喉镜下表现

左侧梨状窝早期癌喉镜下表现（喉部 NBI 分型：Ⅴa 型）

病例7

　　患者，男，54岁。主诉：左颈部肿物1月余。电子喉镜检查发现左侧梨状窝外侧壁黏膜充血明显。NBI模式下黏膜红区表面可见明显异常扩张的斑点状表现。

　　活检病理：（左侧梨状窝）鳞状上皮原位癌。

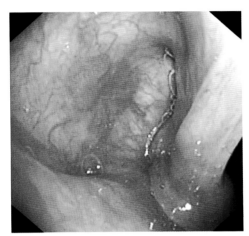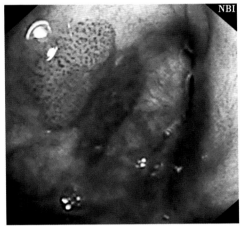

左侧梨状窝早期癌喉镜下表现

左侧梨状窝早期癌喉镜下表现（喉部NBI分型：Ⅴa型）

病例8

　　患者，男，64岁。主诉：吞咽不顺5个月。胃镜检查发现食管癌，影像学检查未见下咽部异常，电子喉镜检查发现左侧梨状窝尖处黏膜略充血（绿线标记处）。NBI模式可见病灶黏膜表面有清楚的斑点状表现。

　　活检病理：（左侧梨状窝）鳞状上皮重度不典型增生/原位癌。

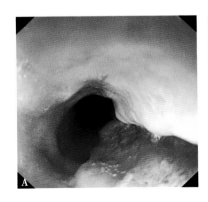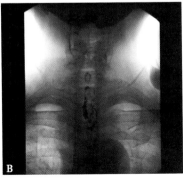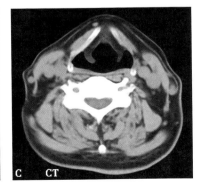

胃镜及影像学检查所见

A. 胃镜检查发现食管癌（距门齿为19～23cm）　B. 下咽食管造影：双侧梨状窝对称，未见充盈缺损，诸壁膨胀好，双侧环后线未见抬高，局部黏膜光整，椎前未见增厚软组织影。食管上段可见长约5cm黏膜破坏及不规则充盈缺损，并见不规则龛影，局部管腔狭窄，造影剂通过受阻　C. CT检查下咽部未见异常

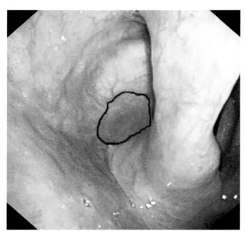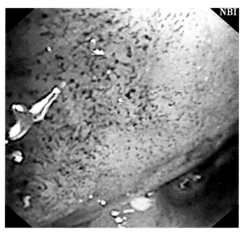

左侧梨状窝早期癌喉镜下表现

左侧梨状窝早期癌喉镜下表现（喉部 NBI 分型：Ⅴa 型）

病例 9

　　患者，男，54 岁。主诉：食管癌化疗后 10 个月，常规复查。电子喉镜检查发现下咽后壁黏膜欠平整。NBI 模式下可见下咽后壁有明显的斑点状表现。

　　活检病理：（下咽后壁）鳞状细胞原位癌，伴间质浸润。

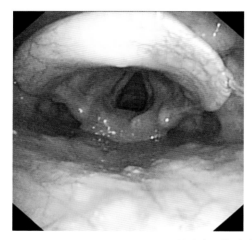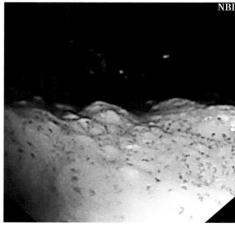

下咽后壁早期癌喉镜下表现

下咽后壁早期癌喉镜下表现（喉部 NBI 分型：Ⅴa 型）

病例 10

　　患者，男，59 岁。主诉：体检胃镜发现下咽部原位癌。电子喉镜检查发现左侧梨状窝外侧壁黏膜充血，白光下病变显示不明显，难发现。碘染色后病变范围显示清楚，内外侧壁均受累及。NBI 模式下可见病灶表面有明显的斑点状表现。

　　活检病理：（左侧梨状窝）鳞状上皮重度不典型增生/原位癌。

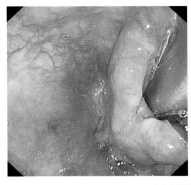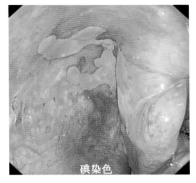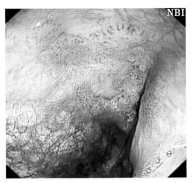

左侧梨状窝早期癌喉镜下表现（喉部 NBI 分型：Ⅴa 型）

　　治疗方案：内镜黏膜下剥离术。

　　术后病理：（左侧梨状窝）梨状窝黏膜鳞状上皮重度不典型增生/原位癌，最大径 1.4cm，小灶间质浸润，呈中分化鳞状细胞癌，侵达黏膜固有层，直径 650um。（基底）未见癌及不典型增生。

　　术后分期：下咽癌（AJCC2017 分期：$T_1N_0M_0$，Ⅰ期）。

　　术后随访：未见复发。

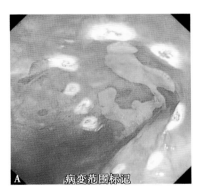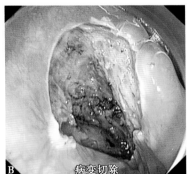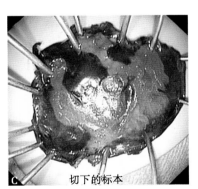

左侧梨状窝早期癌内镜黏膜下剥离术（ESD）

A. 病变范围标记　B. 左侧梨状窝黏膜剥离后创面　C. 手术切下的黏膜标本

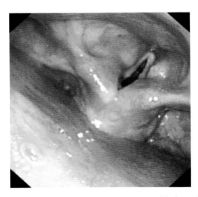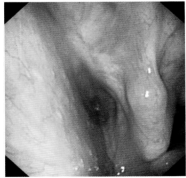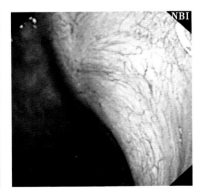

左侧梨状窝早期癌内镜下治疗后 2 个月复查（喉部 NBI 分型：Ⅰ型）

下咽部左侧梨状窝原病灶处呈术后瘢痕样表现，表面基本平整，未见明显肿瘤征象。NBI 模式下可见黏膜表面呈现正常血管纹理，未见异常扩张的微血管。下咽及喉部功能保留完好

病例 11

患者,男,49 岁。主诉:吞咽不适 1 年余。电子喉镜检查发现右侧梨状窝表面粗糙不平,累及到右侧梨状窝内外侧壁以及下咽后壁右外侧,向下未达梨状窝尖部,环后区及左侧梨状窝未见侵及,NBI 模式下可见病变表面呈清晰的斑点状表现。喉部右侧杓会厌皱襞和右侧杓状软骨下咽侧受累及,尚未累及到嵴部。会厌及左侧杓状软骨正常。双侧声带和室带对称,未见明显异常。双侧声带活动正常。

活检病理:(右梨状窝)鳞状细胞重度不典型增生,伴局灶原位癌。

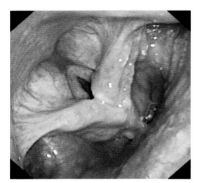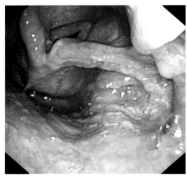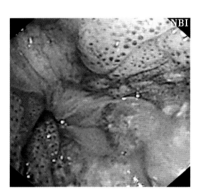

右侧梨状窝浅表癌喉镜下表现(喉部 NBI 分型:Ⅴa 型)

治疗方案:单纯手术(右侧梨状窝切除＋颈部Ⅱ、Ⅲ区清扫术)。

术后病理:(右侧梨状窝)梨状窝鳞状上皮广泛重度不典型增生/原位癌,局灶见间质浸润,呈中分化鳞状细胞癌,浸润深度 0.15cm,未侵犯肌层及甲状软骨板。淋巴结未见转移(0/41)。

术后分期:下咽癌(AJCC2017 分期:$T_1N_0M_0$,Ⅰ期)。

术后复查:未见复发。

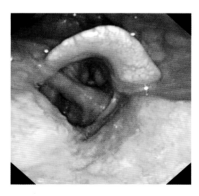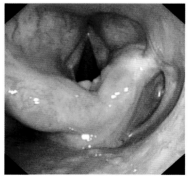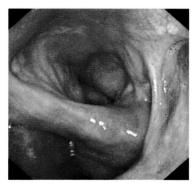

下咽癌术后 1 年余复查

下咽部右侧梨状窝呈术后瘢痕样表现,未见明显肿瘤征象。余下咽部基本平整,未见明显异常。喉部结构大致完整,黏膜基本光滑,双侧声带活动尚可

病例 12

患者，男，61 岁。主诉：咽部疼痛异物感 2 个月。电子喉镜检查发现右侧梨状窝可见浅溃疡病灶。NBI 模式下可见右侧梨状窝表面有明显的斑点状表现。

活检病理：（右梨状窝）鳞状上皮原位癌。

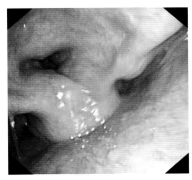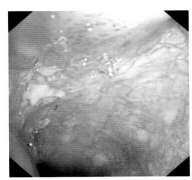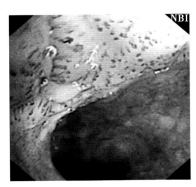

右侧梨状窝早期癌喉镜下表现（喉部 NBI 分型：Ⅴa 型）

临床诊断：下咽癌（AJCC2017 分期：$T_1N_1M_0$，Ⅲ 期）。

治疗方案：同步放化疗（69.96Gy/2.12Gy/33f＋顺铂 $30mg/m^2 \times 6$ 期）。

疗末情况：肿瘤消退。

随访：下咽部未见肿瘤复发。

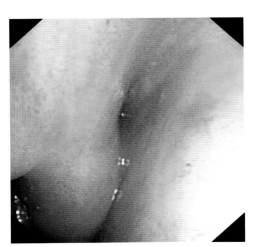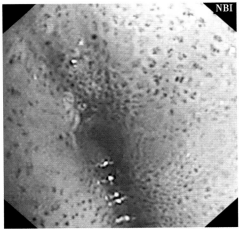

下咽癌放疗后喉镜下表现

下咽癌放疗后半年余喉镜下表现（喉部 NBI 分型：Ⅳ 型）

下咽癌放疗后，常会出现这种广泛的斑点状表现，斑点分布较均匀，无明显边界，表现为背景颜色征（－），多是放疗后炎症的表现

2. 下咽癌多灶病变　下咽癌易伴发多个病灶，在临床喉镜检查过程中，除了要注意主要病灶的范围外，还要注意检查各个解剖分区，查看是否伴有同时性的多原发癌，这些伴随的多原发癌，一般病变均较浅表，NBI 喉镜在检出这类多原发灶方面具有明显的优势，有助于临床治疗方式的选择、手术范围的判断及提高患者的术后生存情况。

病例 1

　　患者，男，54 岁。主诉：左颈部淋巴结转移癌查原发灶。电子喉镜检查发现下咽部左侧梨状窝外侧壁黏膜充血，NBI 模式下可见清楚的斑点状表现。下咽部充分张开后，在下咽后壁可见溃疡型肿物，病变向下侵犯刚达食管入口处。

　　活检病理：（左梨状窝）重度不典型增生。（下咽后壁）鳞状细胞癌。

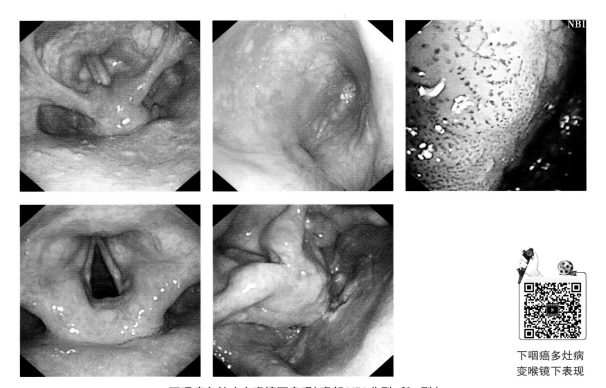

下咽癌多灶病变喉镜下表现

下咽癌多灶病变喉镜下表现（喉部 NBI 分型：Ⅴa 型）

病例 2

　　患者，男，58 岁。主诉吞咽疼痛半年。电子喉镜检查发现右侧梨状窝黏膜增厚，欠光滑。NBI 模式下发现右侧梨状窝黏膜表面有明显的斑点状表现，另外发现会厌舌面表面也有斑点状表现。

　　活检病理：（右侧梨状窝）鳞状细胞癌。（会厌舌面）重度不典型增生 / 原位癌。

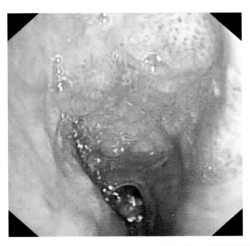
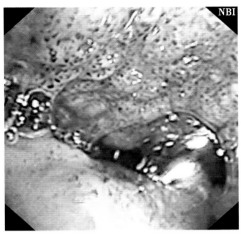

下咽癌＋会厌癌喉镜下表现

下咽癌＋会厌癌喉镜下表现（喉部NBI分型：Ⅴa型）

病例 3

患者，男，49岁。主诉：吞咽疼痛半年。电子喉镜检查发现左侧梨状窝可见溃疡型肿物，余未见异常。NBI模式下又发现右侧梨状窝有明显的斑点状表现。

活检病理：（左侧梨状窝）鳞状细胞癌。（右侧梨状窝）重度不典型增生。

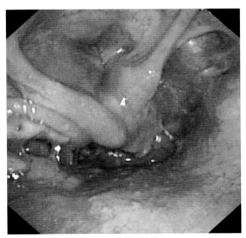
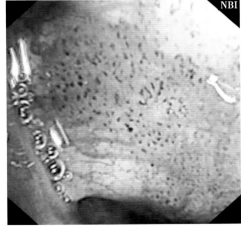
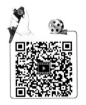

下咽癌多灶病变喉镜下表现

下咽癌多灶病变喉镜下表现（喉部NBI分型：Ⅴa型）

病例 4

患者，男，55岁。主诉：咽部异物感3个月。电子喉镜检查发现主要病灶位于右侧梨状窝，右侧梨状窝增厚，表面粗糙不平，向前侵及到右侧杓状软骨和杓会厌皱襞。另外在左侧梨状窝内侧壁发现浅表病灶，表面有白斑（绿线标记处）。NBI模式下可见下咽部两处病灶黏膜表面均有清楚的斑点状表现。

活检病理：（右梨状窝）鳞状细胞癌，主要呈原位癌形态。（左梨状窝）鳞状上皮原位癌。

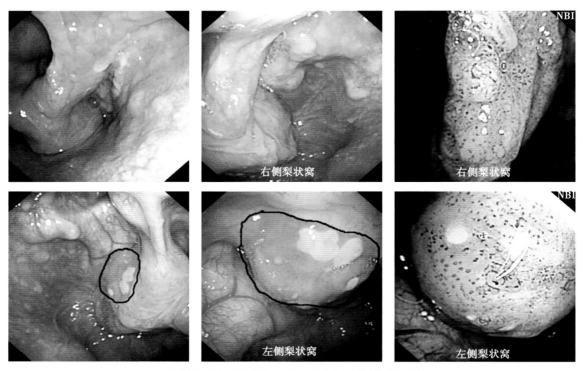

下咽癌多灶病变喉镜下表现（喉部NBI分型：Ⅴa型）

病例5

　　患者，男，58岁。主诉：咽部不适3个月。电子喉镜检查发现在下咽后壁左侧和下咽后壁近食管入口处可见2处病灶（绿线标记处，分别活检）。NBI模式下可见病变表面黏膜有清楚的斑点状表现。

　　活检病理：（下咽后壁近食管入口和下咽后壁左侧）鳞状细胞癌。

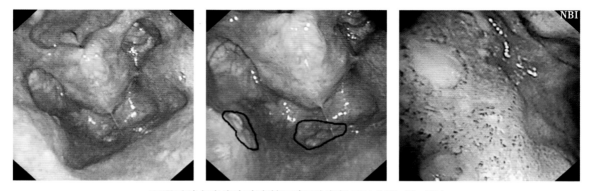

下咽后壁多发浅表癌喉镜下表现（喉部NBI分型：Ⅴa型）

病例6

　　患者，男，36岁。主诉：发现左颈部肿物2个月，外院左颈部清扫术后1个月。电子喉镜检查发现下咽部左侧梨状窝可见菜花样肿物（绿线和紫线标记，活检3块），累及到左侧环后区，向下达梨状窝尖部，NBI模式下可见肿物表面的微血管扩张呈蚯蚓形及点状表现。另外发现右侧梨状窝外侧壁黏膜充血(白线和蓝线标记,活检2块),NBI模式下可见有小斑点表现。

　　活检病理:(左梨状窝)鳞状细胞癌。(右梨状窝)鳞状上皮黏膜组织中度不典型增生。

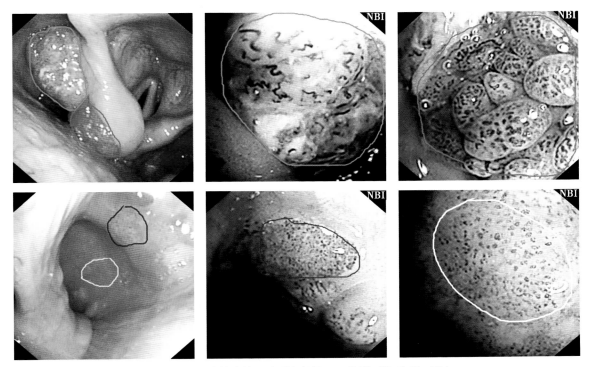

下咽癌多发病灶喉镜下表现(喉部NBI分型:Ⅴb和Ⅴa型)

　　临床诊断:下咽癌(AJCC2017分期:$T_2N_{2a}M_0$,ⅣA期)。

　　治疗方案:术前同步放化疗(59.36Gy/2.12Gy/28f+顺铂50mg/m^2×2期)+左侧梨状窝部分切除术。

　　术后随访:未见复发。

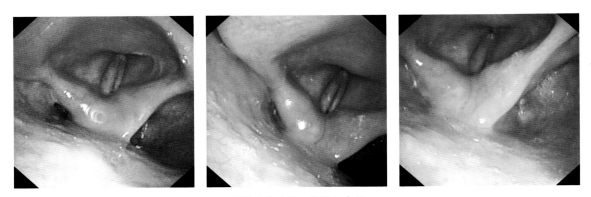

下咽癌放疗后、术后3个月

下咽部左侧梨状窝呈术后改变,无法充分张开,未见明显肿瘤征象。余下咽部基本平整。喉部结构完整,未见明显异常。声带活动正常

3. 梨状窝癌

病例 1

患者,男,50 岁。主诉:声音嘶哑伴右颈部肿物 1 个月。电子喉镜检查发现下咽部右侧梨状窝可见隆起型肿物,NBI 模式下可见肿物表面有清晰的斑点状表现,病变侵犯右侧梨状窝的外侧壁和部分内侧壁,向下未达梨状窝尖,未累及环后区及下咽后壁。

活检病理:(右侧梨状窝)鳞状细胞癌。

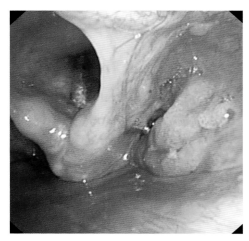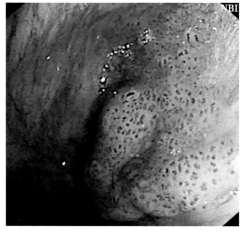

右侧梨状窝癌喉镜下表现

右侧梨状窝癌喉镜下表现(喉部 NBI 分型:Ⅴa 型)

病例 2

患者,男,56 岁。主诉:咽部疼痛不适半年余。电子喉镜检查发现右侧梨状窝增厚,表面粗糙不平整,侵及到右侧环后区。NBI 模式表现可见病变表面有明显的斑点状表现,病变边界显示的较清晰。

活检病理:(右侧梨状窝)鳞状细胞癌。

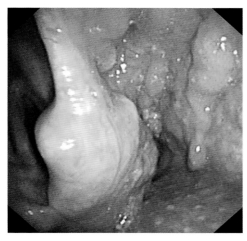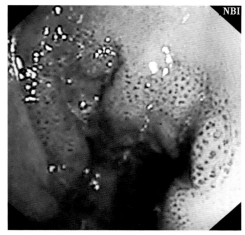

右侧梨状窝癌喉镜下表现

右侧梨状窝癌喉镜下表现(喉部 NBI 分型:Ⅴa 型)

病例3

　　患者，男，67岁。主诉：吞咽不适伴疼痛3个月。电子喉镜检查发现右侧梨状窝可见菜花样肿物，肿物主要位于右侧梨状窝内侧壁，与右侧杓状软骨关系密切，向下未侵及到梨状窝尖。NBI模式下可见肿物表面的微血管扩张明显，呈扭曲的线条形及蛇形。

　　活检病理：（右侧梨状窝）鳞状细胞癌。

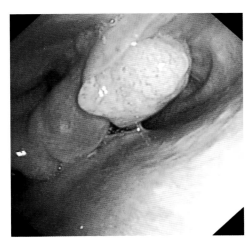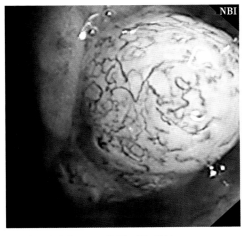

右侧梨状窝癌喉镜下表现

右侧梨状窝癌喉镜下表现（喉部NBI分型：Vb型）

病例4

　　患者，男，58岁。主诉：吞咽不适5个月。电子喉镜检查发现下咽部右侧梨状窝可见隆起型肿物，向上侵及到右侧咽会厌皱襞，向下达梨状窝尖，未侵及到食管入口，向右侧未侵及到环后区，向前侵及到右侧杓状软骨和杓会厌皱襞，会厌右侧游离缘增厚。NBI模式下可见肿物表面有扩张的微血管，呈蝌蚪形、蚯蚓形。

　　活检病理：（下咽）鳞状细胞癌。

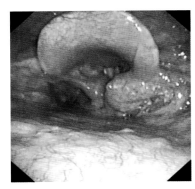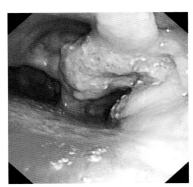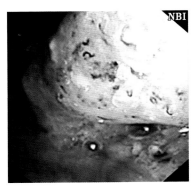

右侧梨状窝癌喉镜下表现（喉部NBI分型：Vb型）

病例 5

    患者,男,70 岁。主诉:咽部不适伴有疼痛 4 个月。电子喉镜检查发现下咽部右侧梨状窝黏膜明显增厚,表面粗糙不平,病变向上侵及到右侧咽会厌皱襞,向下未达梨状窝尖,向前侵及到右侧杓状软骨和杓会厌皱襞。下咽后壁、环后区及左侧梨状窝大致平整。NBI 模式下可见肿物表面呈斑点状、蝌蚪形表现。

    活检病理:(下咽)鳞状细胞癌。

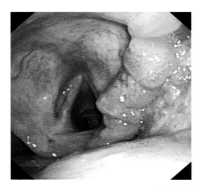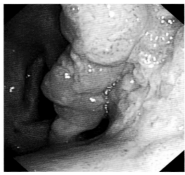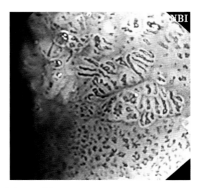

右侧梨状窝癌喉镜下表现(喉部 NBI 分型:Ⅴa 和 Ⅴb 型)

病例 6

    患者,男,43 岁。主诉:发现右颈部肿物 1 个月。电子喉镜检查发现下咽部右侧梨状窝可见结节状肿物生长,肿物主要位于右侧梨状窝内侧壁,累及到右侧梨状窝外侧壁,向下达梨状窝尖部,病变与右侧环后区贴临,警惕累及。NBI 模式下可见肿物表面有扩张呈点状及蚯蚓形的微血管。

    活检病理(右侧梨状窝)鳞状细胞癌。

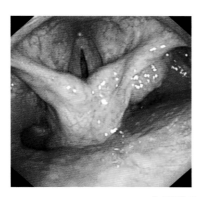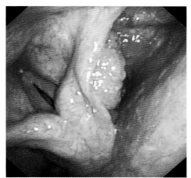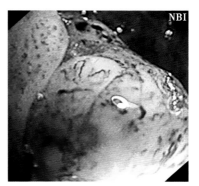

右侧梨状窝癌喉镜下表现(喉部 NBI 分型:Ⅴa 和 Ⅴb 型)

病例7

　　患者，男，79岁。主诉：吞咽不适5个月。电子喉镜检查发现下咽部左侧梨状窝外侧壁可见大小约2cm的息肉样新生物，病变下界达左侧梨状窝尖部，环后区、下咽后壁及右侧梨状窝未见明显异常。NBI模式下可见肿物表面有明显扩张的微血管，呈蛇形、蚯蚓形。

　　活检病理：（下咽）鳞状细胞癌。

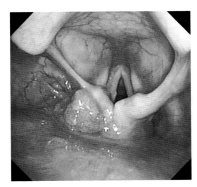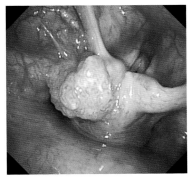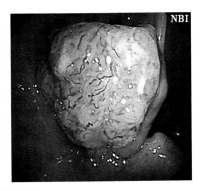

左侧梨状窝癌喉镜下表现（喉部NBI分型：Ⅴb型）

病例8

　　患者，男，66岁。主诉：吞咽不畅2个月。电子喉镜检查发现下咽部可见菜花样肿物，肿物主要位于右侧梨状窝，侵及到环后区，左侧梨状窝及下咽后壁未见明显侵及。NBI模式下可见肿物表面有扩张的微血管，呈蛇形、蚯蚓形。

　　活检病理：（下咽）中-低分化鳞状细胞癌。

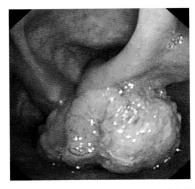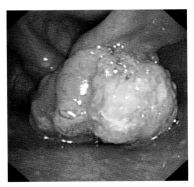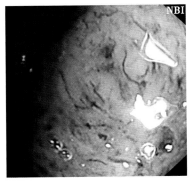

右侧梨状窝癌喉镜下表现（喉部NBI分型：Ⅴb型）

病例9

　　患者，男，56岁。主诉：右颈部淋巴结转移癌查原发灶。电子喉镜检查发现右侧梨状窝表面可见粗糙不平肿物生长，累及到内外侧壁，向下侵及到梨状窝尖。下咽后壁、环后区及左侧梨状窝未见明显侵及。NBI 模式下可见病灶表面有异常扩张的微血管,呈蛇形或蚯蚓形表现。

活检病理:(下咽)中分化鳞状细胞癌。

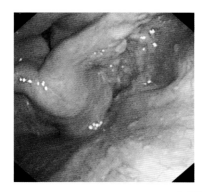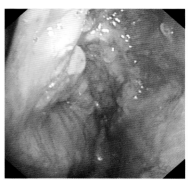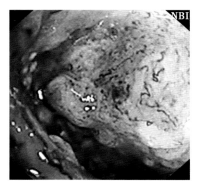

右侧梨状窝喉镜下表现(喉部 NBI 分型:Ⅴb 型)

病例 10

患者,男,48 岁。主诉:进食不顺 1 个月。电子喉镜检查发现下咽部可见菜花样肿物,肿物主要位于左侧梨状窝,累及到左侧环后区,下咽后壁及右侧梨状窝未见明显侵及。NBI 模式下可见肿物表面有明显扩张的微血管,呈蛇形、扭曲的线条形。

活检病理:(左侧梨状窝)鳞状细胞癌。

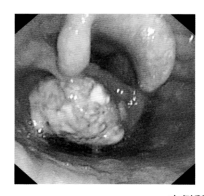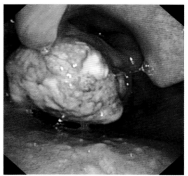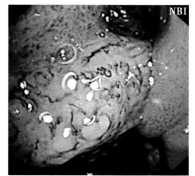

左侧梨状窝癌喉镜下表现(喉部 NBI 分型:Ⅴb 型)

治疗方案:单纯手术(部分喉、部分下咽切除＋颈清扫术)。

术后病理:(部分喉及梨状窝)梨状窝中分化鳞状细胞癌,肿瘤侵犯肌层;癌旁部分黏膜鳞状上皮轻度不典型增生 - 重度不典型增生、原位癌。淋巴结未见转移(0/44)。

术后分期:下咽癌(AJCC2017 分期:$T_2N_0M_0$,Ⅱ期)。

随访:未见复发。

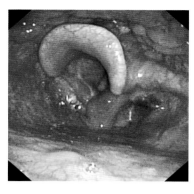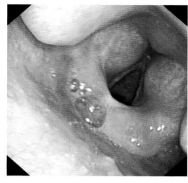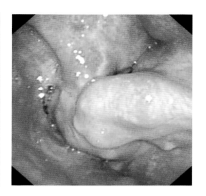

下咽癌术后2年半复查

下咽部左侧梨状窝及左侧喉部呈术后瘢痕样表现，未见肿瘤迹象。余下咽部基本平整。喉部会厌及右侧杓状软骨结构基本正常，双侧声带活动未见明显异常

病例11

患者，男，52岁。主诉：吞咽疼痛2个月。电子喉镜检查发现下咽部左侧梨状窝可见菜花样肿物，病变向下未达梨状窝尖，向右侧侵及到左半环后区，向前侵及到左侧杓状软骨。NBI模式下肿物表面有杂乱无规则、疏密不匀的异常血管，但因组织增生及坏死，血管显露不明显。

活检病理：（左侧梨状窝）鳞状细胞癌。

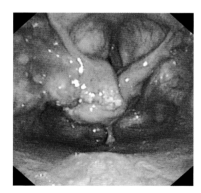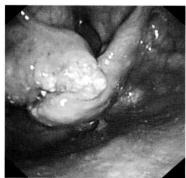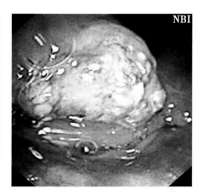

左侧梨状窝癌喉镜下表现（喉部NBI分型：Ⅴc型）

临床诊断：下咽癌（AJCC2017分期：$T_{4A}N_0M_0$，ⅣA期）。

治疗方案：同步放化疗（69.96Gy/2.12Gy/33f＋顺铂30mg/m²×6期）。

疗末情况：肿瘤消退。

随访：下咽癌放化疗后1年半，下咽部未见肿瘤复发，CT检查发现左肺转移、心包转移。给予全身化疗（紫杉醇酯质体300mg＋顺铂140mg＋5-FU4g）3周期。

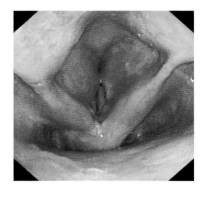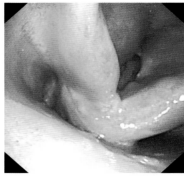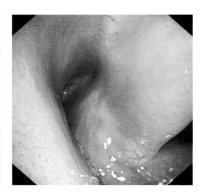

下咽癌放疗后1年半复查

下咽部双侧梨状窝表面基本平整，左侧梨状窝呈瘢痕样表现，同前相仿，未见肿瘤征象。下咽后壁及环后区基本平整。喉部结构完整，黏膜略显水肿，声带活动正常

4. 下咽环后区癌。

病例1

患者，男，76岁。主诉：吞咽不适伴疼痛5个月。电子喉镜检查发现下咽部环后区可见溃疡型肿物，病变向下未侵及到食管入口，双侧梨状窝对称，未见明显受侵及，下咽后壁光滑，未见侵及。NBI模式下可见肿物表面有迂曲扩张的蛇形血管，边缘有斑点。

活检病理：（下咽）鳞状细胞癌，中等分化。

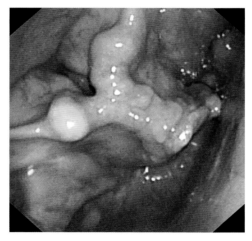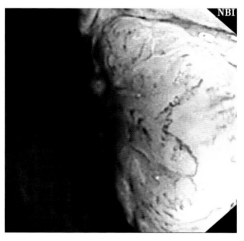

下咽环后区癌
喉镜下表现

下咽环后区癌喉镜下表现（喉部NBI分型：Vb型）

病例2

患者，男，57岁。主诉：吞咽疼痛伴不顺约4个月。电子喉镜检查发现下咽环后区可见溃疡型肿物，病变向下侵及到食管入口。双侧梨状窝及下咽后壁未见明显侵及。NBI模式下病变表面可见散在斑点，隐约可见蝌蚪形微血管。

活检病理：（下咽）鳞状细胞癌。

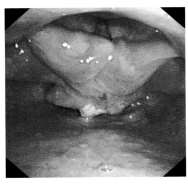 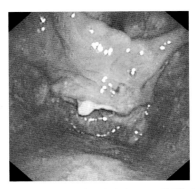 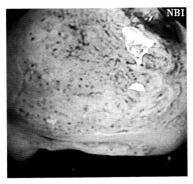

下咽环后区癌喉镜下表现（喉部 NBI 分型：Ⅴc 型）

影像学检查：CT 示双侧杓会厌襞略厚，形态欠规则，向下侵及到食管入口。CT 对于病变起源于环后区还是喉部杓区无法准确区分，需借助喉镜检查对病变进行定位。

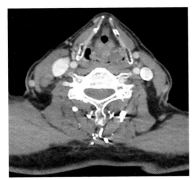 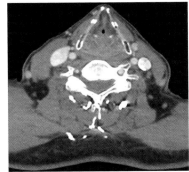 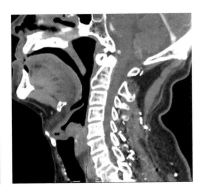

环后区癌 CT 表现

病例 3

患者，男，63 岁。主诉：吞咽疼痛 4 个月。电子喉镜检查发现环后区可见溃疡型肿物，环后区黏膜增厚，与双侧杓状软骨关系密切。NBI 模式下可见肿物表面的微血管扩张呈蛇形。

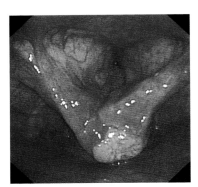 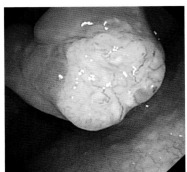 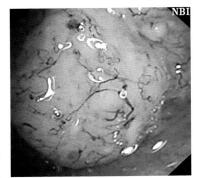

环后区癌喉镜下表现（喉部 NBI 分型：Ⅴb 型）

病例 4

　　患者，女，42 岁。主诉：进食不顺 2 个月，既往舌鳞状细胞癌术后 1 年半。电子胃镜检查发现食管癌（距门齿为 25～29cm）；电子喉镜检查发现环后区近食管入口处黏膜增厚、充血，侵及到右侧梨状窝尖。NBI 模式下可见肿物表面有清楚的斑点状表现。

　　活检病理：（下咽）鳞状上皮原位癌，局部呈乳头状，不除外间质浸润。

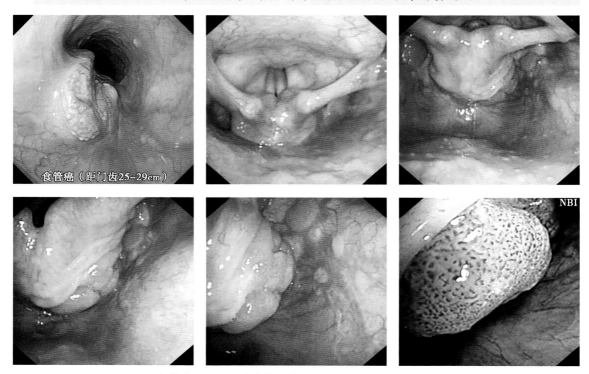

食管癌 + 环后区癌喉镜下表现（喉部 NBI 分型：Ⅴa 型）

病例 5

　　患者，男，55 岁。主诉：吞咽疼痛伴困难 5 个月。电子喉镜检查发现下咽环后区可见菜花样肿物，病变向下达食管入口，病变与喉部双侧杓状软骨关系密切。肿瘤表面微血管被破坏，NBI 模式下未呈现出典型的斑点及扭曲扩张血管。

　　活检病理：（下咽）鳞状细胞癌。

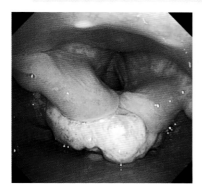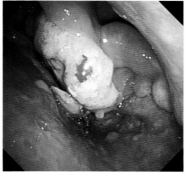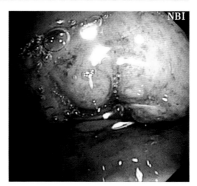

环后区癌喉镜下表现（喉部 NBI 分型：Ⅴc 型）

　　临床诊断：下咽癌（AJCC2017 分期：$T_4N_{2c}M_0$，ⅣB 期）。

　　治疗方案：手术（全喉全下咽颈段食管切除＋游离空肠修复＋双颈部Ⅱ、Ⅲ区清扫术）＋术后放化疗（66Gy/2Gy/33f＋顺铂 100mg/m^2×3 周期）。

　　术后病理：（全喉全下咽颈段食管）下咽低分化鳞状细胞癌，侵透肌层达外膜，侵犯食管肌层。淋巴结转移性癌（11/47）。

　　随访：未见复发。

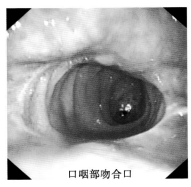 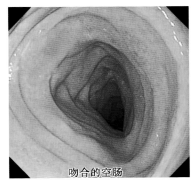 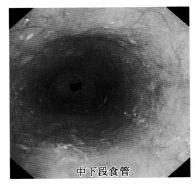

口咽部吻合口　　　　　　　　　吻合的空肠　　　　　　　　　中下段食管

下咽癌术后放疗后 1 年复查

喉、下咽及颈段食管切除术后，空肠与口咽部吻合，吻合口距门齿约 13cm，吻合口处呈瘢痕样表现。吻合口下方可见光滑小肠黏膜，中下段食管黏膜正常

5. 下咽后壁癌

病例 1

　　患者，男，58 岁。主诉：吞咽疼痛 1 个月。电子喉镜检查发现下咽后壁近食管入口处局灶黏膜增厚，欠光滑。该病灶只有将下咽后壁和环后区充分张开显露才能发现。NBI 模式下可见病灶表面有明显的斑点状表现。

　　活检病理：（下咽）原位癌。

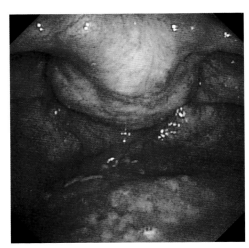 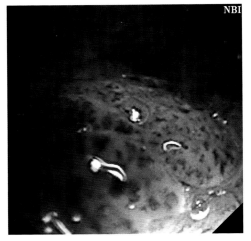

下咽后壁早期癌喉镜下表现

下咽后壁早期癌喉镜下表现（喉部 NBI 分型：Ⅴa 型）

病例 2

　　患者，男，61 岁。主诉：咽部不适伴有疼痛 3 个月。电子喉镜下发现下咽后壁黏膜略欠光滑。NBI 模式下可见下咽后壁有多灶黏膜表面有明显异常扩张的斑点状表现。

　　活检病理：(下咽后壁)鳞状细胞原位癌。

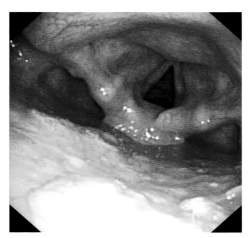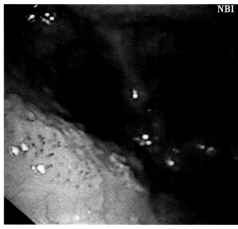

下咽后壁早期
癌喉镜下表现

下咽后壁早期癌喉镜下表现 (喉部 NBI 分型：Ⅴa 型)

病例 3

　　患者，男，87 岁。主诉：痰中带血伴吞咽疼痛 3 个月。电子喉镜检查发现下咽部后壁可见盘状隆起型肿物，向下接近食管入口，累及到右侧梨状窝。NBI 模式下可见肿物表面有异常扩张的微血管，呈蛇形及蝌蚪形。

　　活检病理：(下咽)鳞状细胞癌。

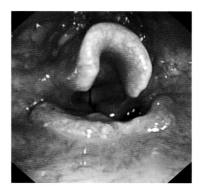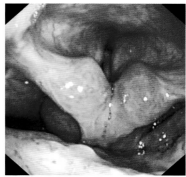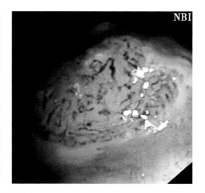

下咽后壁癌喉镜下表现 (喉部 NBI 分型：Ⅴb 型)

病例 4

患者，男，51 岁。主诉：咽部不适 2 个月。电子喉镜检查发现下咽后壁可见菜花样肿物，肿物向下刚达食管入口，双侧梨状窝未见明显侵及。NBI 模式下因肿瘤表面有坏死物影响，隐约可见杂乱无规则、疏密不匀的异常血管。

活检病理：（下咽后壁）鳞状细胞癌。

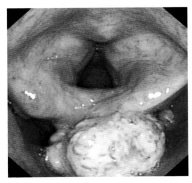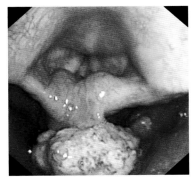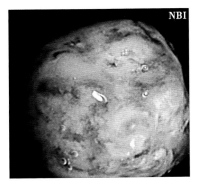

下咽后壁癌喉镜下表现（喉部 NBI 分型：Ⅴc 型）

病例 5

患者，男，59 岁。主诉：发现左下颈部肿物 1 月余，吞咽疼痛半月。电子喉镜检查发现下咽部后壁可见盘状隆起型肿物，病变向下延伸到食管入口。NBI 模式下可见肿物表面有杂乱无规则、疏密不匀的异常血管。

活检病理：（下咽后壁）鳞状细胞癌。

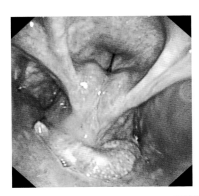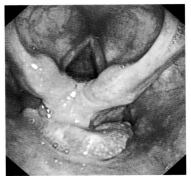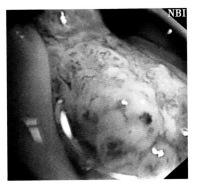

下咽后壁癌喉镜下表现（喉部 NBI 分型：Ⅴc 型）

临床诊断：下咽癌（AJCC2017 分期：$T_4N_3M_0$，ⅣB 期）。

治疗方案：同步放化疗（69.96Gy/2.12Gy/33f + 顺铂 80mg/m^2×3 周期）。

疗末情况：下咽部肿瘤消退，颈部淋巴结有残留，给予左颈部清扫术。

随访：下咽部未见复发。半年后复查发现食管癌（距门齿 27～37cm）。

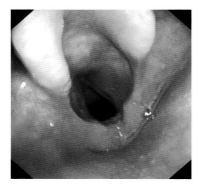 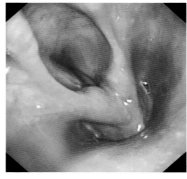 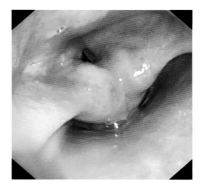

下咽癌放疗后半年复查

下咽部各壁黏膜光滑，略显水肿，未见明显肿物及溃疡。喉部结构清晰，黏膜光滑，略显水肿，声带活动基本正常

五、下咽部其他恶性肿瘤

（一）甲状腺癌复发侵及下咽

病例

　　患者，女，73 岁。主诉：吞咽不顺半年余，既往甲状腺癌术后 7 年。电子喉镜检查发现下咽部右侧梨状窝可见类球形肿物，表面黏膜尚平整，向前推挤右侧杓状软骨。右侧声带基本固定，左侧声带略微活动。NBI 模式下肿物表面未见异常扩张的微血管。

　　活检病理：（右梨状窝）乳头状腺癌，结合病史，符合甲状腺乳头状癌复发。

　　临床诊断：甲状腺癌复发侵及下咽部。

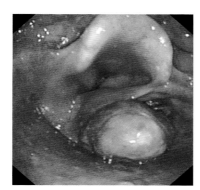 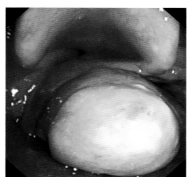 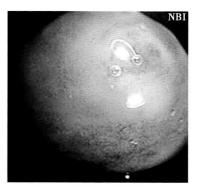

甲状腺癌复发侵及下咽部喉镜下表现（喉部 NBI 分型：Ⅰ型）

（二）下咽部胚胎性横纹肌肉瘤

病例

　　患者，女，12 岁。主诉：反复咳嗽、憋气伴声音嘶哑 3 月，加重 2 周。电子喉镜检查发现下咽部环后区可见菜花样肿物，肿物表面黏膜充血明显，侵及到杓状软骨及双侧梨状窝内侧壁，下咽后壁未见明显侵及。NBI 模式下可见黏膜下层血管扩张，IPCL 未见明显扩张。

活检病理：（下咽）鳞状上皮黏膜下见核深染的小圆细胞恶性肿瘤浸润，免疫组化结果显示：Myoglobin（-），MyoD1（2+），Desmin（2+），LCA（-），CK（-），CD99（1+），Bcl-2（2+），Ki-67（+60%），Fli-1（-），符合胚胎性横纹肌肉瘤。

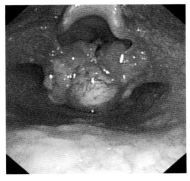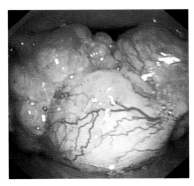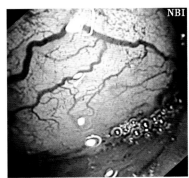

下咽部胚胎性横纹肌肉瘤喉镜下表现（喉部 NBI 分型：Ⅱ型）

临床诊断：下咽胚胎性横纹肌肉瘤（$T_{2b}N_0M_0$，ⅡA 期）。

治疗方案：诱导化疗 2 周期（异环磷酰胺 2g 1～4d；表柔比星 60mg 1d，70mg 2d）＋放疗（56.16Gy/2.08Gy/27f）。

疗末情况：肿瘤基本消退，环后区略显厚。

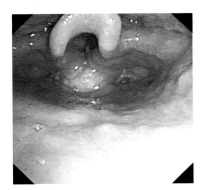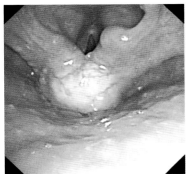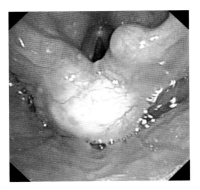

下咽横纹肌肉瘤化疗后

喉部结构基本恢复正常，双侧杓状软骨对称，环后区仍显隆起，黏膜发白。双侧梨状窝及后壁基本光滑

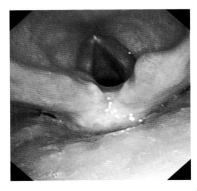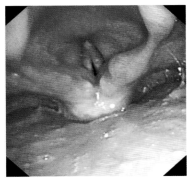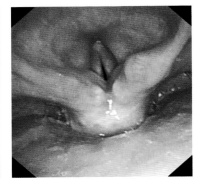

下咽横纹肌肉瘤化疗后、放疗后 3 个月

喉部结构基本恢复正常，双侧杓状软骨对称，环后区略显厚，黏膜发白，双侧梨状窝对称，下咽后壁平整

第五节　窄带成像喉镜在喉部疾病应用的病例介绍

一、正常喉部解剖及黏膜 NBI 喉镜下表现

喉（larynx）居颈前正中，舌骨下方，上通喉咽，下接气管。喉上端为会厌上缘，下端为环状软骨下缘，前为舌骨下肌群，后为咽及颈椎的锥体，两侧为颈部的大血管神经束、甲状腺侧叶。在成年男性约相当于第 3～6 颈椎平面，高约 8cm，在女性及小儿位置稍高。喉是以软骨为支架，间以肌肉、韧带、纤维组织及黏膜等构成的一个锥形管腔状器官。喉不仅是呼吸道的重要组成部分，而且还是发音器官，具有呼吸、发声、保护、吞咽等重要的生理功能。

【喉腔的支撑结构】　构成喉支架的软骨共有 11 块，形状大小不同。单个而较大的有甲状软骨、环状软骨及会厌软骨；成对而较小的有杓状软骨、小角软骨、楔状软骨共 9 块，此外，尚有数目不定的籽状软骨及麦粒软骨。甲状软骨（thyroid cartilage）是喉软骨中最大的一块，由左右对称的四方形甲状软骨板组成，构成喉前壁和侧壁的大部分。环状软骨（cricoid cartilage）是喉部唯一呈完整环形的软骨，形似印章戒指，是形成喉腔下部的前壁、侧壁，特别是后壁的支架，对保持喉和气管上端管腔的通畅有重要作用。环状软骨板的上缘两侧各有一长圆形关节面，与杓状软骨构成环杓关节。会厌软骨（epiglottic cartilage）位于舌骨及舌根后面，在喉入口之前，上宽下窄形如树叶；其下部窄段称为会厌软骨茎（柄），下端借甲状会厌韧带连接于甲状软骨交角内面上切迹下方。会厌软骨的前后覆以黏膜称会厌，为喉入口的活瓣，吞咽时会厌向下封闭喉入口，保护呼吸道免受食团侵入。会厌可分为舌面和喉面，以舌骨为标志，被分为舌骨上和舌骨下两部分。杓状软骨（arytenoid cartilages）亦称披裂软骨，左右各一，形如三棱锥体，位于环状软骨板上缘的外侧，两者之间构成环杓关节。环杓关节是一对灵活的关节，对声门的开闭起重要作用。大部分喉内肌起止于此软骨。杓状软骨的基底呈三角形，前角名声带突（vocal process），系声韧带及声带肌的附着处；外侧角名肌突（muscular process），环杓侧肌及部分甲杓肌外侧部的肌纤维附着于其侧部，环杓后肌附着于其后部，杓肌附着于其底部的后内角。声带突处由于黏膜较薄，如发音过多，两侧杓状软骨互相撞击，容易形成溃疡，也可继发形成肉芽肿。杓状软骨可因为气管内插管向后外侧脱位，常于拔管后数小时至一日内出现。小角软骨（corniculate cartilages）系细小的软骨，位于杓状软骨顶端，居杓会厌襞后端。从表面观察该处黏膜较膨隆，称小角结节（corniculate tubercle）。楔状软骨（cuneiform cartilages）位于杓会厌襞内，小角软骨之前，可能缺如。麦粒软骨（triticeous cartilages）为纤维软骨，包裹于舌骨甲状侧韧带内。

【喉腔的解剖分区】　喉腔是由喉支架围成的管状腔，上与咽腔相通，下与气管相连。它起于喉入口，止于环状软骨下缘。以声带为界，将喉腔分为声门上区，声门区和声门下区三部分。

（一）声门上区

声门上区（supraglottic portion）位于声带上缘以上，其上口呈三角形，称喉入口（laryngeal inlet），由会厌游离缘，杓会厌襞和位于此襞内的楔状软骨，小角结节及杓间切迹所围成。声门上区之前壁为会厌喉面，二侧壁为杓会厌襞，后壁由黏膜连接两侧杓状软骨构成，下界为与声带上表面连接处的喉室侧缘的平面。介于喉口与室带之间的部分即为喉前庭（laryngeal vestibule），上宽下窄，前壁较后壁长。

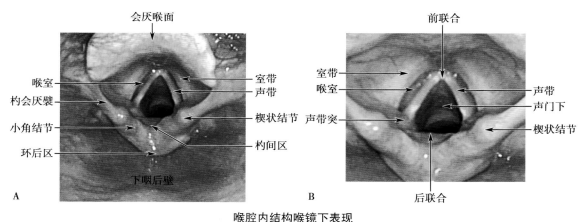

喉腔内结构喉镜下表现
A. 声门上区 B. 声门区

1. **室带** 室带（ventricular cord）亦称假声带（false vocal cords）或室襞（ventricular fold），左右各一，位于声带上方，与声带平行，由黏膜、喉腺、室韧带及少量肌纤维组成，室带黏膜上皮为假复层纤毛柱状上皮，外观呈淡红色。前端起于甲状软骨板交角内面，后端止于杓状软骨前面声带突的上方。室带厚约4mm，男性长18mm，女性长14mm。

2. **喉室** 喉室（laryngeal ventricle）位于声带和室带之间的一个小的空间。喉室在喉镜检查时有时观察不到，除非室带向侧方牵拉才能得以暴露。喉室前端向上向外延展呈一小憩室，称喉小囊或喉室附属部，属喉囊退化的残余部分，此处有黏液腺，分泌黏液，润滑声带。

国际抗癌协会2002年（第6版）公布的TNM分类分期修改方案中，将喉的声门上区分为两个亚区。①喉上部（包括边缘区）：舌骨上会厌（包括会厌尖、会厌舌面、会厌喉面）、杓会厌皱襞喉面、杓状软骨；②声门上部（不包括喉上部）：舌骨下会厌、室带、喉室。临床上，喉声门上水平部分喉切除术治疗声门上喉癌时，需将喉室以上部分全部切除。

（二）声门区

声门区（glottic portion）位于声带之间，包括两侧声带，前联合和后联合，占据喉室侧缘向下延伸的一个厚度约1cm的水平层面。它不仅是呼吸的必经之路，也是主要发音器官，故在功能上具有重要意义。

声带（vocal cords）：位于室带下方，左右各一，由黏膜、声韧带及声带肌组成。前端位于甲状软骨板交角的内面，两侧声带在此融合成声带腱，称前联合（anterior commissure）。声带后端附着于杓状软骨的声带突，故可随声带突的运动而张开或闭合。声带张开时，出现一个等腰三角形的裂隙，称为声门裂（rima glottidis），空气由此进出，为喉最狭窄处。所谓声门（glottis），为声带和声门裂的总称。声门裂的前2/3介于两侧声韧带之间者称膜间部，后1/3介于两侧杓状软骨声带突之间者称为软骨间部，此部亦即所谓后联合（posterior commissure）。男性声带较女性长。成年男性的声带平均长度约为21mm，成年女性声带长度约为17mm。声带息肉、声带小结的好发部位在声带前中1/3交界处，恰在膜间部的中点，因此处振动时振幅最大而易受损伤。耳语时声门膜间部也贴近，故耳语不能使声带得以休息。若肿瘤侵及前联合时，由于此处缺乏抵抗肿瘤侵犯的真正的软骨膜，且血管和淋巴管丰富，则可能突破甲状软骨板侵犯至喉外。紧靠声带上方、甲状会厌韧带与前联合之间，即喉前部声门上区与声门区之间存在一分隔区，黏膜下缺乏腺体和血管，黏膜紧贴甲状软骨板交角内面。临床上可见声门上喉癌在喉前部不易向声门区和声门下区扩散，可能与此屏障有关。甲杓肌受侵是声门型喉癌导致声带固定最常见的原因。另外，环杓后肌、环杓关节、声门旁间隙或喉返神经受侵，均可使声带固定。

　　嗓音医学将正常声带组织结构分为五层、三部。正常声带的五层显微结构由浅入深依次为：第一层是上皮层，为复层鳞状上皮；第二层是固有层浅层，即任克层（Reinker layer），为疏松结缔组织；第三层为固有层中层，即弹力纤维层；第四层为固有层深层，即胶原纤维层（第三、四层构成声韧带）；第五层为肌肉层，即声带肌。平野实（1981）将五层结构分为三部分：第一、二层组成包膜部或被覆层（cover）；第三、四层组成过渡部或过渡层（transition）；第五层为体部或体层（body）。声带各层及组织结构具有各自的物理特性，其物理特性影响着声带振动的方式。

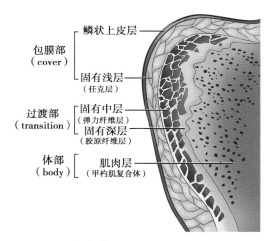

正常声带组织结构分层示意图

（三）声门下区

　　声门下区（subglottic portion）为声带下缘以下至环状软骨下缘以上的喉腔，该腔上小下大。其前壁和两侧壁为甲状软骨板的下部、环甲膜及环状软骨弓，后壁主要为环状软骨板。此区黏膜下层疏松，以婴幼儿尤为明显，炎症时容易发生水肿而引起喉阻塞。

　　声门上区和声门区之间、声门区和声门下区之间均为弧形移部，无明确分界线。如以喉腔之组织结构学结构及其形态特征来分界时，则更为准确。声门上区和声门区之分界，应是纤毛柱状上皮和复层扁平鳞状上皮接合处。从黏膜组织结构来分辨是准确的，但临床上无法分辨，因而难以应用。通常以喉室外上角为界来划分，在喉室外上角之上的为声门上区，在此之下为声门区，临床上较为实用。声门区和声门下区的分界，可用声带厚度作为计算数据。声带前段的厚度约2～3mm，中部约5mm，故声门下区的上界，在前部为声带游离缘向下2～3mm处，中部则为5mm。但声门下区的上界则由Carter等提出的以组织结构的判断较为明确。声门区的黏膜上皮为非角化复层扁平鳞状上皮，声门下区为假复层纤毛柱状上皮，声门下区黏膜内含有黏液腺。但上述组织结构特征在临床上难以肉眼区别。

　　【NBI喉镜下表现】　喉部声门及声门上区基本被覆的是鳞状上皮，黏膜在白光下一般光滑、红润，双侧声带表面颜色可略发白。NBI模式下声带表面可见清楚的鳞状上皮微血管纹理出现，IPCL不可见。声门上黏膜有时微血管纹理不是很清晰，IPCL一般不可见。

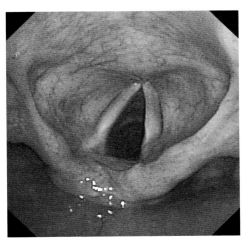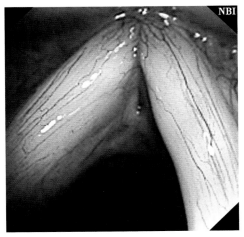

正常喉部黏膜
NBI 喉镜下表
现

正常喉部黏膜 NBI 喉镜下表现

笔者团队前期总结了喉部病变 NBI 喉镜检查的资料，提出了 NBI 喉镜下喉部不同性质病变黏膜表面微血管的五种分型标准，NBI 喉镜下不同的微血管形态，代表不同的病理性质，具体如下。

（1）Ⅰ型：IPCL 形态几乎不可见，斜行血管和树枝状血管走行清晰可见，但管径较细。主要见于正常黏膜和声带息肉、囊肿、肉芽及瘢痕的黏膜。

（2）Ⅱ型：IPCL 形态几乎不可见，斜行血管和树枝状血管走行清晰，但管径粗大，充血明显。主要见于炎症，血管扩张明显时。

（3）Ⅲ型：IPCL 形态不可见，黏膜呈白颜色。白斑薄时，斜行血管和树枝状血管走行隐约可见；白斑厚时，斜行血管和树枝状血管走行不可见。主要见于声带白斑，病理多为上皮增生、角化等。

（4）Ⅳ型：IPCL 形态可见，排列基本规则，密度较稀疏，末梢分叉或轻度扩张，表现为小的棕色斑点，斜行血管和树枝状血管走行不可见。病理多为鳞状上皮轻 - 中度不典型增生。

（5）Ⅴa 型：IPCL 管径增粗，密度增加，表现为形状不规则的实心或空心较粗大的棕色斑点。病理多为重度不典型增生和原位癌。

（6）Ⅴb 型：IPCL 形态破坏，扩张、延长、扭曲，形态上由不规则的点状延长为形状扭曲的线条形，表现似呈蛇形、蚯蚓、蝌蚪形或树枝形。病理主要为浸润癌。

（7）Ⅴc 型：IPCL 结构消失，出现新的肿瘤血管，肿瘤表面可见形状各异（点状、扭曲的线条状等）、杂乱无规则、疏密不匀的异常血管。病理为浸润癌。

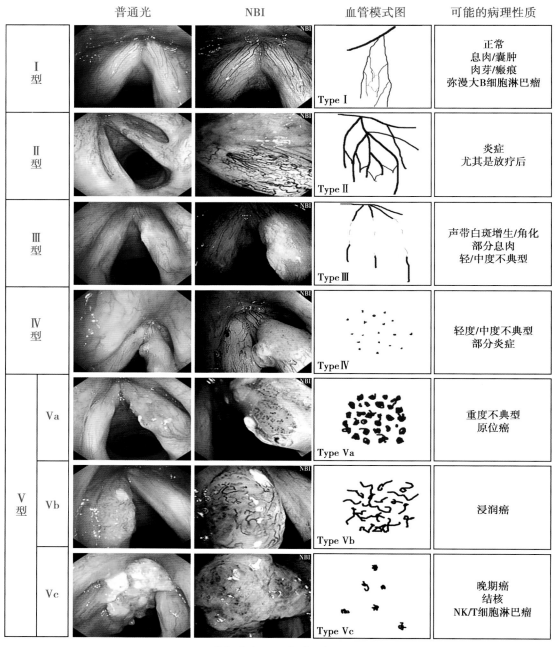

	普通光	NBI	血管模式图	可能的病理性质
I 型			Type I	正常 息肉/囊肿 肉芽/瘢痕 弥漫大B细胞淋巴瘤
II 型			Type II	炎症 尤其是放疗后
III 型			Type III	声带白斑增生/角化 部分息肉 轻/中度不典型
IV 型			Type IV	轻度/中度不典型 部分炎症
V 型 Va			Type Va	重度不典型 原位癌
Vb			Type Vb	浸润癌
Vc			Type Vc	晚期癌 结核 NK/T细胞淋巴瘤

喉部病变 NBI 分型示意图

  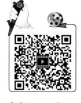 

喉部 NBI 分型：I 型　　喉部 NBI 分型：II 型　　喉部 NBI 分型：III 型　　喉部 NBI 分型：IV 型　　喉部 NBI 分型：Va 型　　喉部 NBI 分型：Vb 型　　喉部 NBI 分型：Vc 型

二、声带小结

声带小结（vocal nodules）多见于声带游离缘前中 1/3 交界处，双侧对称，多见于成年女性及学龄儿童。

【病因】

1.用声不当与用声过度：教师、售货员、演员、律师等职业用声人员易出现。声带小结也是学龄前儿童，尤其是男孩最常见的发音障碍。

2.上呼吸道病变及咽喉反流可诱发声带小结。

【病理】　声带小结外观呈灰白色小隆起。其病理改变主要在上皮层，黏膜上皮局限性棘细胞增生，上皮表层角化过度或不完全角化，继发纤维组织增生、透明样变性，基底细胞生长活跃，上皮脚延长、增宽；固有层水肿不明显。弹性纤维基本完整。少数学者认为声带小结与息肉在病理组织学上并无质的区别，可能只有量的差异。

【临床表现】　早期主要症状是发声易疲倦和间隙性声嘶，声嘶每当发高音时出现。病情发展时声嘶加重，由沙变哑，由间歇性变为持续性，在发较低调音时也出现。

【NBI 喉镜下表现】　喉镜检查初起时可见声带游离缘前、中 1/3 交界处，发声时有分泌物附着，此后该处声带逐渐隆起，成为明显小结，双侧对称，发音时声门闭合不全或呈沙漏状，频闪喉镜下可见正常黏膜波或轻度减弱。NBI 模式下声带小结表面常无明显的微血管纹理，IPCL 一般不可见。要注意与声带息肉或声带囊肿的鉴别。

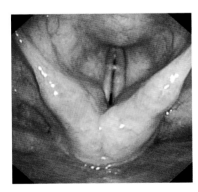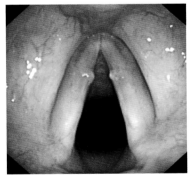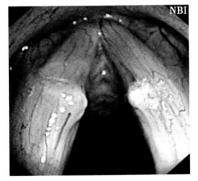

声带小结电子喉镜下表现

【治疗】　注意声带休息，发声训练，药物和手术治疗。

1.声带休息　早期声带小结，经过适当声带休息，常可变小或消失。较大的小结即使不能消失，声音亦可改善。若声带休息 2～3 周，小结仍未明显变小，应采取其他治疗措施，因声带肌长期不活动反而对发声不利。

2.发声训练　首选发声治疗。发声训练主要是改变错误的发音习惯。经过一段时间（约3 个月）的发声训练，常可自行消失。

3.药物治疗　对于早期的声带小结，在声带休息的基础上，可辅以中成药治疗，如金嗓开音丸、金嗓散结丸等。此外，应忌吸烟、饮酒、吃辛辣刺激食物等。

4.手术切除　对不可逆较大、声嘶明显的小结，或并有喉蹼者，可考虑手术切除，在选择电子喉镜局麻下直接使用活检钳摘除或全麻下使用手术显微镜用喉显微钳咬除或剥除。操作时应特别小心，切勿损伤声带肌。术后仍应注意正确的发声方法，否则可复发。除此，可适当使用糖皮质激素。儿童小结常不需手术切除，至青春期可以自然消失。

三、声带息肉

声带息肉（vocal fold polyps）是发生于声带固有层浅层的良性增生性病变，多位于声带游离缘中1/3，单侧多见，多见于成人。

【病因】 过度、不当发声的机械作用可引起声带血管扩张、通透性增加导致局部水肿，局部水肿在声带振动时又加重创伤而形成息肉，并进一步变性、纤维化。上呼吸道病变、咽喉反流及刺激性的致病因子的刺激可诱发声带炎症，促进声带息肉形成。

【病理】 声带息肉的病理改变主要在黏膜固有层浅层（相当于 Reinke 层），早期上皮层多正常，但在疾病进展过程中，可变薄或伴有不同程度的棘细胞增生及角化。固有层浅层有炎性细胞浸润、胶原纤维增生、透明样变性、水肿或血栓形成，一般不累及声韧带。声带息肉通常具有明显的滋养血管经声带上表面进入息肉基底，息肉样变组织内还常常会有出血。血管破裂、血液或液体释放，常常是带蒂息肉形成的原因。

【临床表现】 主要症状为声嘶，因声带息肉大小、形态和部位的不同，音质的变化、嘶哑的程度也不同。轻者为间歇性声嘶，发声易疲劳，音色粗糙，发高音困难，重者沙哑、甚至失声。息肉大小与发音的基频无关，与音质粗糙有关。声门的大小与基频有关。巨大的息肉位于两侧声带之间者，可完全失声，甚至可导致呼吸困难和喘鸣。息肉垂于声门下腔者常因刺激引起咳嗽。

【NBI 喉镜下表现】 典型的声带息肉在常规喉镜下可见声带游离缘前中部有表面光滑、半透明、带蒂如水滴状新生物。声带息肉一般单侧多见，亦可两侧同时发生。有时息肉基底较宽，有时息肉呈分叶状，与恶性肿瘤相似，息肉较大时，可堵塞声门可引起呼吸困难。对有长期吸烟的男性患者，注意可能合并有癌变的可能。NBI 模式下典型的息肉表面一般有正常声带黏膜的微血管纹理，斜行血管和树枝状血管走行可见，有时可见墨绿色黏膜下层血管，不会出现 IPCL 的点状扩张。息肉较大时，微血管纹理可消失，呈无血管纹理表现，IPCL 不可见，这可与喉癌相鉴别。

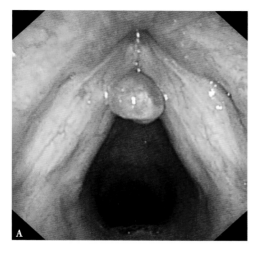
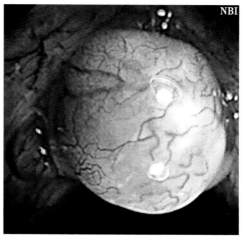

声带息肉（NBI
分型：Ⅰ型）

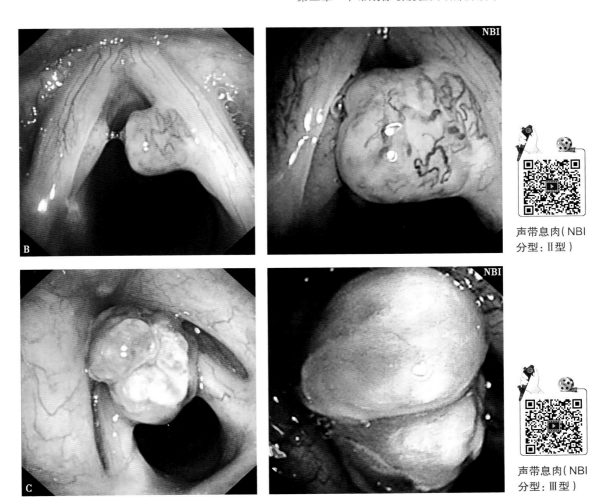

声带息肉（NBI
分型：Ⅱ型）

声带息肉（NBI
分型：Ⅲ型）

声带息肉喉镜下表现

A.声带息肉（NBI 分型：Ⅰ型），最常见　B.声带息肉（NBI 分型：Ⅱ型），偶尔见　C.声带息肉（NBI 分型：Ⅲ型），大息肉表现

【治疗】　息肉小于 5mm 时，可以采用保守治疗，进行相对的发音休息。如果息肉大于 5mm，建议手术切除。如果患者在局麻下配合度较好，可在门诊通过电子喉镜直接将息肉摘除，比较经济，且简单方便。局麻不能充分配合时，可在全麻气管插管下经支撑喉镜切除息肉，有条件可行显微切除或激光显微切除术。在显微外科手术中，应强调在声带任克层进行操作，去除病变，避免损伤声带肌。对双侧声带息肉样变，尤其是近前联合病变，宜先手术切除一侧，一般一个月后创面恢复后再切除对侧，不要两侧同时手术，以防粘连。切除的息肉均应常规送病理检查。术后常规雾化吸入 1 周，发音休息 3～7 天。

【典型病例】

病例 1

　　患者，男，57 岁。主诉：声音嘶哑 2 月余。电子喉镜检查发现声门区左侧声带前端游离缘可见大小约 5mm 的类球形息肉，黏膜略充血；NBI 模式下可见息肉黏膜表面呈正常血管纹理，未见 IPCL 扩张。

术后病理：（左侧声带）声带息肉。

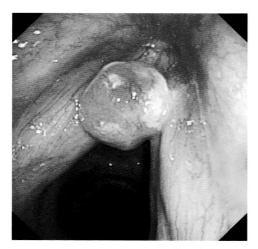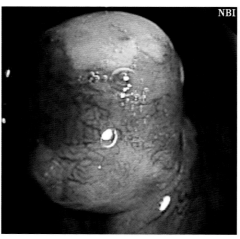

左侧声带息肉
喉镜下表现

左侧声带息肉喉镜下表现（喉部 NBI 分型：Ⅰ型）

病例 2

患，男，42 岁。主诉：声音嘶哑 2 个月。电子喉镜检查发现声门区左侧声带中部游离缘可见大小约 5mm 的类球形息肉，黏膜略充血；NBI 模式下可见息肉黏膜表面呈正常血管纹理，未见 IPCL 扩张。

术后病理：（左侧声带）声带息肉。

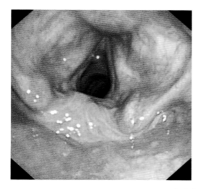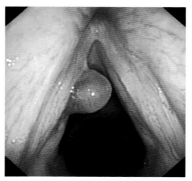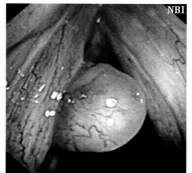

左侧声带息肉喉镜下表现（喉部 NBI 分型：Ⅰ型）

病例 3

患者，男，43 岁。主诉：声音嘶哑 3 个月。电子喉镜检查发现声门区右侧声带前中 1/3 交界处可见大小约 4mm 的类球形息肉，黏膜略充血；NBI 模式下可见息肉黏膜表面呈正常血管纹理，未见 IPCL 扩张。

术后病理：（右侧声带）声带息肉。

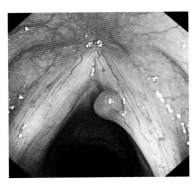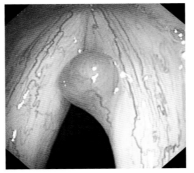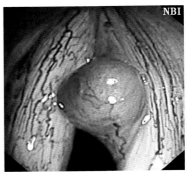

右侧声带息肉喉镜下表现（喉部 NBI 分型：Ⅰ型）

病例 4

　　患者，男，49 岁。主诉：声音嘶哑 5 个月。电子喉镜检查发现双侧声带前端相对应位置可见息肉样新生物，未累及前联合；NBI 模式下可见左侧声带和右侧声带黏膜表面的血管纹理显露明显，主要是斜行血管和树枝状血管的扩张，IPCL 未见扩张。

　　术后病理：（右侧声带）声带息肉。（左侧声带）符合声带息肉，伴间质淀粉样变。

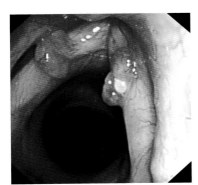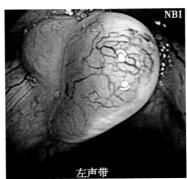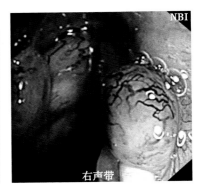

双侧声带息肉喉镜下表现（喉部 NBI 分型：Ⅱ型）

病例 5

　　患者，男，43 岁。主诉：声音嘶哑 3 个月。电子喉镜检查发现右侧声带前中 1/3 交界处可见表面光滑、半透明新生物。NBI 模式下可见息肉表面微血管纹理扩张明显，主要是斜行血管和树枝状血管的扩张，IPCL 未见扩张。给予喉镜下摘除。

　　术后病理：（右侧声带）声带息肉。

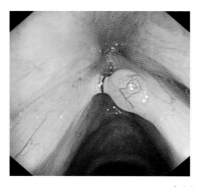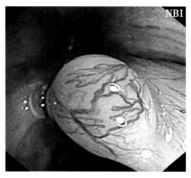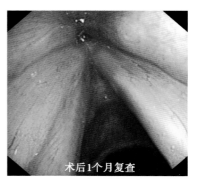

右侧声带息肉喉镜下表现（喉部 NBI 分型：Ⅱ型）

病例 6

　　患者，男，40 岁。主诉：声音嘶哑 3 个月。电子喉镜检查发现声门区右侧声带前端游离缘可见大小约 5mm 的类球形息肉，黏膜略充血；NBI 模式下可见息肉黏膜表面微血管纹理基本不显露，未见 IPCL 扩张。

　　术后病理：（右侧声带）声带息肉。

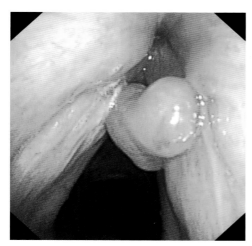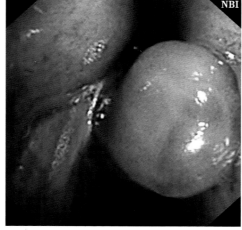

右侧声带息肉喉镜下表现

右侧声带息肉喉镜下表现（喉部 NBI 分型：Ⅲ型）

病例 7

　　患，女，56 岁。主诉：声音嘶哑 3 月。电子喉镜检查发现声门区左侧声带前端游离缘可见大小约 4mm 的类球形息肉；NBI 模式下可见息肉黏膜表面无明显扩张的微血管纹理，未见 IPCL 扩张，喉镜下予以摘除。

　　术后病理：（左侧声带）声带息肉。

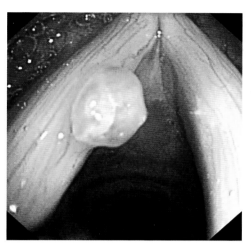 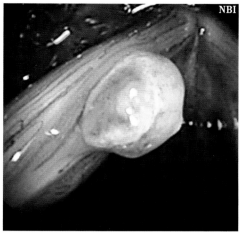 

左侧声带息肉
喉镜下表现

左侧声带息肉喉镜下表现（喉部 NBI 分型：III 型）

病例 8

　　患者，男，52 岁。主诉：声音嘶哑 2 个月。电子喉镜检查发现声门区左侧声带前端近前联合处可见大小约 4mm 的类球形息肉；NBI 模式下可见息肉黏膜表面无明显扩张的微血管纹理，未见 IPCL 扩张，喉镜下给以摘除。

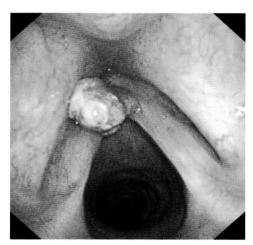 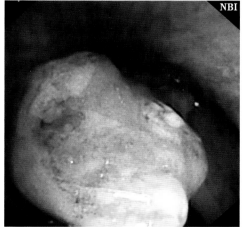

左侧声带息肉
喉镜下表现

左侧声带息肉喉镜下表现（喉部 NBI 分型：III 型）

病例 9

　　患者，男，36 岁。主诉：声音嘶哑 5 个月，外院喉镜检查怀疑为喉癌。电子喉镜检查发现前联合处可见息肉样新生物，大小约 1cm，遮盖两侧声带前端，活检钳咬起后可见息肉位于左侧声带前端；NBI 模式下息肉表面无明显的微血管纹理，隐约可见墨绿色的黏膜下层血管，未见异常 IPCL 扩张。

　　术后病理：（左侧声带）被覆增生的鳞状上皮的黏膜组织呈慢性炎，伴角化不全。另见炎性渗出物和菌落。

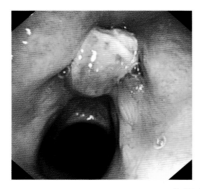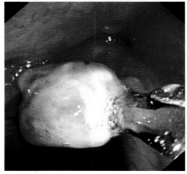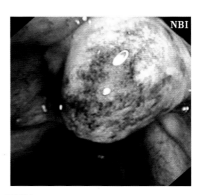

左侧声带息肉喉镜下表现（喉部 NBI 分型：Ⅲ型）

病例 10

　　患者，男，48 岁。主诉：声音嘶哑 4 个月。电子喉镜检查发现声门区右侧声带前端可见结节样新生物，大小约 1cm，表面覆盖白膜，遮盖前联合及左侧声带前端；NBI 模式下肿物表面无血管纹理，IPCL 未显露。

　　术后病理：（右侧声带）鳞状上皮黏膜组织呈息肉样改变，伴毛细血管增生及间质红染纤维素样或淀粉样变性。

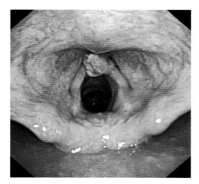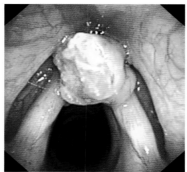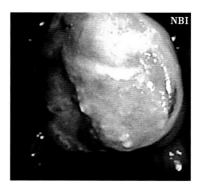

右侧声带息肉喉镜下表现（喉部 NBI 分型：Ⅲ型）

病例 11

　　患者，女，46 岁。主诉：声音嘶哑 3 个月。电子喉镜检查发现右侧声带中部可见大小约 6mm 的息肉样病变；NBI 模式下可见局部黏膜呈黑褐色，为黏膜下出血表现，余息肉黏膜表面呈淡绿色，未见 IPCL 扩张；喉镜下使用活检钳将息肉摘除送病理，术后 3 个月复查，可见右侧声带表面恢复平整，未见复发征象。

　　术后病理：（右侧声带）被覆鳞状上皮的黏膜下可见纤维组织及血管增生，局部伴角化过度及轻度不典型增生，首先考虑声带息肉。

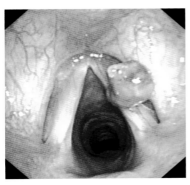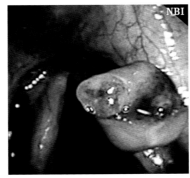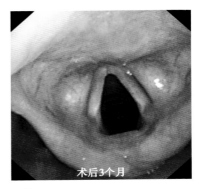

右侧声带息肉喉镜下表现（喉部 NBI 分型：Ⅲ型）

病例 12

　　患者，男，43 岁。主诉：声音嘶哑 1 年余。电子喉镜检查发现右侧声带中部游离缘可见较大半球形新生物，大小约 1.3cm，表面光滑，左侧声带对应处黏膜充血，覆盖白斑。NBI 模式下可见息肉表面隐约可见微血管纹理，IPCL 未显露。喉镜下使用圈套器将息肉完整切除。

　　术后病理：声带息肉。

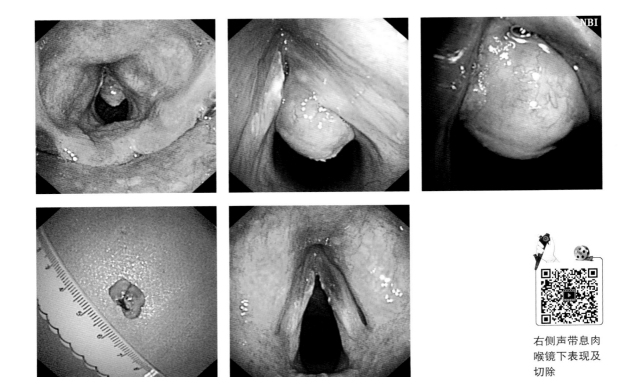

右侧声带息肉
喉镜下表现及
切除

右侧声带息肉喉镜下表现及切除（喉部 NBI 分型：Ⅰ型）

病例 13

　　患者，男，61 岁。主诉：声音嘶哑 5 个月。电子喉镜检查发现声门区前端有结节状新生物，大小 1.2cm×1cm，肿物似位于左侧声带，遮盖前联合及右侧声带前端；NBI 模式下可见息肉表面无明显的微血管纹理，未见 IPCL 扩张；局麻喉镜下使用圈套器将息肉完整切除；术后 1 个月复查，可见左侧声带表面基本变平，略充血，手术区域黏膜略发白，右侧声带黏膜基本光滑，略充血。

　　术后病理：（左侧声带）声带息肉。

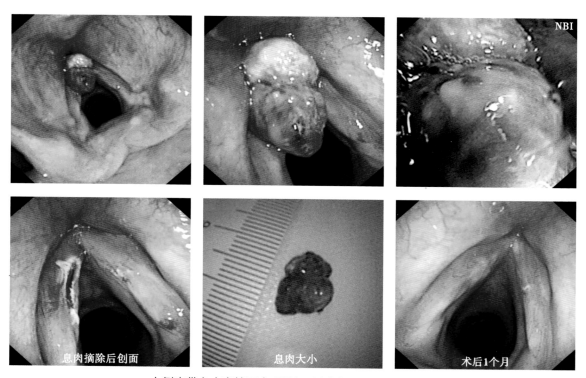

左侧声带息肉喉镜下表现及切除（喉部 NBI 分型：Ⅲ型）

四、声带任克水肿

　　声带任克水肿（Reinke's edema）指发生在声带任克间隙内的一种慢性、进行性的水肿及息肉样病变，是导致嗓音障碍的常见疾病。既往曾被称作广基鱼腹状息肉，息肉样声带炎、息肉样退行性变或声带慢性水肿样肥厚。1860 年 Turck 在其临床图谱中首先描述了此病，认为是声带的一种慢性炎性病变。1890 年 Hajek 和 Reinke 进行了喉的灌注实验，刺激喉黏膜水肿，研究喉梗阻的发病机制。Hajek 认为 Reinke 首先认识到了这一位于声韧带表面、黏膜上皮下间隙，即声带浅固有层的水肿性病变。以后，人们把声带浅固有层的慢性广泛性水肿称谓声带 Reinke 水肿。

　　【病因】　吸烟是引起声带任克水肿的最主要因素，其次为用声过度或用声不当，近年来发现咽喉反流可能是引起任克水肿的一个重要因素。

　　【病理】　声带任克水肿组织学上主要的特征为声带任克间隙广泛、慢性水肿膨胀。病变早期任克间隙内基质少而清亮。随着时间的推移，任克间隙基质呈黏液样或凝胶样改变，固有层膨胀、上皮过剩，逐步形成典型的松软的"象耳样"息肉样改变。声带任克间隙水肿还会使被覆层质量增加，而声韧带及声带肌不受影响。

【临床表现】　声嘶为此病的主要症状，声嘶较重时可致失音，音调低沉而单调，严重的水肿组织造成两侧靠拢堵塞声门的前部，只留杓间部的间隙呼吸，使患者感觉憋气和异物感。嗓音客观声学测试显示以基频下降最为明显，女性患者基频可降到男性范围。

【NBI 喉镜下表现】　喉镜下可见声带呈鱼腹状肿胀，肿胀体半透明，颜色与正常声带完全相同，或呈灰白色。声带松弛下垂，水肿无力，表面光滑，肿胀体前至前联合、后至声带突。有的水肿组织在近声带突部聚集较多，局部呈淡黄色，个别患者在任克水肿的基础上形成息肉。多数为双侧病变，少数为单侧病变，双侧病变大多数不对称。Yonekawa 将声带任克水肿的程度分为Ⅲ度：Ⅰ度吸气时两侧声带前 1/3 接触；Ⅱ度：吸气时两侧声带前 2/3 接触；Ⅲ度：吸气时两侧声带全接触。由于声带任克水肿可以只发生于单侧，因此，Ⅰ度还包括单侧声带任克水肿。NBI 模式下表现与声带息肉相似，一般呈现Ⅰ型表现，斜行血管和树枝状血管走行可见，不会出现 IPCL 的点状扩张，有时会出现Ⅱ型或Ⅲ型表现。

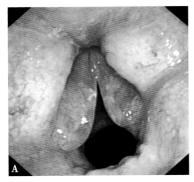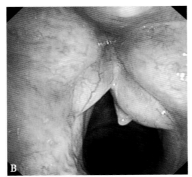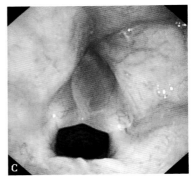

声带任克水肿病变程度分级

A. Ⅰ度任克水肿　B. Ⅱ度任克水肿　C. Ⅲ度任克水肿

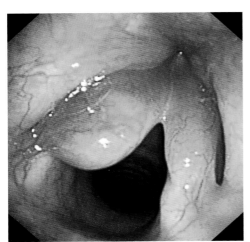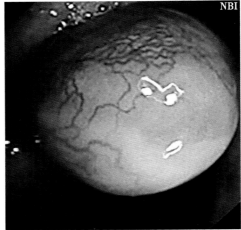

声带任克水肿
喉镜下表现

声带任克水肿喉镜下表现（喉部 NBI 分型：Ⅱ型）

【治疗】　部分患者在戒烟、停止刺激及矫正发音滥用后使声带水肿会有部分缓解，多数需要手术治疗。手术在全麻、显微镜下手术，应用显微器械及 CO_2 激光，切除过多的黏膜及细胞外基质成分，但切勿矫枉过正。术后常规雾化吸入 1 周。由于手术范围涉及双侧任克层全长，术后恢复时间较长，恢复过程约 3～4 周。为防止声带粘连，术后患者可限声或适当深呼吸动作，不必完全禁声。同时建议术后继续戒烟及抗酸治疗，并继续进行发音治疗。

【典型病例】

病例 1

患者，男，52 岁。主诉：声音嘶哑 20 天。电子喉镜检查发现声门区右侧声带中部隆起，黏膜充血，表现似囊肿，喉镜下将囊液放出，囊壁取活检送病理。左侧声带水肿明显，全段呈鱼腹状。NBI 模式下可见黏膜表面有墨绿色黏膜下血管及棕褐色斜行血管，未见 IPCL 扩张。喉镜诊断：右侧声带囊肿。左侧声带任克水肿。

活检病理：（右声带）被覆增生鳞状上皮黏膜组织，表面可见炎性渗出物，黏膜固有层可见炎性肉芽组织形成伴纤维母细胞增生。

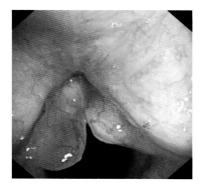 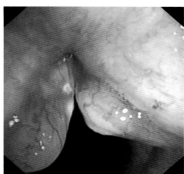 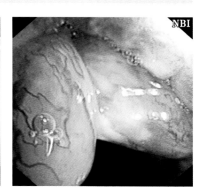

左侧声带任克水肿喉镜下表现（喉部 NBI 分型：I 型）

病例 2

患者，男，60 岁。主诉：声音嘶哑半个月。电子喉镜检查发现声门区双侧声带弥漫肿胀，明显增厚，左侧声带黏膜局部发白。NBI 模式下可见双侧声带黏膜表面微血管纹理隐约可见，未见 IPCL 扩张。

活检病理：（左声带和右声带）鳞状上皮黏膜组织慢性炎，伴间质水肿。

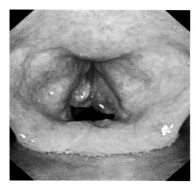 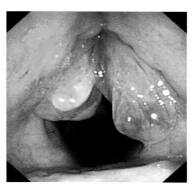 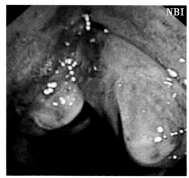

声带任克水肿喉镜下表现（喉部 NBI 分型：I 型）

病例 3

患者，男，68 岁。主诉：声音嘶哑半年，间断咯血 1 个月。电子喉镜检查发现双侧声带黏膜水肿明显，声带前 1/3 贴合在一起，双侧声带活动正常。NBI 模式下可见双侧声带黏膜表面的微血管纹理隐约可见，未见 IPCL 扩张。

喉镜诊断：双侧声带任克水肿。

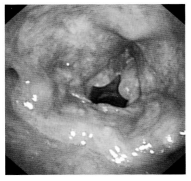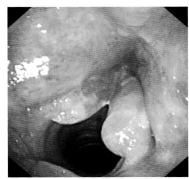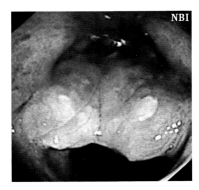

声带任克水肿喉镜下表现（喉部 NBI 分型：Ⅰ型）

五、声带囊肿

声带囊肿（vocal fold cyst）为原发于声带内的囊肿，多见于成人，通常为单侧，但可以引起对称接触性小结。

【病因】　多是发音滥用造成。

【病理】　囊肿多局限在固有层浅层，可分为先天性囊肿和后天性囊肿。先天性囊肿为皮样囊肿或上皮下囊肿，被覆鳞状上皮或呼吸上皮，内含干酪样物质。后天性囊肿多数为潴留囊肿，外衬立方或扁平上皮，内含黏液样液体。

【临床表现】　主要表现为声音嘶哑，不能发高调，发音易疲劳等。当囊肿自行破裂后症状可暂时缓解。

【NBI 喉镜下表现】　临床表现与声带息肉相似，确诊常需要喉镜检查才能明确。电子喉镜下可见声带囊肿多位于声带中 1/3，向内侧或上表面膨出，光滑，呈半透明或淡黄色。发音时声门闭合不全。NBI 模式下可见声带表面黏膜血管纹理清晰，呈正常黏膜表现，未见扩张的斑点。

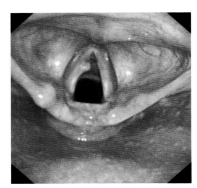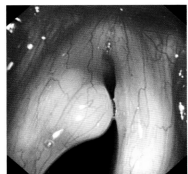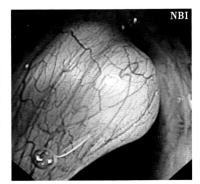

声带囊肿喉镜下表现（喉部 NBI 分型：Ⅰ型）

【治疗】 声带囊肿常需要手术,手术应在浅表操作,通过内侧微瓣法进行手术使损伤降至最低。术中囊壁必须完全去除以防止复发。

六、会厌囊肿

会厌囊肿(epiglottic cyst)是发生在会厌黏膜下的囊肿,多发生于会厌舌面、会厌谷和会厌游离缘。常由于慢性炎症、机械刺激和创伤,引起黏液腺管受阻,腺内分泌物潴留所致。常见的有潴留囊肿和表皮样囊肿。潴留囊肿多见于会厌舌面,表皮样囊肿多见于会厌谷中。部分也可因为先天发育畸形导致。成人一般多无症状或仅有轻微咽部不适、异物感,常在喉部检查时发现。

【NBI喉镜表现】 常规喉镜检查可见囊肿位于会厌舌面,大者充满整个会厌谷。囊肿呈半球型,蒂部广,表面光滑,灰白、浅黄或淡红色,间有细小血管纵横其上。囊壁一般很薄,触之有波动感用注射器可抽吸出黏稠内容物,色乳白或褐色。如有继发感染,则为脓液。会厌囊肿NBI表现特点:主要表现为IPCL形态不可见,斜行血管和树枝状血管走行清晰可见,常可见墨绿色黏膜下层血管,不会出现IPCL的点状扩张。

【治疗】 对于微小的囊肿,可暂不做处理,密切观察即可。较大的囊肿宜手术切除。术后1~2周内进食冷流食或半流食。若有明显出血,需尽快前往医院检查。术后一般不易复发。

【典型病例】

病例1

患者,男,55岁。主诉:咽部异物感1个月。既往左肾癌术后2年。电子喉镜检查发现喉部会厌舌面右侧可见结节样新生物,大小约1cm,呈囊性,NBI模式下可见黏膜下血管呈墨绿色,可见斜行血管及树枝状血管网,未见IPCL扩张。

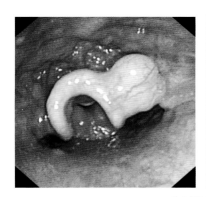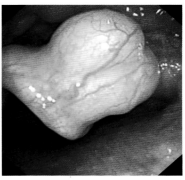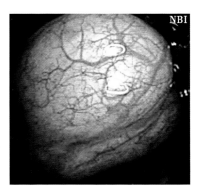

会厌潴留样囊肿喉镜下表现(喉部NBI分型:Ⅰ型)

病例2

患者,女,44岁。主诉:体检发现会厌增厚。电子喉镜检查发现喉部会厌舌面右侧可见黄色结节,表面血管扩张。NBI模式下可见病变表面黏膜下血管呈墨绿色,可见斜行血管及树枝状血管网,未见IPCL扩张。

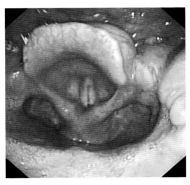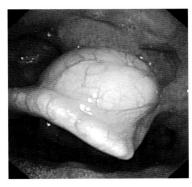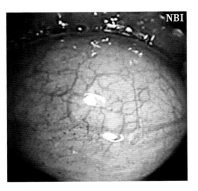

会厌表皮样囊肿喉镜下表现（喉部 NBI 分型：Ⅰ型）

病例 3

　　患者，男，29 岁。主诉：咽部不适伴异物感 1 个月。电子喉镜检查发现会厌囊肿。NBI 模式下可见黏膜下血管呈墨绿色，可见斜行血管及树枝状血管网，未见 IPCL 扩张。局麻喉镜下使用圈套器将囊肿切除，标本送病理；囊肿大小约 1.5cm×1.3cm×1cm，囊内含黄胶冻样物。术后 1 个月复查，发现会厌舌面右侧恢复平整，未见囊肿复发。

　　术后病理：会厌囊肿。

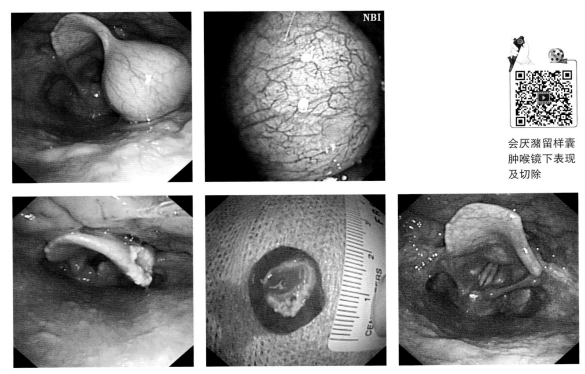

会厌潴留样囊肿喉镜下表现及切除

会厌潴留样囊肿喉镜下表现及切除（喉部 NBI 分型：Ⅰ型）

病例 4

　　患者，男，44 岁。主诉：咽部异物感 2 个月。电子喉镜检查发现会厌囊肿。

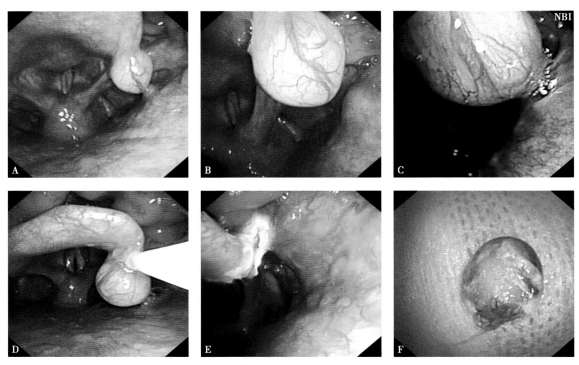

会厌潴留样囊肿喉镜下表现及切除（喉部 NBI 分型：Ⅰ型）

A 和 B. 喉部会厌右侧游离缘可见光滑结节，色微黄，表面血管扩张　C. NBI 模式下可见黏膜下血管呈墨绿色，可见斜行血管及树枝状血管网，未见 IPCL 扩张　D～F. 局麻喉镜下使用圈套器将囊肿切除，标本送病理

术后病理：会厌囊肿，囊壁被覆鳞状上皮及丰富淋巴组织，伴淋巴滤泡形成。

七、喉淀粉样变性病

淀粉样变性病是一种特发性疾病，表现为正常可溶性蛋白质以异常不可溶型的纤维蛋白（淀粉体蛋白）形式在细胞外沉积，导致组织及器官损伤。按病变部位又分为局限性和全身性两大类型，前者占 15%，单独发生于喉部者病变多侵及喉前庭、声带及声门下区，血液和尿液无单克隆蛋白者不会转变为全身性，晚期喉气管多致纤维狭窄；全身性者占 80%～90%（包括特发性、与浆细胞病变有关者、反应性、家族性），可为呼吸道或全身淀粉样变的表现之一，预后不佳。

【病因】　喉淀粉样变性病（laryngeal amyloidosis）多发生于 40～60 岁成人，男性多见。病因及发病机制尚不明确，与吸烟、用声过度、反复感染的关系尚未确定。

【病理】　良性的小浆细胞经过长时间的抗原刺激后在局部某点克隆形成细胞群，克隆后的浆细胞产生的免疫球蛋白轻链聚集构成淀粉样变性的前体，聚集后形成淀粉样纤维。临床局部表现分 3 类：①单个肿瘤样物层积，表面光滑，粉红色、灰红色、黄色、灰黄色，极似息肉；②黏膜下结节状隆起，局限于喉、气管或多发，在咽、喉、气管壁多处形成黏膜下淀粉样物层积；③黏膜下弥漫性层积，在咽、喉、气管壁多处形成弥漫性淀粉样物层积，最后导致喉，气管狭窄。光镜下 HE 染色可见上皮下细胞外淀粉样物呈现出非细胞、无定型、均一的嗜酸性基质沉积。

【临床表现】　喉部的淀粉样变性病多是原发性、局限性病变，常可累及到气管。临床症状不典型，呈现缓慢渐进发病，以声音嘶哑最常见，可伴有音域减低等。其他还包括呼吸困难、吞咽困难、喉喘鸣等。

【NBI 喉镜下表现】　喉淀粉样变性临床表现与其他病变相似，初诊时常误诊为慢性炎症、息肉、乳头状瘤等，确诊需喉镜结合病理学证实。喉镜下可见光滑的黏膜下结节，呈蜡样半透明黄白色肿胀、弥漫性或肿瘤样增生，常会同时累及到不同部位，最常见于声门上区（室带、喉室），其次为声带及声门下区。特殊染色的组织学检测可作为诊断的金标准，即在偏光显微镜下，经刚果红染色后呈现经典的亮绿色双折射。NBI 模式下可见病变表面的微血管纹理可轻度扩张或无扩张，IPCL 不可见。

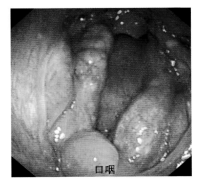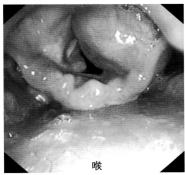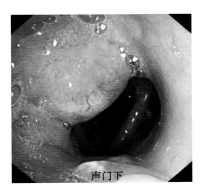

口咽　　　　　　　　　喉　　　　　　　　　声门下

喉淀粉样变性病喉镜下表现

口咽左侧壁、舌根部、右侧声门上喉部、声门下可见黏膜下结节，呈蜡样黄白色弥漫性增生，声门裂明显变窄

【治疗】　由于淀粉样蛋白质经氢离子桥结合形成的原纤维十分稳定，可耐受酶的作用，一旦形成难于消退，药物治疗效果不满意。全身应用皮质类固醇、放疗常无效。目前的主要治疗是外科切除。治疗的目标是提供一个稳定的气道且保留最佳的发音质量。

【典型病例】

病例 1

患者，男，50 岁。主诉：咽部不适伴疼痛约 4 个月。电子喉镜检查发现右侧喉部可见不规整略隆起型肿物，肿物主要位于右侧室带，侵及到右侧杓状软骨，向下侵及到右侧声带，前联合被遮盖。NBI 模式下可见病变表面各级血管清晰可见，但未见 IPCL 结构，主要呈正常黏膜的血管纹理，尚未达到 II 型血管明显扩张的状态。

活检病理：（喉）被覆鳞状上皮的黏膜组织呈慢性炎，伴淀粉样物沉着。

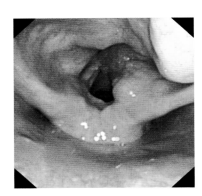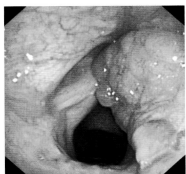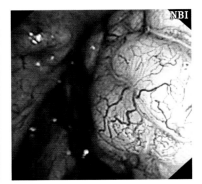

喉淀粉样变性病喉镜下表现（喉部 NBI 分型：I 型）

病例2

　　患者，男，50岁。主诉：声音嘶哑1年半。电子喉镜检查发现喉部左侧室带明显膨隆，遮盖左侧声带，左侧声带可见新生物，呈息肉样凸起，前联合及右侧声带前端被遮盖。NBI模式下可见黏膜表面呈墨绿色，隐约可见血管纹理，未见IPCL扩张。

　　活检病理：（左侧声带）黏膜组织慢性炎，伴被覆鳞状上皮局灶轻度不典型增生。

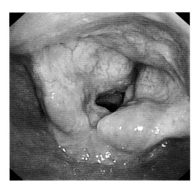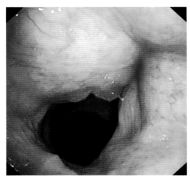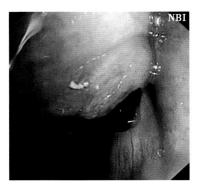

喉淀粉样变性病喉镜下表现（喉部NBI分型：Ⅰ型）

　　手术治疗：部分喉切术+带状肌瓣修复。

　　术后病理：（左部分喉）被覆增生的鳞状上皮黏膜组织内可见均质红染无定形物质沉积，伴炎细胞浸润，符合喉淀粉样变。刚果红染色（+）。

　　术后随访：未见复发。

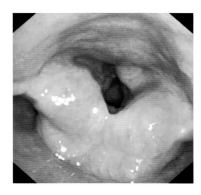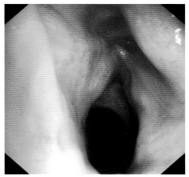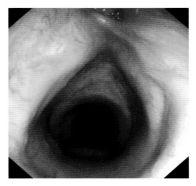

喉淀粉样变性病术后4月复查

喉部会厌及左、右杓状软骨结构基本正常。左侧室带及左侧声带区呈术后改变，基本恢复平整。右侧声带基本完整

八、喉结核

　　喉结核（laryngeal tuberculosis）为结核杆菌感染引起的喉部慢性传染性疾病，多为肺结核的继发感染。发病多见于中年男性。

【病因】

1．原发性感染　多因结核杆菌直接侵犯喉部黏膜而发病，感染途径可通过空气污染或接触结核病病人的用具。

2．继发性感染　主要继发于肺结核。

【病理】　多发生于喉部复层鳞状上皮的部位，初期可有鳞状上皮增生，固有层大量淋巴细胞浸润，形成结核结节，后期多出现溃疡，中央发生干酪样坏死。

【临床表现】

1．局部症状　不同程度的声音嘶哑，可伴有喉部不适、干燥、灼热、疼痛、咳痰、咯血等症状。

2．全身症状　低热、消瘦、乏力等。

3．胸部X线和CT检查可发现有无肺结核及类型。

4．痰涂片或培养可检出结核杆菌。活动性结核血沉可加快。结核菌素实验及血清结核抗体检查可呈阳性。

【NBI喉镜下表现】　喉结核主要以溃疡型病变为主，可出现鼠咬状或锯齿样浅溃疡面，黏膜可反应性增厚，在常规喉镜下有时与喉癌和喉的淋巴瘤难鉴别。喉部结核NBI模式下的表现不特异，由于病变在普通光下多呈溃疡坏死表现，因此黏膜表面的血管IPCL结构消失，可出现杂乱无规则、疏密不匀的异常血管，类似恶性肿瘤晚期表现，喉镜下鉴别较难，需要活检才能明确。

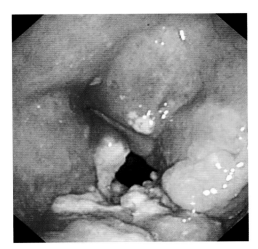
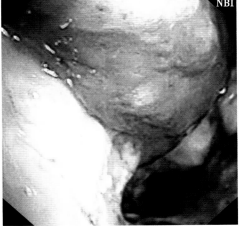

喉结核喉镜下表现

喉结核喉镜下表现（喉部NBI分型：Vc型）

【治疗】　全身应用抗结核药物，抗结核治疗，注意休息及营养。

【典型病例】

病例1

患者，男，64岁。主诉：咽痛伴左颈部淋巴结肿大2个月。电子喉镜检查发现左侧梨状窝及左侧喉部有溃疡型病变，范围较广，双侧咽会厌皱襞及会厌舌面均有溃疡受侵犯。NBI模式下黏膜表面隐约可见微血管，IPCL未见明显扩张。

活检病理：（喉部）鳞状上皮黏膜组织呈肉芽肿性炎伴灶状坏死及多核巨细胞反应，考虑结核。

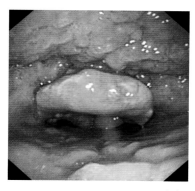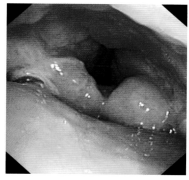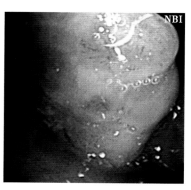

喉部和咽部结核喉镜下表现（喉部NBI分型：Ⅰ型）

影像学检查：颈部及胸部CT示左侧颌下及双侧颈深可见多发淋巴结，大者位于左侧颌下，约1.5cm×1.2cm，不均匀强化，其内可见低密度影；余双颈、锁骨上未见明确肿大淋巴结。双肺可见形态不规则肿物及弥漫性粟粒影，大者约5.2cm×3.7cm；肺大疱。右侧气管食管沟、纵隔（3、4R/L、7区）可见软组织影，大者短径约1.3cm；余纵隔、肺门未见明确肿大淋巴结。左侧胸腔及扫描范围内肝周积液；右侧胸腔、心包未见积液。

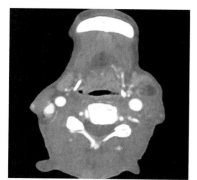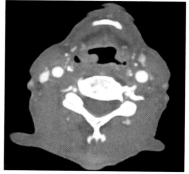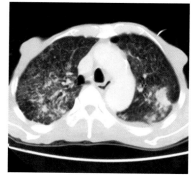

颈部及胸部CT检查所见

病例2

患者，男，50岁。主诉：声音嘶哑1月余，外院喉镜检查可疑为喉癌。电子喉镜检查发现喉部右侧声带增厚，可见浅溃疡，表面覆盖白膜。NBI模式右侧声带黏膜表面无明显微血管纹理，有隐约的褐色斑点，表现似恶性。

活检病理：（右侧声带）鳞状上皮及鳞柱移行上皮黏膜呈肉芽肿性炎，见多灶上皮样细胞和多核巨细胞结节，部分结节中央伴有坏死，首先考虑结核，未见其他恶性肿瘤证据。

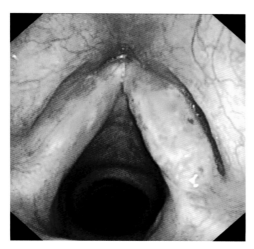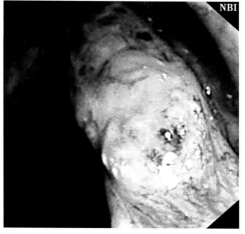

右侧声带结核
喉镜下表现

右侧声带结核喉镜下表现（喉部 NBI 分型：Ⅴc 型）

病例 3

　　患者，男，46 岁。主诉：声音嘶哑 1 月余。电子喉镜检查发现声门区左侧声带可见溃疡型肿物生长，累及全长，向前侵达前联合，右侧声带基本光滑，未见明显侵及。NBI 模式下可见黏膜表面有扭曲的扩张血管出现，表现似恶性肿瘤。

　　活检病理：（左侧声带）鳞状上皮黏膜组织呈肉芽肿性炎伴灶状坏死及多核巨细胞反应，考虑结核。

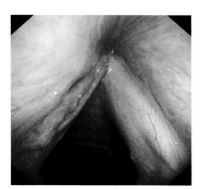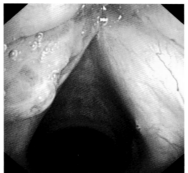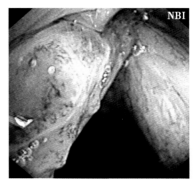

左侧声带结核喉镜下表现（喉部 NBI 分型：Ⅴc 型）

病例 4

　　患者，男，61 岁。主诉：声音嘶哑 1 个月。电子喉镜检查发现双侧声带可见溃疡型病变，双侧声带增厚覆盖白苔，累及到双侧声带全长及前联合。NBI 模式下可见黏膜表面微血管形态被破坏，似有斑点及扭曲的血管，表现似恶性。

　　活检病理：（声带）肉芽肿性炎，考虑为结核。

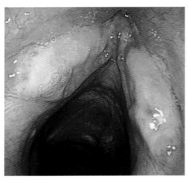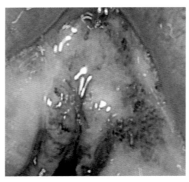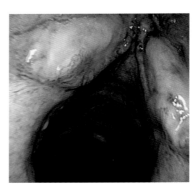

喉部结核喉镜下表现（喉部 NBI 分型：Ⅴc 型）
（该病例由锦州医科大学附属第一医院耳鼻咽喉头颈外科 王艳锟医生提供）

九、咽喉反流性疾病

咽喉反流性疾病（laryngopharyngeal reflux disease，LPRD）是指胃内容物反流至食管上括约肌以上的咽喉部，刺激损伤咽喉部黏膜并引起相应的一系列疾病的总称。这个概念的提出，是随着人们对胃食管反流性疾病（gastroesophageal reflux disease，GERD）认知的加深而形成的。咽喉反流疾病虽然常和胃食管反流并存，但目前仍然倾向于认为咽喉反流和胃食管反流是相互关联而又不同的两种疾病。近 20 年来咽喉反流性疾病逐渐被广大耳鼻咽喉头颈外科医师所认识，越来越多的临床医师认为它是耳鼻咽喉头颈外科一些疾病的源头病因，治疗咽喉反流使得一些顽固性咽喉症状得到了有效控制。

【病因】 在生理状态下，机体抗反流机制包括食管下括约肌（lower esophageal sphincter，LES）、食管上括约肌（upper esophageal sphincter，UES）以及食管体部的蠕动等。其中，LES 和 UES 构成抗反流屏障的最主要部分。其次食管蠕动廓清能力也是抗反流机制的另一个重要因素，可以帮助清除胃酸和胃蛋白酶，保护黏膜组织。目前研究证实，抗反流屏障的损伤，特别是 LES 频繁的一过性松弛和食管蠕动能力下降是 GERD 病理生理学中最重要的方面。其他因素还包括胃排空障碍。而对于咽喉反流而言，UES 在其发病过程中起着重要作用，胃内容物必须通过食管上段最后的屏障 UES 反流至咽喉部而引起损伤。

反流引起咽喉部病变的机制主要有两种假设：

1. 反流理论 认为胃酸—胃蛋白酶对咽喉部黏膜以及周围组织产生直接损伤。通过 24h pH 监测，发现胃酸可以突破 UES 而达到咽喉部区域。当患者 UES 压力不恰当降低（尤其在自发性 UES 松弛、夜间仰卧或饮食后打嗝时发生）时胃酸更易反流到咽喉部；而与食管相比，喉部黏膜较为脆弱，缺乏对胃酸的抵抗机制，易受损伤。

2. 反射理论 食管和支气管存在共同的胚胎起源，都由迷走神经支配。胃酸刺激远端食管引起迷走神经反射而致支气管收缩，患者反复清嗓、咳嗽，最后导致咽喉部黏膜损伤。但尚罕见报道反射机制会产生其他咽喉部症状，如咽部异物感或咽喉疼痛等。咽喉反流的病理改变可能是由以上 1 种或 2 种机制共同作用所致。

【临床表现】 咽喉反流性疾病的症状多种多样，无特异性。

1. 持续性清嗓 胃内容物刺激咽部黏膜引起咽部组织的慢性炎症反应，造成咽部不适、异物感，患者为减轻症状而经常清嗓。

2．声音嘶哑　　常为波动性。晨起重，白天逐渐减轻，这是咽喉反流性疾病引起声音嘶哑的特有症状。

3．咽异感　　咽异感症作为咽喉反流的一个主要症状很少单纯存在，常伴有其他症状。

4．慢性咳嗽　　慢性咳嗽常为阵发性，躺下后或进食后明显，或由于激烈咳嗽而从睡眠中惊醒。这是由于胃液反流至喉、气管，刺激喉气管黏膜所致，有时可引起哮喘发作。

5．阵发性喉痉挛　　喉黏膜对外界刺激非常敏感，当胃内容物反流至喉部，刺激喉黏膜可引起反射性喉痉挛。阵发性喉痉挛是咽喉反流的一个典型症状，但常被忽视。

6．其他症状还有发音疲劳、咽喉疼痛、痰多、口臭、呼吸不畅、吞咽不利等，虽然不是特异性症状，但是咽喉反流时这些症状常伴随出现。

【诊断要点】　由于咽喉反流性疾病无特异性的症状和体征，诊断咽喉反流性疾病的金标准是24h双探针食管和喉咽部pH监测，而健康人异常喉咽部pH事件的发生率也很高。因此，目前只能依靠详细的病史、喉镜检查、24h双探针食管和喉咽部pH监测以及抗反流治疗效果综合判断。

1．病史和检查　　详细的病史和喉镜（电视喉镜、电子喉镜或频闪喉镜等）检查对该类疾病的诊断非常重要。喉镜检查是耳鼻喉科医师在咽喉反流诊疗过程中最常使用的检查方法，也是诊断咽喉反流的必备检查。咽喉反流患者喉镜下最常见的阳性表现有如下：

（1）声门后区的刺激表现：杓间区或后联合的红斑、水肿、肥大、增厚（由于长期暴露于反流物中所致）。

（2）声带突肉芽肿或溃疡。

（3）室带弥漫性红肿。

（4）杓状软骨部刺激表现：以红斑，黏膜水肿为主要表现。

（5）声带任克水肿、假性声带沟。

（6）咽部鹅卵石样变。

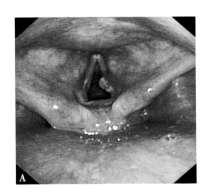 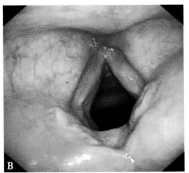 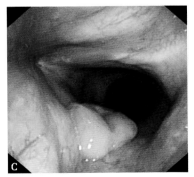

咽喉反流病电子喉镜下表现

A. 右侧声带突肉芽肿，杓状软骨部黏膜充血　　B. 杓间区及后联合肥厚　　C. 左侧声带突肉芽肿

为了全面掌握患者的所有情况和便于诊断，Wake Forest 医学院嗓音疾患诊疗中心的 Belafsky 教授等根据多年的临床研究，设计了反流症状指数量表（The reflux symptom index，RSI）和反流体征评分量表（the reflux finding score，RFS），目前在国际上得到了广泛认可，用于 LPRD 的初步诊断和筛查。当 RSI＞13 分或 RFS＞7 分时，认为有 LPRD 的可能，对这类患者可进行质子

泵抑制剂（proton pump inhibitors，PPI）试验性或经验性治疗。这个标准也可用于中国人 LPRD
的初步诊断。

反流症状指数（Belafsky，2002）

最近 1 个月是否受下列问题困扰		0 = 没有问题；5 = 问题严重				
1．有发音问题或声音嘶哑	0	1	2	3	4	5
2．有清嗓动作	0	1	2	3	4	5
3．有过多的喉分泌物或流倒涕	0	1	2	3	4	5
4．难以吞咽食物、液体或药片	0	1	2	3	4	5
5．当吃饭或平躺时会引发咳嗽	0	1	2	3	4	5
6．有呼吸困难或有窒息现象	0	1	2	3	4	5
7．受慢性咳嗽困扰	0	1	2	3	4	5
8．咽异物感	0	1	2	3	4	5
9．烧心、胸痛、消化不良或胃酸上返	0	1	2	3	4	5

反流体征评分（Belafsky，2001）

体征发现	评分	体征发现	评分
声门下水肿	0 = 无	弥漫性喉水肿	1 = 轻度
	2 = 有		2 = 中度
喉室闭塞	2 = 部分		3 = 重度
	4 = 完全		4 = 阻塞
声带水肿	1 = 轻度	红斑 / 充血	2 = 仅杓状软骨
	2 = 中度		4 = 弥漫性
	3 = 重度	后联合肥大	1 = 轻度
	4 = 息肉样变		2 = 中度
肉芽肿、肉芽组织	0 = 无		3 = 重度
	2 = 有		4 = 阻塞
喉黏膜增厚	0 = 无		
	2 = 有		

2．24 小时双探针 pH 监测　研究发现，健康人存在一定的食管反流现象，一般认为每天反
流少于 50 次为正常范围，但不一定反流到咽喉部，故放置咽部探针是必要的。先用食管压力
计测压定位食管下和食管上括约肌的位置，将食管探针放在食管下括约肌上方 5cm 处，将喉咽
部探针放在食管上括约肌上方 2cm 处。如喉咽部探针位置过高易造成探针与黏膜失去接触，
探针干燥，导致监测失败。目前，24 小时双探针 pH 监测为诊断咽喉反流性疾病的金标准，一
般认为喉咽部 24h 反流事件大于 3 次为异常。判定一次咽喉反流事件必须符合以下 4 点：①喉
咽 pH 小于 4；②食管 pH 降低随后发生的喉咽 pH 降低；③排除进食或吞咽时的 pH 降低；④快
速的 pH 下降，而不是缓慢的降低。分析咽喉反流事件是否有意义时，还应根据患者具体情况
具体分析，如声门下狭窄、喉水肿、声带白斑或喉接触性肉芽肿的患者，单次咽喉反流事件就
有重要的临床意义。

24 小时 pH 监测在临床上并没有得到广泛应用，主要是由于：①国外诊疗流程中只是把其
作为治疗效果不良患者的推荐诊疗手段，并不是常规；②属于有创检查；③有研究认为 24 小时

pH 监测结果与咽喉症状的相关性不高；④咽喉反流事件的阳性判断标准尚不统一。⑤临床上常规应用的 pH 监测只能监测液体反流，不能监测气体酸反流，存在假阴性问题，且定位方法不一致，电极放的位置不准确等问题，都影响了 24 小时 pH 监测结果的准确性；⑥国内 24 小时 pH 监测尚未广泛开展，仅在有限的几个大医院开展。

3. 唾液胃蛋白酶检测　与 24h 双探针 pH 监测咽喉反流事件对比，发现唾液胃蛋白酶阳性诊断咽喉反流的敏感性和特异性分别为 100% 和 89%，因此认为检测唾液中的胃蛋白酶是检测咽喉反流的一种敏感、无创的方法，但这种方法还不成熟，目前还停留在实验室阶段。

4. 质子泵抑制剂试验性治疗　质子泵抑制剂（PPI）作为抑制胃酸分泌的药物已被用于咽喉反流性疾病的治疗，并取得了较好的效果。目前有学者将 PPI 试验性治疗列为咽喉反流性疾病最有价值的诊断，由于其简单可行，敏感性和特异性好，加上 24 小时双探针 pH 监测的普及程度有限和复杂繁琐，目前应用较多，特别是症状较为严重、无法耐受 24 小时 pH 监测的患者。目前的观点是，对于临床疑似咽喉反流的患者，可进行 3 个月的试验性抑酸治疗，3 个月后对临床症状和体征进行评估，如果较前无改善甚至加重，则需做 24 小时 pH 监测以明确是否有反流现象。

【治疗】　抑酸治疗联合生活方式改变是目前主流的治疗方法，治疗目标在于去除病因，消除症状，提高生活质量。

1. 一般治疗　加强宣传教育，提高人们对此病的认识，改变一些不良生活习惯。包括为了减少夜间反流可将床头端的床脚抬高 15～20 cm，避免睡前进食，减少晚餐摄入，避免过食，戒烟、酒、浓茶、咖啡及高脂类食物，避免甜食及酸性水果（橘子、杨梅等），控制体重等。前两者被认为尤为重要，甚至有研究发现单纯生活方式改善即可以使咽喉不适症状获得明显缓解，从而提出把生活方式的改善作为主要治疗的观点。

2. 药物治疗　对咽喉反流的治疗，可应用中和胃酸或抑酸药及促胃动力药，目前质子泵抑制剂（PPI）在咽喉反流性疾病的抑酸治疗中占据主导地位。但部分学者指出其对于存在过度酸反流的患者，抑酸治疗反应较好，对于部分非酸性反流的患者抑酸治疗效果差甚至无效。目前对于考虑诊断反流性咽喉炎的患者较为公认的治疗是首选 3 个月的 PPI 实验性治疗，PPI 可选择性作用于胃黏膜壁细胞，从而明显抑制胃酸分泌，胃肠动力药可有效促进胃食管的蠕动及胃酸的清除，两种药物合用可有效控制胃酸分泌、增强胃肠动力，从而减少胃酸反流及加快胃酸的清除，防止并发症的发生。大多数患者在治疗开始后 2～3 个月内反映症状有不同程度的改善，但是研究发现，要达到治愈需要 6 个月或更长时间。如今维持 6 个月的治疗方案被普遍推荐。治疗无效者再行详细的检查寻找非反流因素。

3. 手术治疗　有症状的非酸反流（职业用声者中常见）、药物及生活方式联合疗效不佳、反流严重、下食管括约肌功能不良、副反应严重、年轻患者避免长期用药或经济原因等均可作为手术治疗的适应证。最常用的术式是腹腔镜下胃底折叠术，将胃底部的黏膜折叠环绕于下端食管，以此来加强食管括约肌，控制反流。

总之，目前虽然对咽喉反流进行了不少研究，但咽喉反流的发病机制、治疗策略等许多问题尚未完全阐明，包括诊断金标准的界定、无创的诊断方法、非酸性反流在咽喉反流发病过程中的作用以及如何选择更有效的治疗药物和治疗方案。故仍需进一步基础研究和设计严密的大规模、长期的临床观察与试验。

喉部肉芽肿 NBI 表现特点：轻度时可与息肉表现相似，斜行血管和树枝状血管走行可见，不会出现 IPCL 的点状扩张。较重时与白斑相似，无任何血管结构。

【典型病例】

病例 1

　　患者，男，55 岁。主诉：咽喉部不适 3 个月。电子喉镜检查发现声门区左侧声带后端声带突位置可见白色突起。NBI 模式下病变表面未见血管纹理结构，表面呈白色。

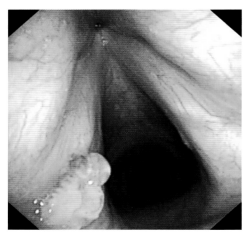 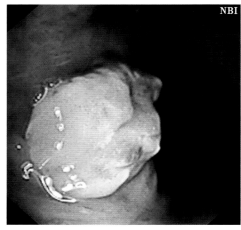 

左侧声带突肉芽肿喉镜下表现

左侧声带突肉芽肿喉镜下表现（喉部 NBI 分型：Ⅲ型）

病例 2

　　患者，男，30 岁。主诉：发音改变 2 个月。电子喉镜检查发现声门区右侧声带后端声带突部位可见白色分叶状突起。NBI 模式下病变表面未见血管纹理结构，表面呈白色。

　　活检病理：（右侧声带后端）被覆鳞状及假复层纤毛柱状上皮的黏膜组织呈急、慢性炎，并可见小灶肉芽组织形成，周围见退变坏死无结构物。

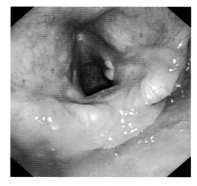 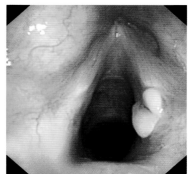 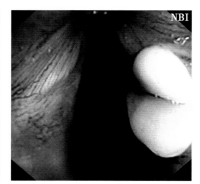

右侧声带突肉芽肿喉镜下表现（喉部 NBI 分型：Ⅲ型）

病例 3

　　患者，男，48 岁。主诉：咽喉部不适 1 月余。电子喉镜检查发现左侧声带后端声带突位置可见白色分叶状新生物。NBI 模式下病变表面未见血管纹理结构，表面呈白色。

活检病理：(左侧声带)鳞状上皮增生伴部分角化不全，另见肉芽肿伴炎性渗出坏死组织。

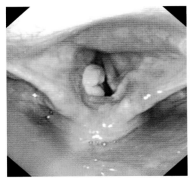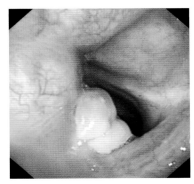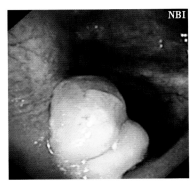

左侧声带突肉芽肿喉镜下表现(喉部 NBI 分型：Ⅲ型)

病例 4

患者，男，35 岁。主诉：咽部不适伴声音嘶哑半年。电子喉镜检查发现右侧声带后端声带突位置可见白色分叶状新生物。NBI 模式下病变表面未见血管纹理结构，表面呈白色。

活检病理：(右侧声带)坏死物和炎性渗出物及少许肉芽组织。

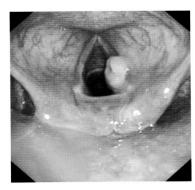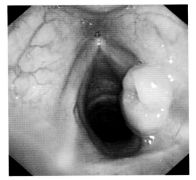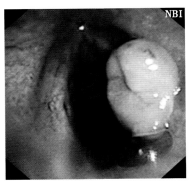

右侧声带突肉芽肿喉镜下表现(喉部 NBI 分型：Ⅲ型)

十、喉乳头状瘤

喉乳头状瘤(papilloma of larynx)是喉部最常见的良性肿瘤。约占喉部良性肿瘤的 70%。根据发病时间通常分为两型：①幼年型喉乳头状瘤(juvenile laryngeal papilloma)，表现为多发性，一般在出生后 6 个月至 5 岁发病，极易复发，随着年龄增长有疾病自限趋势；②成人型喉乳头状瘤(adult-onset laryngeal papilloma)，多为单发性，一般在 20 岁以后发病，平均年龄为 50 岁，有癌变倾向，是一种癌前病变。

【病因】　目前认为由人乳头状瘤病毒(HPV)感染引起，近年研究证明，在 HPV 的各个亚型中 HPV-6 和 HPV-11 是喉乳头状瘤的主要致病因素。电镜检查已证实在细胞内有乳头状瘤病毒体的存在。亦有认为喉乳头状瘤与喉部慢性刺激及内分泌失调有关。

【病理】　喉乳头状瘤是一种来自上皮组织的真性良性肿瘤，由复层鳞状上皮及其下的结缔组织向表面呈乳头状生长，一般不侵犯基底组织。可单发或多发。

【临床表现】　常见症状为进行性声嘶，肿瘤较大者甚至失声，随着病变的进展，可出现喉鸣及呼吸困难，成人患者还可有咽喉异物感，咯血性痰等症状。

【NBI喉镜下表现】　电子喉镜是诊断喉乳头状瘤最有效、直观的手段，表现为喉部可见乳头状突起的肿瘤，基底宽窄不一，可带蒂，也可广基，颜色灰白、淡红或暗红。NBI模式下主要表现为IPCL轻度的扩张，呈小斑点型（Ⅳ型），但是当乳头状瘤较大时，可表现为扭曲的蛇形、蚯蚓或蝌蚪形等（Ⅴb型），当黏膜表面被角化增生的上皮覆盖时，血管无显露，有时也可表现为无血管扩张（Ⅲ型）。因此对乳头状瘤的诊断要格外注意，不能单靠NBI的形态，要结合普通光下病变的大体表现综合判断，有的时候因为活检不能取到深部的组织，对病变的性质判断不一定准确，必须手术切除才能准确判断是否有癌变。

【治疗】　小的乳头状瘤可通过电子喉镜下直接用活检钳摘除。息肉较大时可通过支撑喉镜下应用CO_2激光切除肿瘤。儿童患者易复发，常需多次手术治疗。手术时应注意保护喉内正常黏膜，防止瘢痕粘连。儿童患者一般到7～8岁以后复发时间逐渐延长，病情缓解。有报道应用干扰素和其他抗病毒药物治疗喉乳头状瘤在临床上取得较好的疗效。

【典型病例】

病例1

患者，男，58岁。主诉：咽部不适1个月。电子喉镜检查发现喉部右侧杓状软骨可见大小约3mm的息肉样突起，NBI模式下可见表面的IPCL扩张呈小斑点状。

活检病理：（右侧杓状软骨）鳞状上皮乳头状瘤。

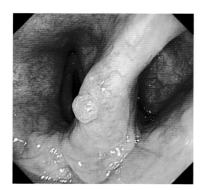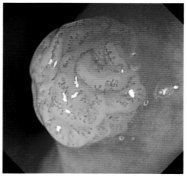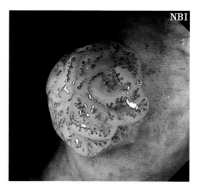

右侧杓状软骨乳头状瘤喉镜下表现（喉部NBI分型：Ⅳ型）

病例2

患者，男，57岁。主诉：咽部异物感2个月。电子喉镜检查发现会厌喉面右侧室带上方可见大小约3mm的息肉样新生物，喉镜下摘除送病理。NBI模式下可见表面的IPCL扩张呈小斑点状。

活检病理：（会厌）鳞状上皮乳头状瘤。

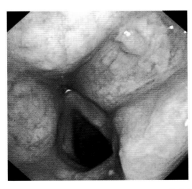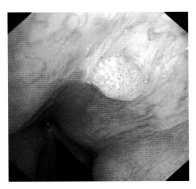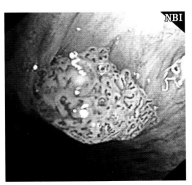

会厌乳头状瘤喉镜下表现（喉部 NBI 分型：Ⅳ型）

病例 3

　　患者，男，46 岁。主诉：声音嘶哑 3 个月。电子喉镜检查发现左侧声带前端游离缘可见息肉样新生物。NBI 模式下可见肿物表面的 IPCL 扩张迂曲，呈蚯蚓形。

　　活检病理：（左侧声带）鳞状上皮乳头状瘤。

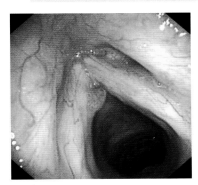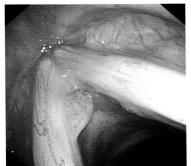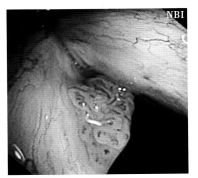

声带乳头状瘤喉镜下表现（喉部 NBI 分型：Ⅴb 型）

病例 4

　　患者，男，52 岁。主诉：声音嘶哑 2 个月。电子喉镜检查发现右侧声带中部可见一新生物，表面呈草莓状，病变大小约 8mm，右侧声带后方黏膜血管怒张。左侧声带大致光滑完整。NBI 模式下可见病变表面黏膜有几根异常扩张的 IPCL，扭曲呈蛇形。

　　活检病理：（右侧声带）鳞状上皮乳头状瘤。

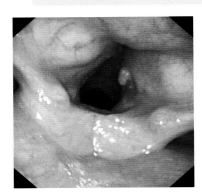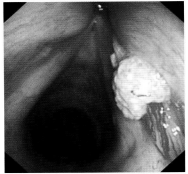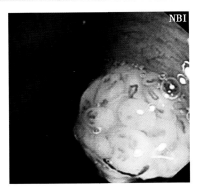

右侧声带乳头状瘤喉镜下表现（喉部 NBI 分型：Ⅴb 型）

病例 5

患者，男，65 岁。主诉：声音嘶哑 3 个月。电子喉镜检查发现喉部声门区双侧声带可见肿物生长，右侧明显，前联合受侵及。NBI 模式下可见病变表面黏膜有异常扩张的 IPCL，扭曲呈蛇形、蝌蚪形。喉镜下诊断考虑为恶性可能大。

活检病理：（右侧声带）鳞状上皮乳头状瘤，伴上皮轻-中度非典型增生。部分细胞呈挖空样改变。

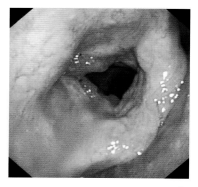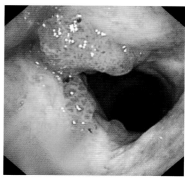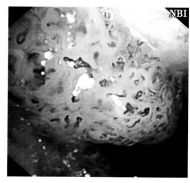

双侧声带乳头状瘤喉镜下表现（喉部 NBI 分型：Ⅴb 型）

治疗方案：手术（喉裂开双侧声带切除术）。

手术病理：（左、右侧声带肿物）双侧声带鳞状上皮乳头状瘤，伴轻度不典型性。

术后随访：未见复发。

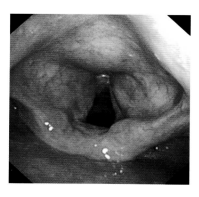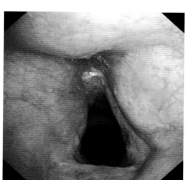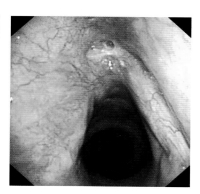

喉乳头状瘤术后 5 个月复查

喉部会厌及左、右侧杓状软骨黏膜基本光滑。双侧杓状软骨活动大致对称。声门区呈术后改变，双侧声带切除，基本恢复平整，声门闭合不全

病例 6

患者，男，69 岁。主诉：声音嘶哑 5 个月。电子喉镜检查发现声门区右侧声带中后方可见菜花样肿物，颜色粉白，表面呈乳头状，NBI 模式下未见明显的 IPCL 扩张，隐约可见黏膜下墨绿色血管。

活检病理：（右侧声带）乳头状增生的鳞状上皮组织，伴角化不全。

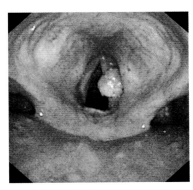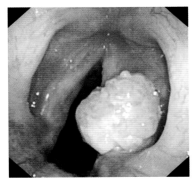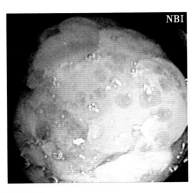

右侧声带乳头状瘤喉镜下表现（喉部 NBI 分型：Ⅲ型）

治疗方案：手术（右侧声带切除术）。

术后病理：（右侧声带）声带鳞状上皮黏膜局部缺失伴大量炎细胞浸润，小灶上皮呈乳头状增生伴中 - 重度不典型增生，局部基底膜结构欠清，未见肯定间质浸润。

十一、声带白斑

声带白斑（vocal cord leukoplakia）是指声带表面被覆不易擦去的白色斑块或斑片状病灶，属于一种描述性临床诊断，发病率男性高于女性，单侧略多于双侧，累及喉部其他部位较少见。对于声带上所发现的白色病变，不能一概简单称之为声带白斑，应排除特异性、非特异性感染所致的白色病变，对经保守治疗后无法自行恢复，可能需要外科干预和治疗的才称之为真正的"声带白斑"。

【病因和病理】　声带白斑的发生多与黏膜受到长期慢性刺激有关，其中吸烟、饮酒以及咽喉反流与声带白斑的发生有明确的关系，而人乳头状瘤病毒在声带白斑中的作用尚未得到充分证实。声带白斑包含多种病理类型，具有一定的癌变趋向及较高的术后复发率，其病理诊断是决定治疗方式、疾病预后、随访策略等的关键，但是由于长期以来声带白斑的病理分类体系在国内外均未能达成一致共识，直接影响到该病规范化治疗决策的制订。目前临床有四种喉癌前病变的病理组织学分类方法，包括世界卫生组织（WHO）的鳞状上皮异型增生分类法、欧洲病理学会的 Ljubljana 分类法即鳞状上皮内病变（squamous intraepithelial lesion，SIL）分类法、鳞状上皮内瘤变（squamous intraepithelial neoplasia，SIN）分类法和喉上皮内瘤变分类法（laryngeal intraepithelial neoplasia，LIN）。在我国最新的喉白斑诊断与治疗专家共识中，推荐采用 WHO 分类法应用于喉白斑的病理诊断分类。WHO 分类法根据上皮细胞异型增生程度分为以下五级：①单纯鳞状上皮细胞增生；②轻度异型增生；③中度异型增生；④重度异型增生；⑤原位癌。该共识中推荐采用"低危组（轻、中度异型增生）"和"高危组（重度异型增生及原位癌）"评估喉白斑，有助于更好的规范临床实践行为。

【NBI 喉镜下表现】　喉镜是诊断声带白斑最重要的检查手段，主要通过观察声带白斑的表面纹理、充血程度、厚度等特点来判断声带白斑与不典型增生的关系。常规的电子喉镜和频闪喉镜检查对声带白斑良恶性的鉴别诊断提供了有用的临床信息，但仍难与术后病理结果达到满意的符合，常导致治疗过度或治疗不足。NBI 喉镜能够明显增强声带白斑是否发生癌变诊断的准确性。声带表面覆盖的白斑对 NBI 的诊断有很大的干扰和影响。当白斑薄时，可以显露出 IPCL 形态，多数时由于白斑较厚，常将声带黏膜表面的微小血管遮盖，所以包括 IPCL 等微血管形态都不显露，常常会影响 NBI 的诊断。这时候需要仔细观察白斑没有覆盖到的病变边缘部分，看看有没有可疑的 IPCL 扩张。对较厚白斑，常常需要活检，以便明确有无癌变。

根据 NBI 喉镜下观察到的声带白斑表面微血管形态学特点分成以下 6 种类型：

Ⅰ型（薄白斑型）：声带表面 IPCL 不可见，白斑呈白颜色，白斑覆盖处斜行血管和树枝状血管走行隐约可见。

Ⅱ型（厚白斑型）：声带表面 IPCL 不可见，白斑呈白颜色，白斑覆盖处斜行血管和树枝状血管走行不可见。

Ⅲ型（小斑点型）：声带表面 IPCL 可见，显露在白斑没有覆盖到的声带黏膜表面，表现为小的棕色斑点，排列基本规则，无明显边界，斜行血管和树枝状血管走行不可见。

Ⅳ型（大斑点镶嵌型）：声带表面 IPCL 可见，表现为棕褐色的大斑点，镶嵌在白色白斑的表面。

Ⅴ型（大斑点周围型）：声带表面 IPCL 可见，表现为棕褐色的大斑点，显露在白斑以外的声带黏膜表面，常有明显的边界。

Ⅵ型（大斑点混合型）：声带表面 IPCL 可见，表现为棕褐色的大斑点或扭曲的蚯蚓形血管，可分布在白斑表面，也可显露在白斑以外的声带黏膜表面。

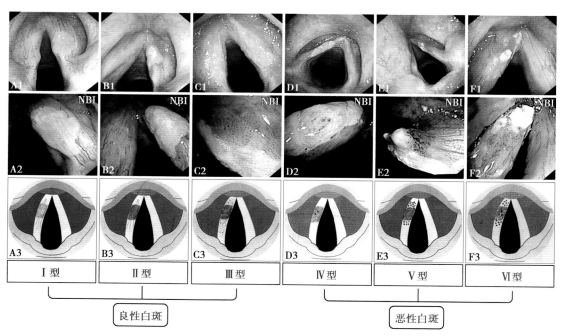

声带白斑 NBI 模式下的新分类示意图

声带白斑分型：Ⅰ型

声带白斑分型：Ⅱ型

声带白斑分型：Ⅲ型

声带白斑分型：Ⅳ型

声带白斑分型：Ⅴ型

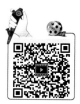

声带白斑分型：Ⅵ型

【治疗】　声带白斑包含了从良性增生到重度不典型增生的多种病理变化，由于不同病变的肉眼表现大致相似，术前的临床评估很难与术后病理结果完全符合，尤其在判断病变是否存在恶变时，因此如何在"治疗过度"与"治疗不足"之间寻找平衡，是喉科医师特别关注的问题。如果可疑有癌变倾向，建议活检明确病理性质，根据病理性质指导后续的治疗方法。对于单纯上皮增生、角化等良性白斑，建议避免慢性不良刺激，不滥用嗓音、戒烟、戒酒，同时配合药物治疗。对于有癌变倾向的喉癌前病变可外科手术，较为表浅或局限的病变，黏膜剥脱，对于重度异型增生及原位癌，可激光切除。

【典型病例】

病例 1

　　患者，男，47 岁。主诉：声音嘶哑 3 个月。电子喉镜检查发现左侧声带中部可见白斑覆盖，NBI 模式下各级血管未显露，黏膜呈白色。右侧声带中后 1/3 处可见小灶白斑。

　　活检病理：（左侧声带）增生的鳞状上皮黏膜组织慢性炎，部分上皮过度角化及角化不全。

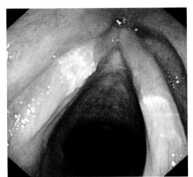 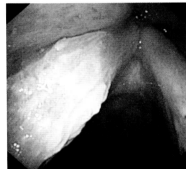 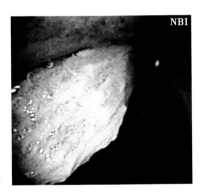

左侧声带白斑喉镜下表现（白斑 NBI 分型：Ⅱ型）

病例 2

　　患者，男，62 岁。主诉：声音嘶哑 4 个月。电子喉镜检查发现右侧声带中部可见白斑覆盖，黏膜基本光滑。NBI 模式下白斑处各级血管未显露，呈白色。

　　活检病理：（右侧声带）鳞状上皮黏膜组织轻度增生伴角化过度及角化不全。

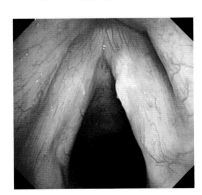 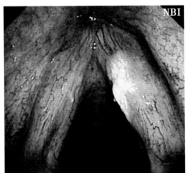 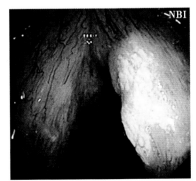

右侧声带白斑喉镜下表现（白斑 NBI 分型：Ⅱ型）

病例3

患者，男，54岁。主诉：声音嘶哑4个月。电子喉镜检查发现双侧声带白斑，右侧明显。NBI模式下白斑处各级血管未显露，黏膜呈白色。

活检病理：（右侧声带）鳞状上皮黏膜慢性炎，伴坏死，部分游离上皮呈轻度不典型增生。

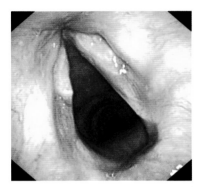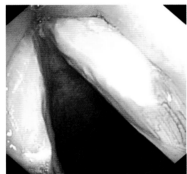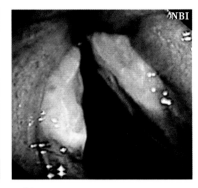

双侧声带白斑喉镜下表现（白斑NBI分型：Ⅱ型）

病例4

患者，男，52岁。主诉：声音嘶哑1月余。电子喉镜检查发现双侧声带略显厚，表面覆盖白斑，NBI模式下白斑处各级血管未显露，黏膜呈白色。

活检病理：（右侧声带）增生的鳞状上皮黏膜组织呈慢性炎。

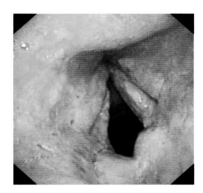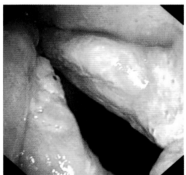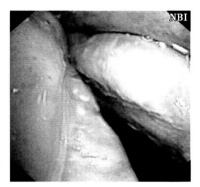

双侧声带白斑喉镜下表现（白斑NBI分型：Ⅱ型）

病例5

患者，男，55岁。主诉：声音嘶哑3个月。电子喉镜检查发现左侧声带中部表面覆盖较厚白斑，似角化物。NBI模式下白斑处各级血管未显露，黏膜呈白色。

术后病理：（左侧声带）鳞状上皮局部轻度及中度不典型增生，伴明显角化过度。

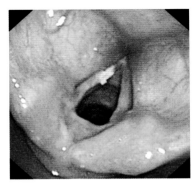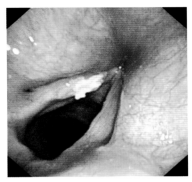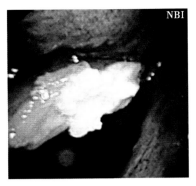

左侧声带白斑喉镜下表现（白斑 NBI 分型：Ⅱ型）

病例 6

患者，女，54 岁。主诉：声音嘶哑约半年。电子喉镜检查发现右侧声带覆盖白斑，中部凸起，累及到右侧声带全长。NBI 模式下右侧声带表面未见 IPCL 扩张，微血管纹理未显露。

活检病理：（右侧声带）增生的上皮轻度不典型增生，伴有角化。

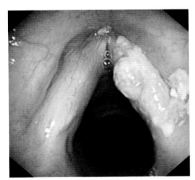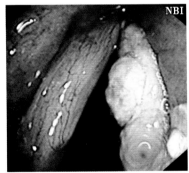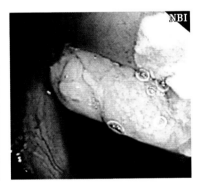

右侧声带白斑喉镜下表现（白斑 NBI 分型：Ⅱ型）

病例 7

患者，男，61 岁。主诉：声音嘶哑 5 个月。电子喉镜检查发现双侧声带可见较厚白斑覆盖，表面不平整；NBI 模式下白斑处各级血管未显露，黏膜呈白色；对双侧声带行黏膜剥脱术＋APC 烧灼。治疗后 3 个月复查，双侧声带表面基本变平；NBI 模式下可见血管纹理开始恢复，未见 IPCL 扩张。

术后病理：（左、右侧声带）鳞状上皮乳头状瘤样增生伴过度角化及轻度不典型增生。

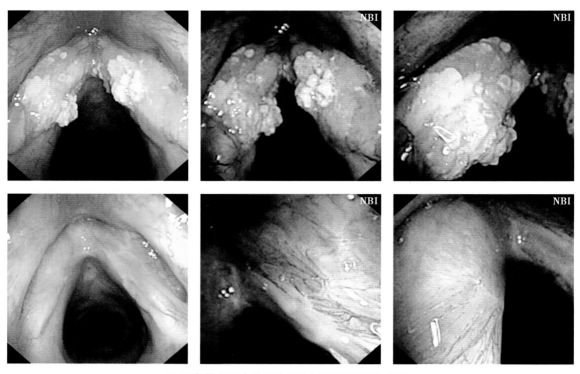

双侧声带白斑喉镜下表现（白斑 NBI 分型：Ⅱ型）

病例 8

　　患者，男，81 岁。主诉：声音嘶哑 3 个月。电子喉镜检查发现右侧声带前端略增厚，黏膜略发白，游离缘可见息肉小突起。NBI 模式下白斑黏膜表面可见 IPCL 轻度扩张，有稀疏小斑点。

　　活检病理：（右侧声带）鳞状上皮轻度增生。

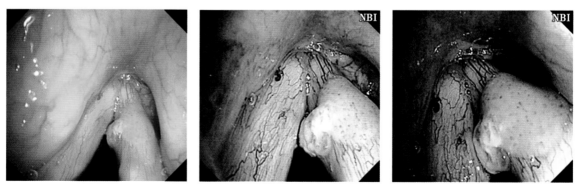

右侧声带白斑喉镜下表现（白斑 NBI 分型：Ⅲ型）

病例 9

　　患者，男，86 岁。主诉：声音嘶哑 4 个月。电子喉镜检查发现左侧声带肿胀，中部饱满，表面覆盖白斑。右侧声带黏膜略充血，前端可见小灶白斑。NBI 模式下可见左侧声带黏膜表面 IPCL 轻度扩张成小斑点，白斑处黏膜发白，无血管结构。

活检病理：(左侧声带)增生的鳞状上皮黏膜组织，鳞状上皮伴中度不典型增生。(右侧声带)增生的鳞状上皮黏膜组织，鳞状上皮伴轻度不典型增生。

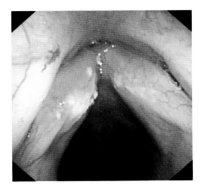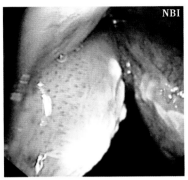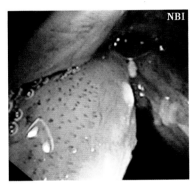

左侧声带白斑喉镜下表现(白斑NBI分型：Ⅲ型)

病例 10

患者，男，72岁。主诉：声音嘶哑4个月。电子喉镜检查发现左侧声带覆盖白斑，黏膜充血。NBI模式下可见左侧声带白斑表面有斑点状表现。

活检病理：(左侧声带)重度不典型增生。

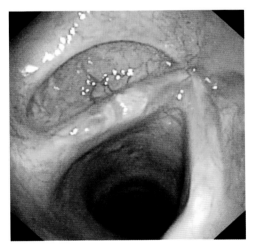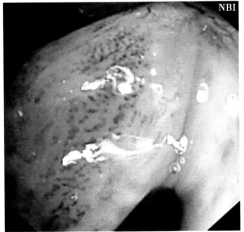

左侧声带白斑癌变喉镜下表现

左侧声带白斑癌变喉镜下表现(白斑NBI分型：Ⅳ型)

病例 11

患者，男，59岁。主诉：声音嘶哑2个月。电子喉镜检查发现双侧声带黏膜充血明显，表面可见小灶白斑。NBI模式下可见双侧声带表面有斑点状表现，前联合处明显。

活检病理：(前联合)鳞状上皮原位癌。

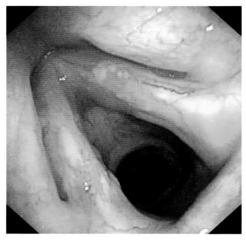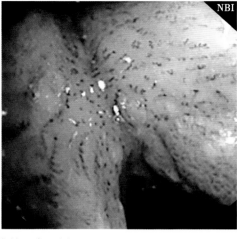

双侧声带白斑
癌变喉镜下表
现

双侧声带白斑癌变喉镜下表现（白斑 NBI 分型：Ⅴ型）

病例 12

　　患者，男，75 岁。主诉：声音嘶哑 3 个月。电子喉镜检查发现声门区右侧声带黏膜充血，可见散在白斑。NBI 模式下可见 IPCL 扩张形成典型的斑点状表现。累及右侧声带全长，向前接近前联合。

　　活检病理：（右侧声带）鳞状上皮重度不典型增生 / 原位癌，未见明确间质浸润。

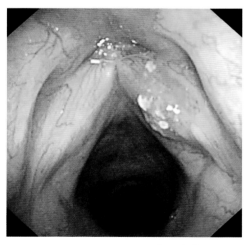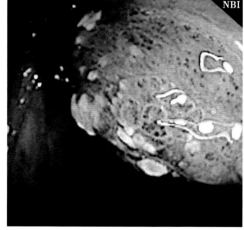

右侧声带白斑
癌变喉镜下表
现

右侧声带白斑癌变喉镜下表现（白斑 NBI 分型：Ⅴ型）

病例 13

　　患者，男，65 岁。主诉：声音嘶哑约 3 个月。电子喉镜检查发现右侧声带前中部覆盖白斑。NBI 模式下可见右侧声带白斑周围有斑点状表现。

　　活检病理：（右侧声带）鳞状上皮原位癌。

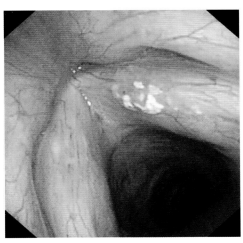 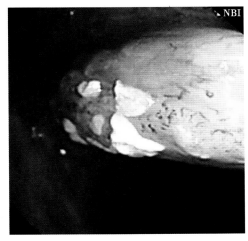 

右侧声带白斑癌变喉镜下表现

右侧声带白斑癌变喉镜下表现（白斑NBI分型：Ⅴ型）

病例 14

患者，男，63 岁。主诉：声音嘶哑 4 个月。电子喉镜检查发现声门区右侧声带中部可见白斑，白斑周围黏膜充血；NBI 模式下可见白斑周围充血处黏膜有明显的斑点状表现。

活检病理：（右声带）鳞状细胞癌。

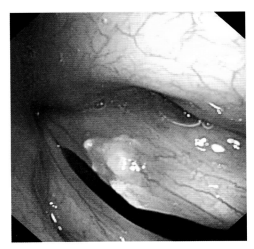 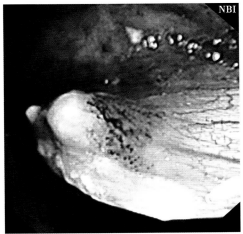 

右侧声带白斑癌变喉镜下表现

右侧声带白斑癌变喉镜下表现（白斑NBI分型：Ⅴ型）

治疗方案：手术（喉裂开，右侧声带切除术）。

术后病理：（右声带）分化好的鳞状细胞癌，侵达固有层，未累及肌肉。

TNM 分期（AJCC 2017 第八版）：$T_1N_0M_0$，Ⅰ期。

术后随访：未见复发。

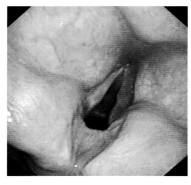 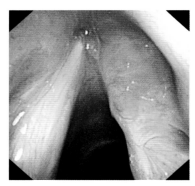 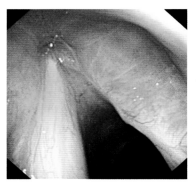

喉癌术后半年复查
声门区右侧声带切除,呈术后改变,基本平整,未见明显肿瘤征象

病例 15

患者,男,64 岁。主诉:声音嘶哑 2 个月。电子喉镜检查发现双侧声带黏膜粗糙不平,表面覆盖白斑。病变累及到前联合和左侧室带前端。声门下未见受侵。NBI 模式下因受白斑影响,在病变表面隐约可见斑点表现。

活检病理:(左、右声带)鳞状上皮原位癌。

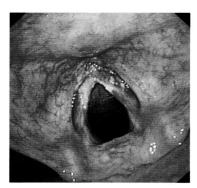 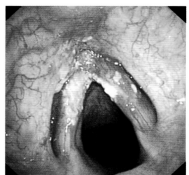 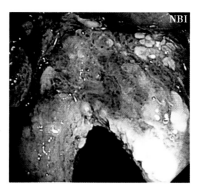

双侧声带白斑癌变喉镜下表现(白斑 NBI 分型:Ⅵ型)

治疗方案:手术(环状软骨上部分喉切除术,CHEP)。

术后病理:(环状软骨上部分喉)双侧声带和室带高分化鳞状细胞癌,主要呈原位癌结构,局灶浸润到黏膜下层。

TNM 分期(AJCC 2017 第八版):$T_2N_0M_0$,Ⅱ期。

术后随访:未见复发。

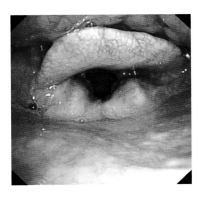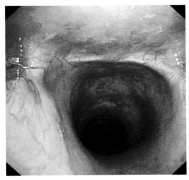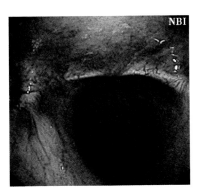

喉癌术后（CHEP）2 个月复查

喉部术后改变，会厌及左、右杓状软骨保留，双侧杓状软骨活动基本对称。声门区术后瘢痕样表现，基本恢复平整，声门开放好，声门下未见明显异常

十二、喉癌

喉癌（laryngeal carcinoma）的发病率在耳鼻喉科领域发病率较高。我国男女性喉癌发病率和死亡率均低于世界平均水平，2003—2007 年全国 32 个肿瘤登记处数据显示，全国喉癌发病率为 2.04/10 万，其中男性为 3.54/10 万，女性为 0.49/10 万，男性是女性的 7 倍。喉癌发病率城市为 2.31/10 万，农村地区为 1.08/10 万，城市是农村的 2 倍。全国喉癌死亡率为 1.06/10 万，其中男性为 1.76/10 万，女性为 0.34/10 万，男性是女性的 5 倍。喉癌死亡率城市地区为 1.14/10 万，农村地区为 0.77/10 万，城市是农村的 1.5 倍。根据肿瘤发生部位和所在区域，喉癌临床上分为声门上型、声门型和声门下型等三种类型。

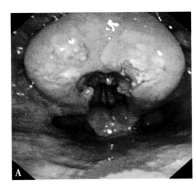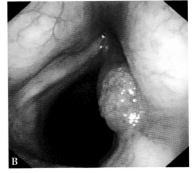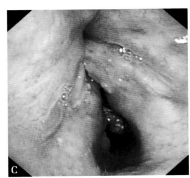

喉癌分型

A. 声门上型　B. 声门型　C. 声门下型

【病因】　喉癌的病因至今仍不十分明了，与以下因素有关，常为多种致癌因素协同作用的结果，其中最主要的致癌因素是吸烟。喉癌的发生与吸烟的关系已在流行病学研究中得到了证实，开始吸烟年龄越早、持续时间越长、数量越大、吸粗制烟越多、吸入程度越深和不戒烟者的发病率越高。饮酒也是喉癌的一种独立危险因素，而且吸烟和饮酒在致癌方面具有协同作用。有研究发现，感染人乳头状瘤病毒（HPV）是喉癌的一个病因，尤其是高危型（HPV-16/18型）与喉癌的发生关系比较密切。另外多种环境因素可能与喉癌发生有关，其中包括各种有机

化合物（多环芳香烃，亚硝胺），化学烟雾（氯乙烯，甲醛），生产性粉尘和废气（二氧化硫，石棉，重金属粉尘）和烷基化物（芥子气）等。

【病理】　喉癌以声门区癌最为多见（约占 60%），其次为声门上区癌（约占 30%），声门下区癌极少见。大体形态可分为溃疡浸润型、菜花型、结节型或包块型和混合型。组织学上以鳞状细胞癌最常见，约占 95%～98%，腺癌少见，约占 2%。喉鳞状细胞癌依其发展程度可分为原位癌、早期浸润癌和浸润癌三种类型。原位癌较少见，经过一段时间可发展成浸润癌；早期浸润癌一般是由原位癌突破上皮基底膜向下浸润，并在固有层内形成癌巢；喉浸润癌绝大多数为高分化鳞状细胞癌，癌细胞可见不同程度的角化现象和细胞间桥，在癌巢中心可见角化珠，低分化鳞状细胞癌少见。有时肿瘤以梭形细胞为主，称为梭形细胞癌，癌细胞排列紊乱，不形成癌巢，颇似肉瘤。疣状癌属于喉浸润型鳞状细胞癌的一个亚型，较少见，占喉癌的 1%～2%，肿瘤向喉腔呈疣状生长，形成菜花样肿块。镜下多呈乳头状结构，为高分化鳞状细胞癌，可见不同程度的局部浸润，生长缓慢，转移少见。

【临床表现】　喉癌的症状以声音嘶哑、咽部疼痛不适、异物感和颈部淋巴结肿大为主，原发部位不同可表现出不同的临床特点，有时缺乏特异性，易与咽喉部疾病相混淆。

1. 声门上型　早期常无明显症状，仅有喉部不适或异物感。后可有咽喉部疼痛，放射至耳部，吞咽时加重。侵及血管后有痰中带血，常有臭味。侵犯声带时有声音嘶哑、呼吸困难等。易向同侧颈深上、中部淋巴结转移。

2. 声门型　早期表现为声音嘶哑，逐渐加重，后可出现呼吸困难。本型不易发生颈淋巴转移。

3. 声门下型　本型发病率低，早期症状不明显，常规喉镜检查也不易发现。肿瘤溃烂时可有痰中带血，肿瘤增大后可有呼吸困难，向上侵犯声带时可有声音嘶哑。本型易向气管前或气管旁淋巴结转移。

【NBI 喉镜下表现】　喉镜都是喉癌辅助检查最重要的手段，并且可以在喉镜下直接取活检明确病变性质。应仔细检查喉的各个部分，观察病变部位、肿瘤的总体表现和生长模式，评估舌根、会厌、会厌谷、杓会厌皱襞、杓状软骨、杓间区、假声带、喉室、真声带、声门下以及下咽的部分解剖亚区的受累情况。NBI 喉镜在诊断早期喉癌方面有明显优势，能够发现一些普通白光喉镜下难以发现的病变。早期喉癌 NBI 模式下常表现为 IPCL 管径增粗，密度增加，表现为形状不规则的实心或空心较粗大的棕色斑点（Ⅴa 型）。随着病变的逐渐进展，黏膜表面的 IPCL 由大斑点演变为扭曲的蛇形或蚯蚓形（Ⅴb 型），晚期肿瘤表面的微血管破坏，坏死物覆盖，常无典型的特点（Ⅴc 型）。

【影像学检查】

（1）颈部超声辅助确定颈部淋巴结的数量、位置、性质。

（2）CT、MRI 检查可明确肿瘤生长范围和有无喉外侵犯，以及颈淋巴结转移情况。喉癌 CT 平扫可见病变区软组织不规则增厚，增强扫描后呈轻至中等强化。MRI 扫描可见肿瘤在 T_1WI 序列与肌肉相比呈等或稍低信号，T_2WI 呈稍高信号，增强扫描呈不均匀强化。MRI 对喉癌的诊断较 CT 优越，其软组织分辨率较高，通过不同方位的扫描，可全面观察喉部各个结构的信号和形态变化，明确肿瘤的部位、范围和浸润深度。多平面重建技术可较清楚、完整的显示喉癌的侵犯范围。

【喉癌 TNM 分期（AJCC 2017 第八版）】

原发肿瘤（T）	
Tx	原发肿瘤不能评估
Tis	原位癌
声门上	
T_1	肿瘤局限在声门上的 1 个亚区，声带活动正常
T_2	肿瘤侵犯声门上 1 个以上相邻亚区或侵犯声门区或侵犯声门上区以外（如舌根、会厌谷、梨状窝内侧壁的黏膜），无喉固定
T_3	肿瘤局限在喉内，有声带固定和 / 或侵犯任何下述部位：环后区、会厌前间隙、声门旁间隙和 / 或甲状软骨内板
T_{4a}	中等晚期局部疾病 肿瘤侵犯穿过甲状软骨和 / 或侵犯喉外组织（如气管、包括深部舌外肌在内的颈部软组织、带状肌、甲状腺或食管）
T_{4b}	非常晚期局部疾病 肿瘤侵犯椎前筋膜，包绕颈动脉或侵犯纵隔结构
声门	
T_1	肿瘤局限于声带（可侵犯前联合或后联合），声带活动正常
T_{1a}	肿瘤局限在一侧声带
T_{1b}	肿瘤侵犯双侧声带
T_2	肿瘤侵犯至声门上和 / 或声门下区，和 / 或声带活动受限
T_3	肿瘤局限在喉内，伴有声带固定，和 / 或侵犯声门旁间隙，和 / 或侵犯甲状软骨内板
T_{4a}	中等晚期局部疾病 肿瘤侵犯穿过甲状软骨外板和 / 或侵犯喉外组织（如气管、包括深部舌外肌在内的颈部软组织、带状肌、甲状腺或食管）
T_{4b}	非常晚期局部疾病 肿瘤侵犯椎前间隙，包绕颈动脉或侵犯纵隔结构
声门下	
T_1	肿瘤局限在声门下区
T_2	肿瘤侵犯至声带，声带活动正常或活动受限
T_3	肿瘤局限在喉内，伴有声带固定，和 / 或侵犯声门旁间隙，和 / 或侵犯甲状软骨内板
T_{4a}	中等晚期局部疾病 肿瘤侵犯环状软骨或甲状软骨和 / 或侵犯喉外组织（如气管、包括深部舌外肌在内的颈部软组织、带状肌、甲状腺或食管）
T_{4b}	非常晚期局部疾病 肿瘤侵犯椎前间隙，包绕颈动脉或侵犯纵隔结构
区域淋巴结（N）	
Nx	区域淋巴结不能评估
N_0	无区域淋巴结转移
N_1	同侧单个淋巴结转移，最大径≤3cm，且 ENE（-）
N_2	
N_{2a}	同侧单个淋巴结转移，3cm＜最大径≤6cm，且 ENE（-）
N_{2b}	同侧多个淋巴结转移，最大径≤6cm，且 ENE（-）
N_{2c}	双侧或对侧淋巴结转移，最大径≤6cm，且 ENE（-）

N_3			
N_{3a}	转移淋巴结最大径＞6cm，且 ENE（−）		
N_{3b}	有淋巴结转移表现为 ENE（+）		
远处转移（M）			
M_0	无远处转移		
M_1	有远处转移		
分期			
0 期	Tis	N_0	M_0
Ⅰ 期	T_1	N_0	M_0
Ⅱ 期	T_2	N_0	M_0
Ⅲ 期	$T_1 \sim T_2$	N_1	M_0
	T_3	$N_0 \sim N_1$	M_0
ⅣA 期	T_{4a}	$N_0 \sim N_1$	M_0
	$T_{1 \sim 4a}$	N_2	M_0
ⅣB 期	任何 T	N_3	M_0
	T_{4b}	任何 N	M_0
ⅣC 期	任何 T	任何 N	M_1

【治疗】 临床治疗目前主要采取以手术为主的多学科综合治疗。在彻底根除肿瘤病变的同时尽量保留和重建喉的功能，在治愈肿瘤的同时提高患者的生存质量，是近年来学者们公认的诊疗原则和理想目标。

1．原位癌 一般选择内镜下切除或者放疗，无需其他辅助治疗。

2．$T_{1 \sim 2}$ 期喉癌 如果选择根治性放疗，放疗后无须其他辅助治疗，复发者可行挽救性手术。

3．$T_{1 \sim 3} N_{0 \sim 3} M_0$ 期喉癌 如果选择手术，术后须根据有无淋巴结转移及危险因素情况考虑进行综合治疗；如果是 N_0 或者无危险因素的存在，一般选择观察，无须其他辅助治疗，如果有一个阳性淋巴结但无危险因素，可以选择术后放疗；如果有危险因素（如包膜外侵犯）或者 N_2—N_3 者，要根据具体的情况选择放疗或者放化疗。另外，如果首选同步放化疗或者单纯放疗，治疗后根据病灶的反应情况，若病灶完全缓解，则治疗后只需观察随访；如果原发灶有肿瘤残留则考虑行挽救性手术，如果单纯颈部淋巴结残留则选择颈淋巴清扫术。

4．$T_4 N_{0 \sim 3} M_0$ 喉癌 $T_4 N_{0 \sim 3} M_0$ 首选手术，术后进行放疗，存在危险因素者则需放化疗；若患者拒绝手术，可选择同步放化疗或诱导化疗方案。诱导化疗后需根据患者的反应情况决定下一步治疗：如果原发灶完全缓解或部分缓解，可以选择根治性放疗或同步放化疗；如果原发灶无缓解或治疗后残留，则行手术治疗；颈淋巴结转移癌依据治疗结果决定是否行颈淋巴清扫术；$T_4 N_{0 \sim 3} M_0$ 或者不可切除的淋巴结病灶及不适合手术者，一般选择同步放疗和根治性放疗或联合靶向药物治疗等非手术方案。

5．复发或者病变持续存在的喉癌 对于局灶复发（包括局部复发和区域复发），尽量选择手术治疗，如果患者还存在危险因素，则术后加放疗或放化疗。若无法切除者，则行放化疗或再次放化疗，或者单纯化疗。

6．伴有远处转移的喉癌 可以行单药化疗或者联合化疗或者铂类＋氟尿嘧啶＋西妥昔单抗的化疗方案。

【典型病例】

1. 声门上型喉癌。

病例 1

患者，男，68 岁。主诉：右颈部肿物 30 年，近两年逐渐增大，穿刺细胞学发现鳞状细胞癌，原发灶不明，影像学检查未发现原发灶。电子喉镜检查发现喉部会厌喉面黏膜略发白，基本平整，恶性征象不明显。NBI 模式下可见 IPCL 异常扩张呈斑点状表现。

活检病理：(会厌)鳞状细胞原位癌。

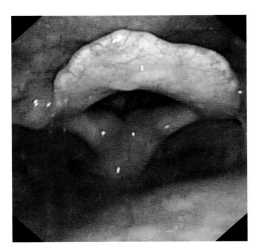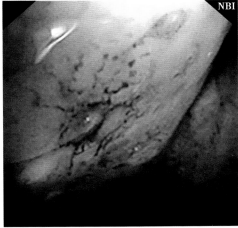

会厌早期癌喉
镜下表现

会厌早期癌喉镜下表现(喉部 NBI 分型：Ⅴa 型)

治疗方案：手术(水平部分喉切除术＋左颈部淋巴结清扫术)＋术后同步放化疗(69.24Gy/2.07Gy/32f＋顺铂 80mg/m^2×2 周期)。

术后病理：(水平喉)会厌喉面部分鳞状上皮中-重度不典型增生，局灶呈原位癌改变。淋巴结转移性癌(3/66)。

TNM 分期(AJCC 2017 第八版)：TisN$_1$M$_0$，Ⅲ期。

术后随访：未见复发。

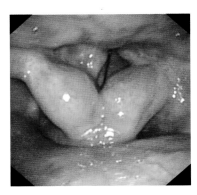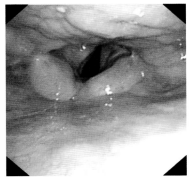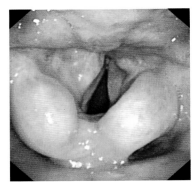

喉癌术后、放疗后 1 年半复查

喉部会厌切除，双侧杓状软骨保留，基本对称，略显水肿。双侧声带黏膜光滑，活动尚可

病例2

患者，男，59岁。主诉：发现双侧颈部肿物2个月。电子喉镜检查发现喉部会厌喉面可见粗糙不平肿物生长，向下侵及会厌根部，双侧室带受侵及，右侧杓状软骨和杓会厌皱襞可疑侵及，左侧杓状软骨未见明显侵及。双侧声带光滑，未见侵及。双侧声带活动正常。NBI模式下可见病变表面IPCL扩张呈明显的斑点状表现。

活检病理：（喉）鳞状细胞癌。

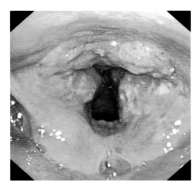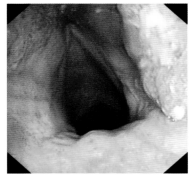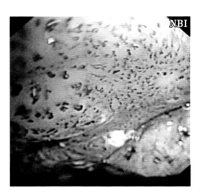

会厌癌喉镜下表现（喉部NBI分型：Ⅴa型）

病例3

患者，男，44岁。主诉：左颈部肿物1个月，外院针吸活检结果为淋巴结转移性鳞状细胞癌。电子喉镜检查发现会厌喉面偏左侧可见溃疡型肿物，会厌增厚，不平整，侵犯超过中线位置，向下达会厌根部，双侧室带未见明显侵及。双侧杓状软骨对称，未见侵及。双侧声带黏膜水肿，未见明显侵及，右侧声带前端可见良性息肉。声门下未见侵及。双侧声带活动正常。NBI模式下可见病变表面IPCL形态破坏，扩张、延长、扭曲，表现呈扭曲的线条，似蛇形。

活检病理：（会厌）中分化鳞状细胞癌。

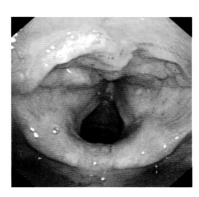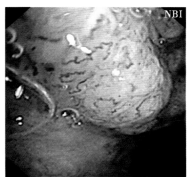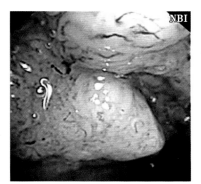

会厌癌喉镜下表现（喉部NBI分型：Ⅴb型）

　　影像学检查：CT检查示会厌根部偏左侧不规则增厚，边界欠清，最厚处约0.9cm，中等强化；越过中线达对侧，内表面不光整。双侧杓会厌襞、真假声带、声门下区未见明确肿物。左侧颈上深可见肿大淋巴结，大者短径约2.0cm，边缘不规则，不均匀强化，内部有低密度区；余颈未见明确肿大淋巴结。

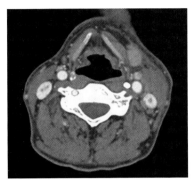 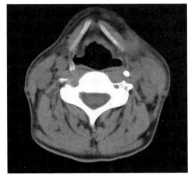 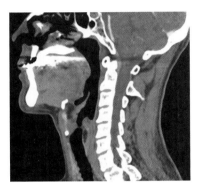

会厌癌CT表现

病例4

　　患者，男，63岁。主诉：左颈部淋巴结肿大，穿刺为转移性鳞状细胞癌，原发灶不明。外院喉镜检查以及CT检查未发现病灶。电子喉镜检查发现会厌喉面黏膜充血，略欠光滑，主要位于会厌喉面左侧，向右侧跨过中线位置，向下侵及到左侧室带。NBI模式下可见病变表面呈斑点表现，也有少量扩张扭曲的血管。

　　活检病理：（会厌）鳞状细胞原位癌，可疑小灶浸润。

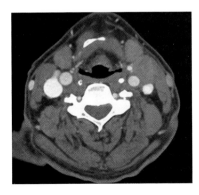 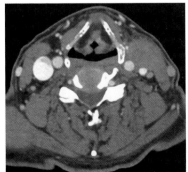 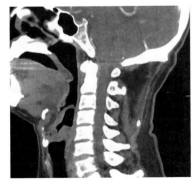

声门上浅表癌CT表现

喉部肿瘤征象不明显，左侧颈中上深可见数个肿大淋巴结，大者短径约2.1cm，边界不清，密度均匀，中度强化

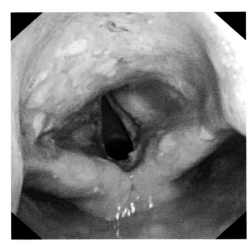
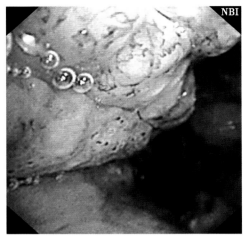

会厌喉面浅表癌喉镜下表现

会厌喉面浅表癌喉镜下表现（喉部NBI分型：Ⅴa型）

病例5

　　患者，男，48岁。主诉：右颈部肿物2个月。电子喉镜检查发现右侧室带可见菜花样肿物，右侧杓状软骨和杓会厌皱襞未见明显侵及。病变向下未侵及右侧声带。左侧声带后端可见小息肉，喉镜下摘除送病理。左侧声带中部可见小白斑。NBI模式下可见右侧室带肿物表面IPCL扩张呈扭曲的蛇形，也可见斑点表现。

　　活检病理：（右侧室带）鳞状细胞癌。（左侧声带）符合声带息肉。

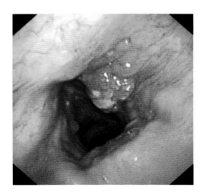
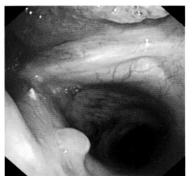
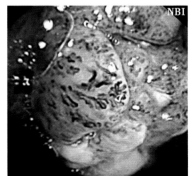

右侧室带癌喉镜下表现（喉部NBI分型：Ⅴb和Ⅴa型）

病例6

　　患者，男，70岁。主诉：声音嘶哑2个月。电子喉镜检查发现喉部左侧室带可见菜花样肿物，向下遮盖左侧声带，可疑侵及。右侧声带和室带未见侵及。NBI模式下可见病变表面IPCL形态破坏，扩张、延长、扭曲，表现呈扭曲的线条，似蛇形。

　　活检病理：（左侧室带）鳞状细胞癌。

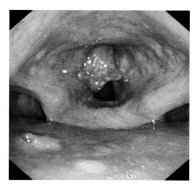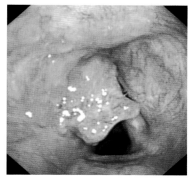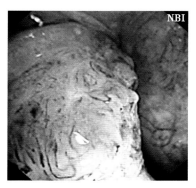

左侧室带癌喉镜下表现（喉部 NBI 分型：Ⅴb 型）

影像学检查：CT 检查示左侧室带可见不规则软组织肿物，最大厚度约 1.6cm，累及左喉室。双侧声带及声门下区未见明确异常。

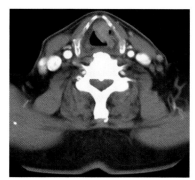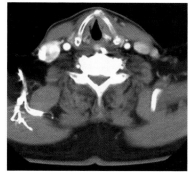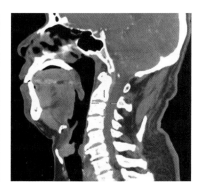

左侧室带癌 CT 表现

治疗方案：手术（喉垂直部分切除术＋左颈部清扫术）。

术后病理：（左垂直部分喉）喉声门型中 - 低分化鳞状细胞癌，肿瘤主要位于左室带，呈乳头状外生性生长，累及左声带黏膜及声带肌组织。淋巴结未见转移癌（0/47）。

TNM 分期（AJCC 2017 第八版）：$T_2N_0M_0$，Ⅱ期。

病例 7

患者，男，63 岁。主诉：声音嘶哑 2 个月。电子喉镜检查发现右侧喉部声门上可见溃疡型肿物，肿物主要位于右侧室带，侵及到右侧杓状软骨、右侧杓会厌皱襞及右侧会厌，病变向后外尚未侵透右侧梨状窝内侧壁，向下侵达右侧声带上缘。左侧喉部未见侵及。双侧声带活动未见受限。声门下未见侵及。NBI 模式下病变主体 IPCL 结构消失，边缘有新的肿瘤血管，肿瘤表面可见扭曲的线条状、杂乱无规则、疏密不匀的异常血管。

活检病理：（右侧室带）鳞状细胞癌。

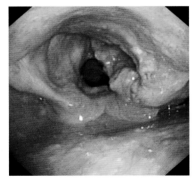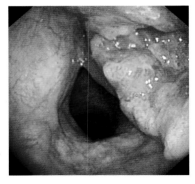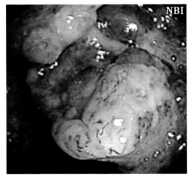

右侧室带癌喉镜下表现（喉部 NBI 分型：Vc型）

病例 8

患者，男，58 岁。主诉：声音嘶哑 2 个月。电子喉镜检查发现喉部声门上右侧室带可见菜花样肿物，局部形成溃疡，右侧杓状软骨受侵及，向下遮盖右侧声带，可疑侵及。左侧喉部未见明显侵及。右侧声带活动受限，左侧声带活动正常。NBI 模式下可见病变表面 IPCL 形态破坏，基本消失，隐约可见杂乱无规则的斑点。

活检病理：喉鳞状细胞癌。

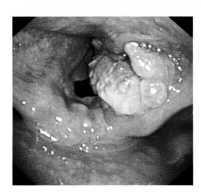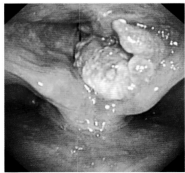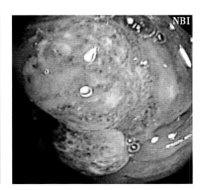

右侧室带癌喉镜下表现（喉部 NBI 分型：Vc型）

影像学检查：CT 检查示右侧室带肿物，大小约 1.4cm×2.3cm，增强扫描明显强化，可疑侵及右侧声带。颈部淋巴结未见明显肿大。

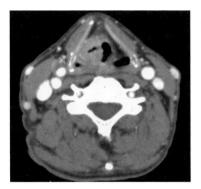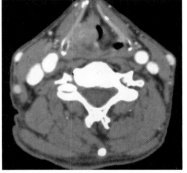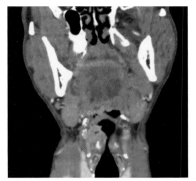

右侧室带癌 CT 表现

治疗方案：手术（部分喉切除术＋双颈部择区清扫术）。

术后病理：（部分喉）喉声门上型中分化鳞状细胞癌，肿瘤位于右侧会厌喉面和右侧室带，未侵犯会厌软骨、会厌前间隙、喉室及声带，未累及甲状软骨及舌骨。淋巴结未见转移（0/31）。

TNM 分期（AJCC 2017 第八版）：$T_1N_0M_0$，Ⅰ期。

病例 9

患者，男，52 岁。主诉：声音嘶哑 2 个月。电子喉镜检查发现喉部会厌喉面可见溃疡型肿物，肿物侵及双侧室带和右侧杓会厌皱襞，双侧杓状软骨结构尚对称完整，向下未侵及双侧声带，双侧声带黏膜水肿，前联合处可见息肉样病变。声门下未见侵及。双侧声带活动未见明显受限。NBI 模式下可见 IPCL 结构消失，肿瘤表面隐约可见疏密不匀的斑点。

活检病理：会厌鳞状细胞癌。

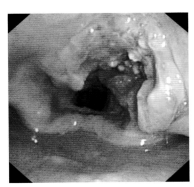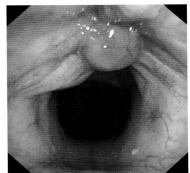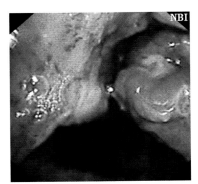

会厌癌喉镜下表现（喉部 NBI 分型：Ⅴc 型）

影像学检查：CT 检查示会厌、会厌前间隙、前联合、双侧声带前部软组织增厚，部分伸入喉腔。

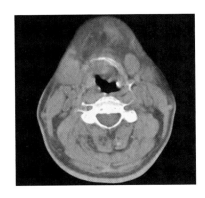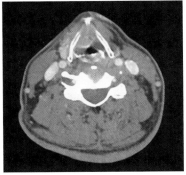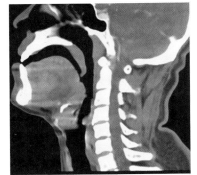

会厌癌 CT 表现

临床诊断：声门上喉癌。

治疗方案：手术（水平半喉切除术＋双颈部Ⅱ～Ⅲ区淋巴结清扫术）。

术后病理：（水平部分喉）会厌中分化鳞状细胞癌，侵透会厌软骨，累及会厌前间隙，紧邻但未侵犯甲状软骨板。淋巴结未见转移性癌（0/69）。

TNM分期（AJCC 2017第八版）：$T_3N_0M_0$，Ⅲ期。

术后随访：未见复发。

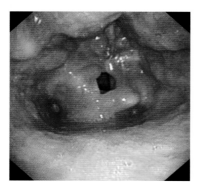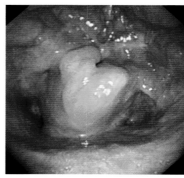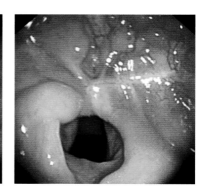

喉癌术后3个月复查

喉部会厌切除，双侧杓状软骨保留，手术局部呈瘢痕样表现，声门入口略变窄。双侧声带完整，活动正常

病例 10

患者，男，60岁。主诉：咽痛不适3月，声嘶2个月。电子喉镜检查发现声门上右侧喉部可见菜花样肿物，肿物主要位于右侧会厌，向左侧超过中线位置，侵及右侧杓会厌皱襞和右侧杓状软骨，病变向下接近右侧室带，右侧室带黏膜充血。NBI模式下可见IPCL结构消失，肿瘤表面隐约可见疏密不匀的斑点。

活检病理：（喉）鳞状细胞癌。

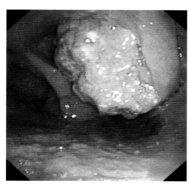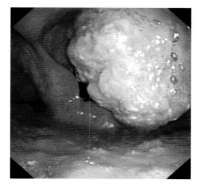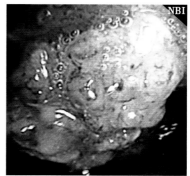

会厌癌喉镜下表现（喉部NBI分型：Ⅴc型）

影像学检查：MRI检查示右侧会厌及杓会厌皱襞可见不规则软组织肿物，边界欠清晰，大小约3.7cm×2.8cm×3.1cm，T_1WI等信号，T_2WI/FS高信号，增强扫描呈中高强化，病变侵犯右侧会厌前间隙及右侧声门旁间隙，右侧梨状窝受侵变窄。所见双侧颈深链多

个淋巴结，短径均小于 1cm，增强扫描中等强化。CT 检查示右侧杓会厌皱襞不规则分叶状肿物，最大截面约 3.3cm×2.2cm，明显不均匀强化，右侧梨状窝变浅，病变向内生长跨越中线，向下累及右侧假声带。双侧颈深、双侧颌下区多发肿大淋巴结，有强化，大者约 1.3cm×0.9cm。

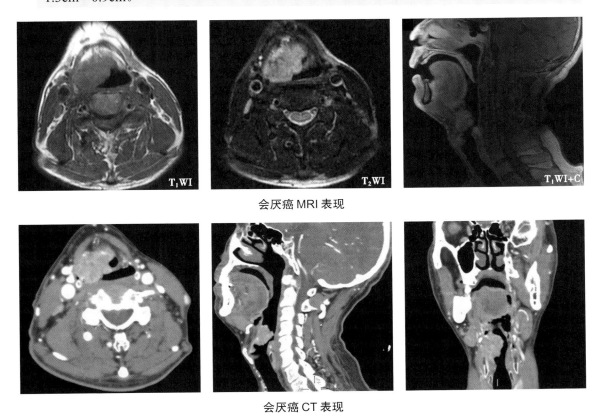

会厌癌 MRI 表现

会厌癌 CT 表现

临床诊断：声门上喉癌（AJCC 2017 第八版：$T_{4a}N_0M_0$，ⅣA 期）。
治疗方案：同步放化疗（69.96Gy/2.12Gy/33f＋顺铂 80mg/m^2×2 周期）。
疗末情况：肿瘤消退。
随访：未见复发。

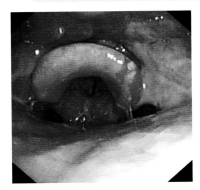 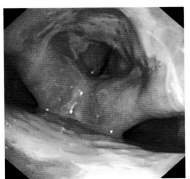 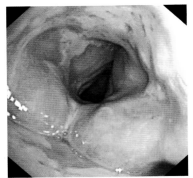

喉癌放疗末
喉部肿物基本消退，声门上结构显露，表面基本变平，伪膜反应明显

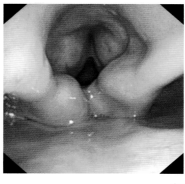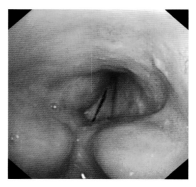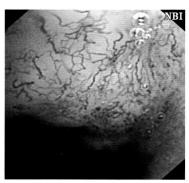

喉癌放疗后8个月复查（喉部NBI分型：Ⅱ型）

喉部声门上黏膜水肿明显，会厌略显厚，表面光滑。双侧杓状软骨基本对称，双侧声带光滑，活动正常。NBI模式下IPCL形态几乎不可见，斜行血管和树枝状血管走行清晰（Ⅱ型）

病例11

患者，男，67岁。主诉：咽痛1年半，声嘶1年。电子喉镜检查发现喉部声门上右半喉可见溃疡型肿物，肿物主要位于右侧室带、右侧杓状软骨和右侧杓会厌皱襞，向下侵犯右侧声带。右侧声带固定，左侧声带活动尚可。NBI模式下可见IPCL结构消失，肿瘤表面隐约可见疏密不匀的斑点及杂乱无规则的线条状血管。

活检病理：（喉）鳞状细胞癌。

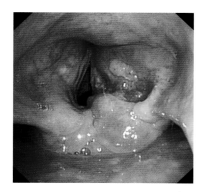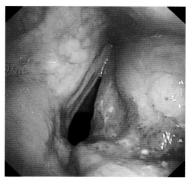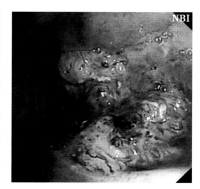

右侧室带癌喉镜下表现（喉部NBI分型：Ⅴc型）

治疗方案：喉全部切除术＋双颈清扫术。

术后病理：（全喉）喉中-低分化鳞状细胞癌，肿瘤位于右侧室带，侵犯右侧声带，侵犯右侧声门旁间隙及右侧梨状窝内侧壁，未侵及前联合及左侧声带和室带，未累及会厌软骨及甲状软骨。淋巴结转移性癌（2/74）。

TNM分期（AJCC 2017第八版）：$T_3N_{2b}M_0$，ⅣA期。

术后随访：未见复发。

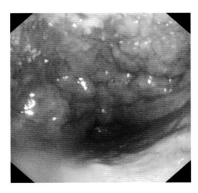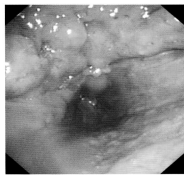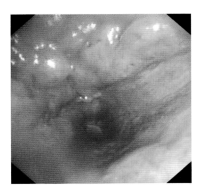

喉癌术后2个月复查

舌根部淋巴滤泡增生。全喉切除术后改变,手术局部未见明显肿物及溃疡。下咽部未见明显异常

2. 声门型喉癌。

病例1

患者,男,49岁。主诉:声音嘶哑1个月。电子喉镜检查发现右侧声带略增厚,欠光滑,向前未侵及前联合,向后达声带突,右侧室带未见侵及。左侧声带黏膜光滑,未见明显异常。双侧声带活动正常。NBI模式下可见病变表面的IPCL主要呈斑点状表现。

活检病理:(右声带)鳞状细胞癌。

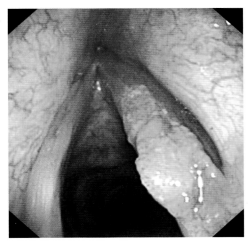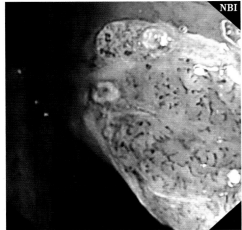

右侧声带癌喉镜下表现

右侧声带癌喉镜下表现(喉部NBI分型:Ⅴa型)

病例2

患者,男,74岁。主诉:间断声音嘶哑6年,加重1个月。外院喉镜检查诊断为声带息肉。电子喉镜检查发现左侧声带前中1/3交界处可见宽基息肉样新生物,大小约4mm,病变向前未侵及前联合。NBI模式下可见IPCL扩张形成典型的斑点状表现。

活检病理:(左侧声带)鳞状上皮原位癌,小灶间质浸润。

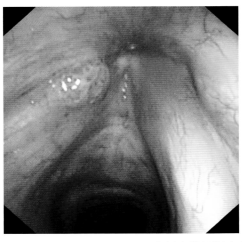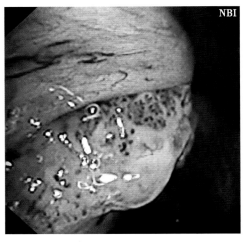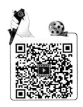

左侧声带早期癌喉镜下表现

左侧声带早期癌喉镜下表现（喉部 NBI 分型：Ⅴa 型）

病例 3

患者，男，68 岁。主诉：声音嘶哑 3 个月。电子喉镜检查发现声门区右侧声带充血明显，略显肿胀，左侧声带表面光滑；NBI 模式下可见右侧声带表面有明显的斑点状表现。

活检病理：（右侧声带）鳞状上皮重度不典型增生、原位癌。

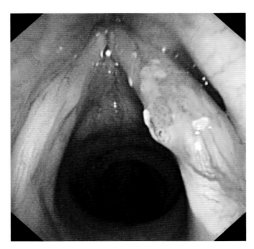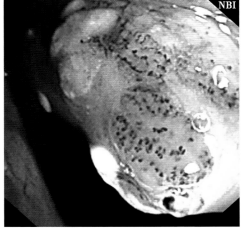

右侧声带早期癌喉镜下表现

右侧声带早期癌喉镜下表现（喉部 NBI 分型：Ⅴa 型）

病例 4

患者，男，73 岁。主诉：声音嘶哑 4 个月。电子喉镜检查发现声门区右侧声带黏膜充血，表面尚光滑，NBI 模式下可见右侧声带表面有明显的斑点状表现。

活检病理：（右侧声带）鳞状上皮原位癌。

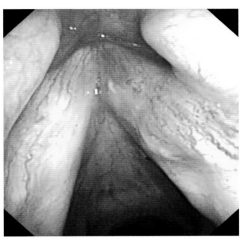
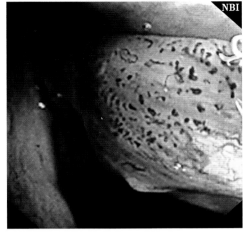

右侧声带早期
癌喉镜下表现

右侧声带早期癌喉镜下表现（喉部 NBI 分型：Ⅴa 型）

治疗方案：右侧声带激光切除术。
术后随访：未见复发。

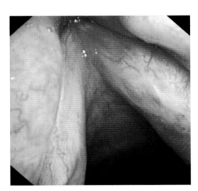
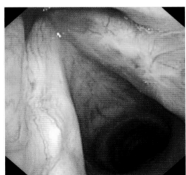
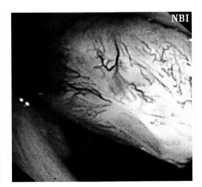

右侧声带原位癌激光术后 2 个月复查（喉部 NBI 分型：Ⅱ型）
右侧声带表面基本变平，呈术后瘢痕样表现，NBI 模式下可见有扩张的斜行血管和树枝状血管，未见 IPCL 扩张，瘢痕处血管纹理消失

病例 5

　　患者，男，51 岁。主诉：声音嘶哑 3 个月。普通白光下很难发现声带病变，仅发现左侧声带局部黏膜发白，前联合处黏膜充血，NBI 模式下前联合及左侧声带前端有明显的扩张斑点表现，考虑癌变。

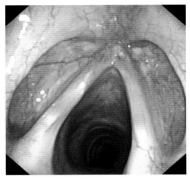 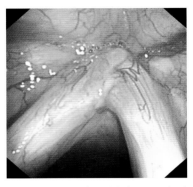 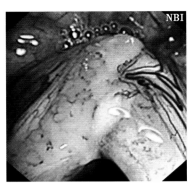

左侧声带早期癌喉镜下表现（喉部 NBI 分型：Ⅴa 型）

治疗方案：手术（喉裂开双侧声带部分切除术）。

术后病理：（前联合）鳞状上皮重度不典型增生、原位癌。

术后随访：未见复发。

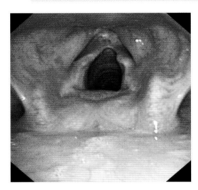 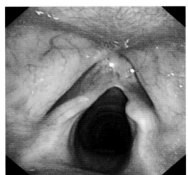 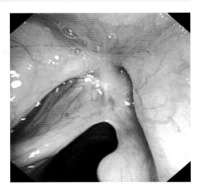

喉癌术后 1 年复查

声门区呈术后改变，前联合处呈纤维化表现，基本平整，未见明显肿瘤复发征象

病例 6

患者，男，63 岁。主诉：右侧声带癌激光术后 14 年，出现声音嘶哑 1 月余。电子喉镜检查发现右侧声带增厚，黏膜充血，表面粗糙不平，侵及全长，向前接近前联合，向后达声带突。NBI 模式下可见右侧声带表面有明显的斑点状表现。

活检病理：（右声带）鳞状细胞癌。

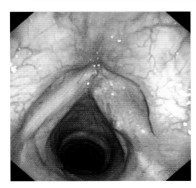 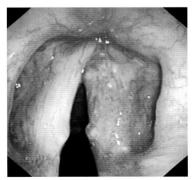 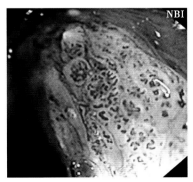

右侧声带早期癌喉镜下表现（喉部 NBI 分型：Ⅴa 型）

治疗方案：手术（环状软骨上部分喉切除术，CHEP）。

术后病理：（部分喉）喉声门型中分化鳞状细胞癌。肿瘤侵犯右侧声带，未累及周围涎腺、前联合、左侧声带和室带、右室带、甲状软骨及甲状腺组织。

术后随访：未见复发。

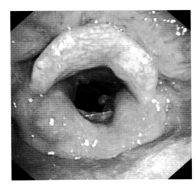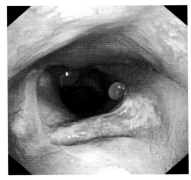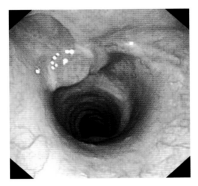

喉癌术后 3 个月复查

双侧声带切除，右侧声带后端及前联合位置可见息肉样病变，表现似术后肉芽组织

病例 7

患者，男，63 岁。主诉：声音嘶哑 3 个月。电子喉镜检查发现右侧声带表面粗糙不平，累及右侧声带近全长，向前接近前联合，向后未达声带突。左侧声带中部可见小息肉，大小约 2mm。NBI 模式下可见病变表面有斑点。

活检病理：（右声带）重度不典型增生。

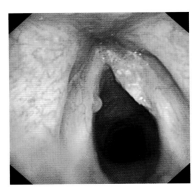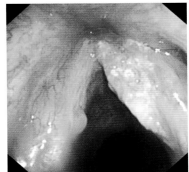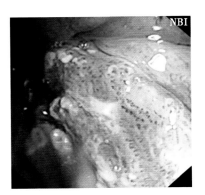

右侧声带早期癌喉镜下表现（喉部 NBI 分型：Ⅴa 型）

治疗方案：手术（喉裂开，右侧声带切除术）。

术后病理：（右声带）鳞状上皮原位癌，伴微小浸润，高分化。

TNM 分期（AJCC 2017 第八版）：$T_1N_0M_0$，Ⅰ 期。

术后随访：未见复发。

病例8

患者，女，65岁。主诉：间断性声音嘶哑20年，近1个月加重。电子喉镜检查发现左侧声带中部表面可见新生物生长，病变向前未达前联合，向后达声带突，突入左侧喉室。右侧声带表面基本光滑。NBI模式下可见病变表面IPCL扩张呈斑点状。

活检病理：（左声带）少许表浅的鳞状细胞癌。

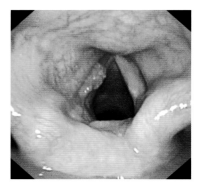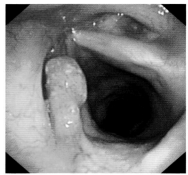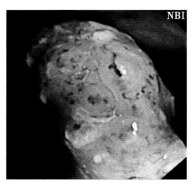

左侧声带早期癌喉镜下表现（喉部NBI分型：Ⅴa型）

治疗方案：手术（喉裂开，左侧声带切除术）。

术后病理：（左声带）声带中分化鳞状细胞癌，侵犯黏膜固有层，未累及声带肌。左喉室切缘呈鳞状上皮中-重度不典型增生。左侧室带假复层纤毛柱状上皮鳞状化生。左声门下切缘未见癌。

TNM分期（AJCC 2017第八版）：$T_1N_0M_0$，Ⅰ期。

术后随访：未见复发。

病例9

患者，男，59岁。主诉：声音嘶哑5个月。电子喉镜检查发现右侧声带可见菜花样肿物，肿物累及右侧声带全长，向前累及前联合，遮盖左侧声带前端，左侧声带黏膜略充血，表面基本完整。双侧声带活动尚可。NBI模式下可见病变表面呈斑点状表现。

活检病理：（右侧声带）鳞状细胞癌。

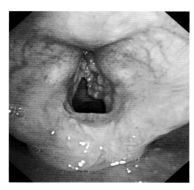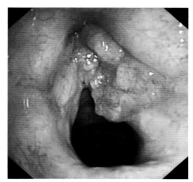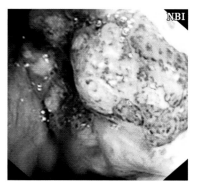

右侧声带癌喉镜下表现（喉部NBI分型：Ⅴa型）

治疗方案：手术（右垂直半喉切除＋右颈部清扫术）。

术后病理：（右侧垂直部分喉）声带低分化鳞状细胞癌，伴大量炎细胞浸润。肿瘤侵及黏膜固有层，未累及声带肌及室带。淋巴结未见转移（0/19）。

TNM 分期（AJCC 2017 第八版）：$T_1N_0M_0$，Ⅰ期。

术后随访：未见复发。

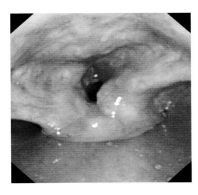 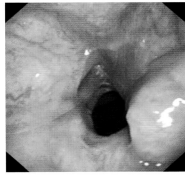 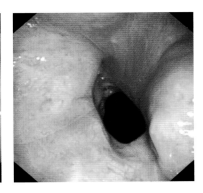

喉癌术后半年复查

喉部会厌及左、右侧杓状软骨黏膜基本完整。右侧杓状软骨固定，左侧杓状软骨活动尚可。声门区术后改变，右侧声带切除，手术局部恢复平整，表面黏膜略充血，左侧声带部分保留，声门裂略显狭窄

病例 10

患者，男，77 岁。主诉：声音嘶哑 1 年余。电子喉镜检查发现声门区左侧声带中部可见新生物，黏膜增厚，向前未侵及前联合，向后未达声带突。右侧声带光滑，未见异常。双侧声带活动正常。NBI 模式下可见病变表面有扭曲的线条状血管，表现似蝌蚪形。

活检病理：（左声带）鳞状上皮原位癌，小灶考虑有间质浸润。

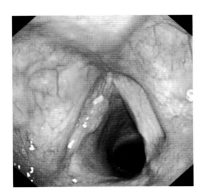 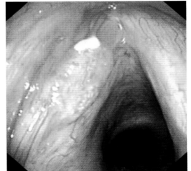 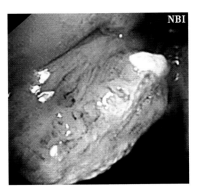

左侧声带癌喉镜下表现（喉部 NBI 分型：Ⅴb 型）

治疗方案：手术（喉裂开左侧声带切除术）。

术后病理：（左声带）声带中分化鳞状细胞癌，伴鳞状上皮原位癌，肿瘤侵达黏膜下，未累及声带肌。

TNM 分期（AJCC 2017 第八版）：$T_1N_0M_0$，Ⅰ期。

术后随访：未见复发。

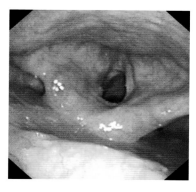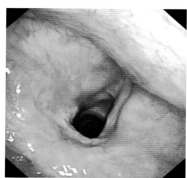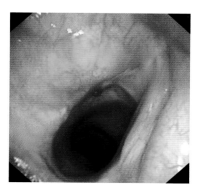

左侧声带癌术后 1 年复查

声门区左侧声带切除，手术局部恢复平整，右侧声带保留。左、右半喉活动尚可。声门闭合好

病例 11

患者，男，62 岁。主诉：声音嘶哑半年。电子喉镜检查发现声门区右侧声带增厚，欠光滑，有少许白斑，累及全长，向前接近前联合，向后达声带突。左侧声带薄白斑，未见明显恶性征象。NBI 模式下可见右侧声带表面有扭曲扩张的血管，表现呈蛇形、蝌蚪形等。

活检病理：（右声带）鳞状细胞原位癌，不除外微小间质浸润。

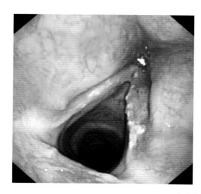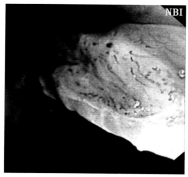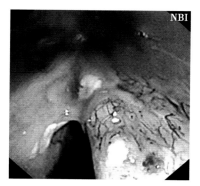

右侧声带癌喉镜下表现（喉部 NBI 分型：Ⅴb 型）

治疗方案：手术（喉裂开右侧声带切除术）。

术后病理：（右声带）声带中分化鳞状细胞癌，侵及固有层，未侵及声带肌。

TNM 分期（AJCC 2017 第八版）：$T_1N_0M_0$，Ⅰ期。

术后随访：未见复发。

病例 12

患者，男，71 岁，主诉：声音嘶哑半年。电子喉镜检查发现声门区左侧声带可见肿物生长，累及全长，向前侵及前联合，向外侵入左侧喉室。右侧声带基本光滑，未见明显侵及。声门下未见侵及。双侧声带活动正常。NBI 模式下可见左侧声带表面有扭曲扩张的血管，表现呈蝌蚪形。

活检病理：（左声带）分化较差的鳞状细胞癌。

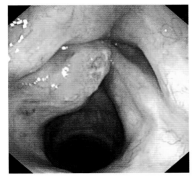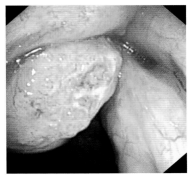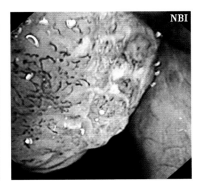

左侧声带癌喉镜下表现（喉部 NBI 分型：Ⅴb 型）

病例 13

患者，男，79 岁。主诉：声音嘶哑 4 个月。电子喉镜检查发现左侧声带可见菜花样肿物生长，肿物主要位于左侧声带后 3/4，向左侧喉室内生长，向前未侵及前联合，向后达声带突，向下未侵及声门下。右侧声带黏膜基本光滑，未见明显异常。双侧声带活动未见明显受限。NBI 模式下可见病变表面有异常扭曲扩张的血管，表现呈蛇形、蝌蚪形。

活检病理：（左声带）中分化鳞状细胞癌。

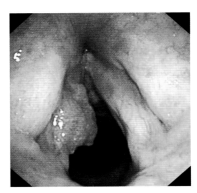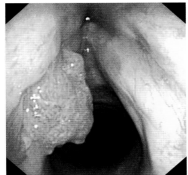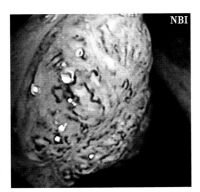

左侧声带癌喉镜下表现（喉部 NBI 分型：Ⅴb 型）

病例 14

　　患者，男，86 岁。主诉：声音嘶哑 4 月余。电子喉镜检查发现前联合处明显增厚，双侧声带前端受侵犯。NBI 模式下可见双侧声带表面有明显的斑点，前联合下方可见扩张扭曲的血管，呈蛇形。

　　活检病理：(前联合) 鳞状细胞癌。

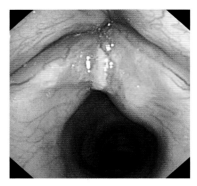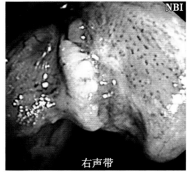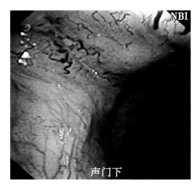

前联合癌喉镜下表现 (喉部 NBI 分型：Ⅴa 和 Ⅴb 型)

病例 15

　　患者，男，63 岁。主诉：声音嘶哑 2 年。电子喉镜检查发现声门区双侧声带明显增厚，表面不平整，累及全长，前联合受侵犯，向前联合下方侵犯约 5mm。双侧声带活动未见明显受限。NBI 模式下可见病变表面微血管扩张成斑点和蝌蚪形表现。

　　活检病理：(喉) 鳞状上皮黏膜重度不典型增生／原位癌，疑有小灶间质浸润。

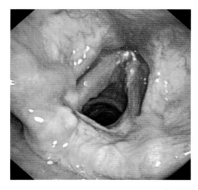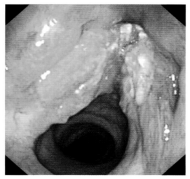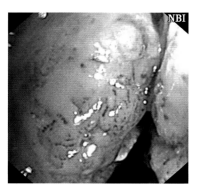

前联合癌喉镜下表现 (喉部 NBI 分型：Ⅴb 和 Ⅴa 型)

病例 16

　　患者，男，77 岁。主诉：声音嘶哑 3 月余。电子喉镜检查发现声门区左侧声带可见肿物生长，累及全长，向前接近前联合，向后达声带突。右侧声带表面光滑。双侧声带活动未见受限。声门下未见侵及。NBI 模式下可见病变表面有异常扩张的血管，表现呈蛇形、蚯蚓形。

　　活检病理：(左声带) 鳞状细胞癌。

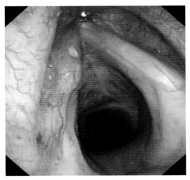 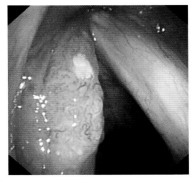 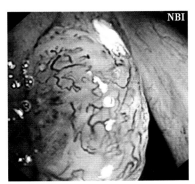

左侧声带癌（喉部 NBI 分型：Ⅴb 型）

　　治疗方案：手术（喉裂开左侧声带切除术）。

　　术后病理：（左声带）左声带中分化鳞状细胞癌，肿瘤累及固有层，未累及声带肌及前联合，未见脉管瘤栓及神经侵犯，癌旁可见鳞状上皮原位癌。

　　TNM 分期（AJCC 2017 第八版）：$T_1N_0M_0$，Ⅰ期。

　　术后随访：未见复发。

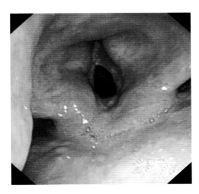 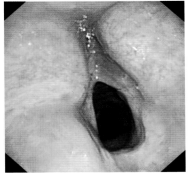 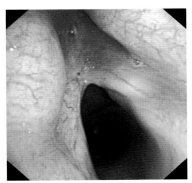

喉癌术后半年复查

喉部声门上结构完整，双侧杓状软骨对称。声门区呈术后改变，左侧声带切除，前联合处粘连，右侧声带基本光滑。左侧喉部基本固定，右侧声带活动尚可

病例 17

　　患者，男，57 岁。主诉：声音嘶哑 3 个月。电子喉镜检查发现左侧声带前 2/3 可见粗糙不平肿物生长，病变向前累及前联合，右侧声带前端未侵及，向后未达声带突，向下未达声门下，未侵及左侧喉室及室带。NBI 模式下左侧声带表面有斑点状表现，前联合处有蚯蚓形、蝌蚪形扩张的血管。

　　活检病理：（左声带）破碎的异型鳞状上皮，伴小灶间质浸润，符合分化较好的鳞状细胞癌。

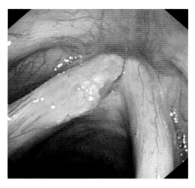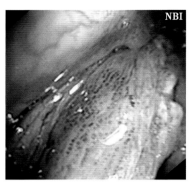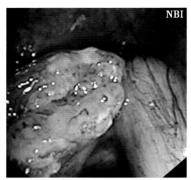

左侧声带癌喉镜下表现（喉部 NBI 分型：Ⅴb 和Ⅴa 型）

　　治疗方案：手术（喉裂开左侧声带切除术）。

　　术后病理：（左声带及部分甲状软骨）声带中分化鳞状细胞癌。肿瘤未累及声带肌，未累及甲状软骨。

　　TNM 分期（AJCC 2017 第八版）：$T_1N_0M_0$，Ⅰ期。

　　术后随访：未见复发。

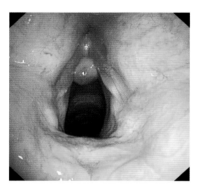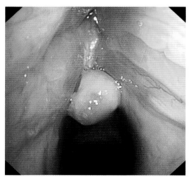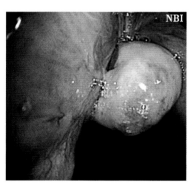

喉癌术后 3 个月，术区可见肉芽（喉部 NBI 分型：Ⅰ型）

喉部会厌及左、右杓状软骨未见明显异常。声门区术后改变（左侧声带切除），前联合及左侧声带区瘢痕样改变，前联合处可见肉芽结节，NBI 模式下肉芽结节表面无 IPCL 扩张，黏膜呈淡绿色（Ⅰ型）

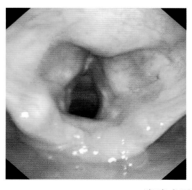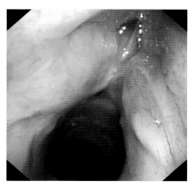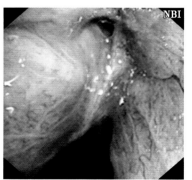

喉癌术后半年，术区肉芽完全吸收（喉部 NBI 分型：Ⅰ型）

声门区术后改变，原前联合处肉芽组织已经消退，前联合处呈瘢痕样表现，NBI 模式下瘢痕表面无 IPCL 扩张，黏膜呈淡绿色（Ⅰ型）

病例18

　　患者，男，60岁。主诉：声音嘶哑4个月。电子喉镜检查发现声门区右侧声带可见肿物生长，累及前2/3，向前侵及前联合，遮盖左侧声带前端，左侧声带前端略显水肿，病变向下未侵及声门下。双侧声带活动未见受限。NBI模式下可见病变表面的IPCL扩张呈蛇形、蚯蚓形。

　　活检病理：(右声带)鳞状细胞癌。

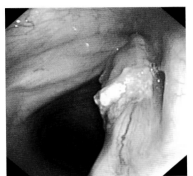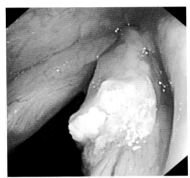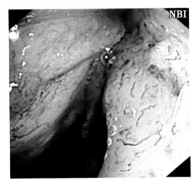

右侧声带癌喉镜下表现(喉部NBI分型：Ⅴb型)

　　治疗方案：手术(喉裂开右侧声带切除术)。

　　术后病理：(右声带)右声带低分化鳞状细胞癌，肿瘤侵达黏膜下腺体，癌旁鳞状上皮呈原位癌。

　　TNM分期(AJCC 2017第八版)：$T_1N_0M_0$，Ⅰ期。

　　术后随访：未见复发。

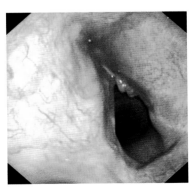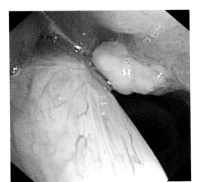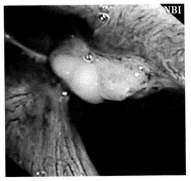

喉癌术后3个月，术区可见肉芽(喉部NBI分型：Ⅲ型)

声门区右侧声带切除，前端可见肉芽反应。左侧声带基本保留。声门下未见明显异常。NBI模式下肉芽表面无IPCL扩张，黏膜呈白色(Ⅲ型)

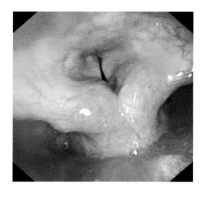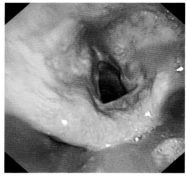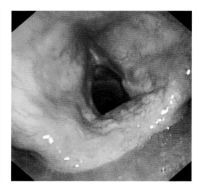

喉癌术后半年，术区肉芽完全吸收

喉部会厌及双侧杓状软骨未见明显异常。声门区呈术后改变，右侧声带切除，局部恢复平整，左侧声带基本光滑。左、右半喉活动未见明显受限

病例 19

患者，男，67 岁。主诉：声音嘶哑 7 个月。电子喉镜检查发现声门区可见粗糙不平肿物生长，病变主要位于左侧声带全长，累及前联合，侵及右侧声带前 1/2。声门下未见明显侵及。NBI 模式下在右侧声带前端及前联合处可见扭曲扩张的血管呈蚯蚓形（Vb），左侧声带表面可见斑点表现（Va）。

活检病理：（声门）鳞状细胞癌。

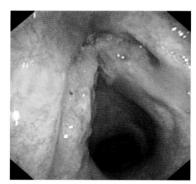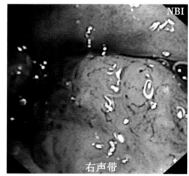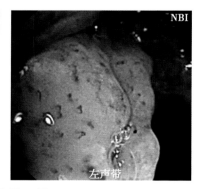

双侧声带癌喉镜下表现（喉部 NBI 分型：Vb 和 Va 型）

治疗方案：手术（环状软骨上部分喉切除术，CHEP）。

术后病理：（部分喉）喉声门型高分化鳞状细胞癌，部分呈重度不典型增生／原位癌形态。肿瘤主要位于左侧声带，侵达固有层，累及前联合及部分右侧声带，未累及双侧室带及甲状软骨板。

TNM 分期（AJCC 2017 第八版）：$T_1N_0M_0$，I 期。

术后随访：未见复发。

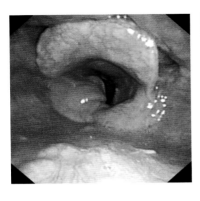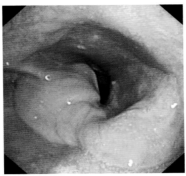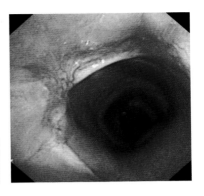

喉癌术后3个月复查

喉部会厌完整,双侧构状软骨结构保留,略微有活动。声门区双侧声带切除,声门开放好,闭合不佳

病例20

患者,男,61岁。主诉:声音嘶哑9个月。电子喉镜检查发现声门区右侧声带可见肿物生长,累及全长,向前侵及前联合,未侵及左侧声带。病变向右侧喉室内生长,向上未侵及右侧室带,向下未侵及声门下,向后达声带突。NBI模式下可见病变表面有扭曲扩张的血管呈蚯蚓形,散在可见斑点表现。

活检病理:(右声带)鳞状细胞癌。

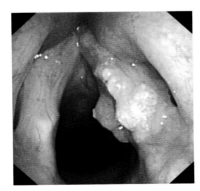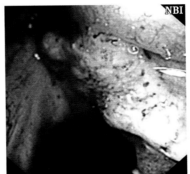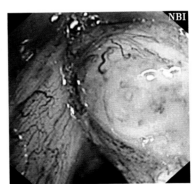

右侧声带癌喉镜下表现(NBI分型:Vc型)

治疗方案:手术(喉裂开右侧声带扩大切除术)。

术后病理:(部分喉)喉声门型中分化鳞状细胞癌,主要位于右声带,侵及固有层及横纹肌。

TNM分期(AJCC 2017第八版):$T_1N_0M_0$,Ⅰ期。

术后随访:未见复发。

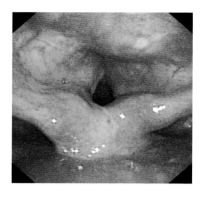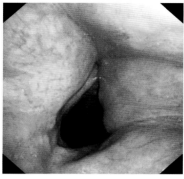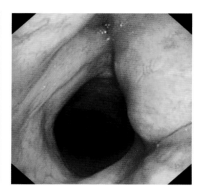

喉癌术后半年复查

喉部会厌及双侧杓状软骨结构完整,声门区右侧声带切除,局部基本恢复平整。左侧声带保留,基本光滑。右半喉活动明显受限,左半喉活动尚可。声门下未见明显异常。声门闭合尚可

病例 21

患者,男,70 岁。主诉:声音嘶哑 1 年。电子喉镜检查发现声门区左侧声带明显增厚,表面不平整,累及全长,向前侵达前联合,左侧室带前端受侵及。右侧声带表面光滑,未受侵犯。声门下未见侵及。NBI 模式下可见 IPCL 结构消失,隐约可见杂乱无规则、疏密不匀的斑点。

活检病理:(左声带)鳞状上皮原位癌,伴小灶间质浸润。

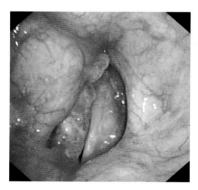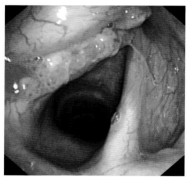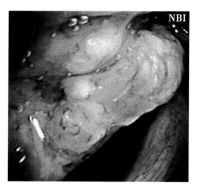

左侧声带癌喉镜下表现(NBI 分型:Vc 型)

病例 22

患者,男,41 岁。主诉:声音嘶哑 3 个月。电子喉镜检查发现声门区左侧声带可见菜花样肿物,累及全长,向前侵及前联合及右侧声带前端,病变侵犯左侧喉室,主要向左侧声带和前联合下方生长,向下延伸约 5mm。双侧声带活动未见明显受限。NBI 模式下可见 IPCL 结构消失,表面可见杂乱无规则、疏密不匀线条状血管。

活检病理:(左声带)分化好的鳞状细胞癌。

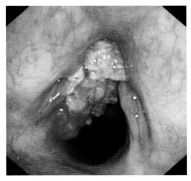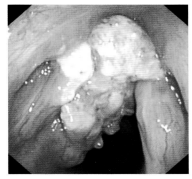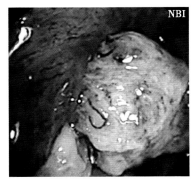

左侧声带癌喉镜下表现（喉部 NBI 分型：Vc 型）

治疗方案：手术（环状软骨上部分喉切除＋带状肌舌骨瓣修复）。

术后病理：（部分喉）喉声门型高分化鳞状细胞癌，癌旁黏膜部分呈重度不典型增生／原位癌形态。肿瘤主要位于左侧声带，侵达声带肌，累及前联合、右声带前端，未累及声门旁间隙及双侧室带。淋巴结未见转移（0/5）。

TNM 分期（AJCC 2017 第八版）：$T_1N_0M_0$，Ⅰ期。

术后随访：未见复发。

3. 无明显微血管显露的声门型喉癌　发生在声带部位的高分化鳞状细胞癌，多由于长时间慢性刺激，上皮细胞慢性增殖，出现菜花样肿物，肿物表面上皮细胞增生、角化，可见类似白斑样物覆盖在黏膜表面，影响 IPCL 的显露，NBI 分型多为 Ⅲ 型，这类型的病变在诊断时要参照白光下的特点进行诊断，不要单纯依靠 NBI 下的特点，另外这类病变可能是由乳头状瘤增殖进展演变而来，形态上外凸明显，但浸润深度都较浅，多没有侵及声带肌，手术时可相对保守一些，尽量选择微创手术，保留更多的喉部组织和结构，淋巴结一般不转移。

病例 1

患者，男，64 岁。主诉：声音嘶哑 4 个月。电子喉镜检查发现声门区左侧声带前端可见菜花样肿物（活检 4 块），肿物表面发白，呈乳头状增生，向前侵及前联合，向后未达声带突，右侧声带未见明显受侵及。NBI 模式下 IPCL 形态不可见，斜行血管和树枝状血管走行不可见。

活检病理：（左声带）形态符合高分化鳞状细胞癌，病变显示较表浅（间质浸润证据不充分）。

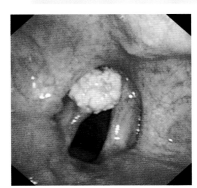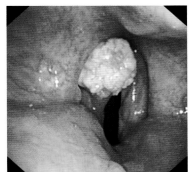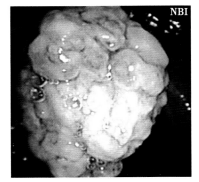

左侧声带癌喉镜下表现（喉部 NBI 分型：Ⅲ型）

治疗方案：手术（喉裂开左侧声带切除术）。

术后病理：（左声带）声带高分化鳞状细胞癌，肿瘤侵达固有层。

TNM 分期（AJCC 2017 第八版）：$T_1N_0M_0$，Ⅰ期。

术后随访：未见复发。

病例 2

　　患者，男，72 岁。主诉：声音嘶哑 4 个月。电子喉镜检查发现右侧声带可见肿物生长，明显隆起，表面覆盖白色角化物，累及右侧声带全长，未侵及前联合。左侧声带基本光滑。双侧室带对侧，未见侵及。双侧声带活动未见受限。声门下未见侵及。NBI 模式下 IPCL 形态不可见，斜行血管和树枝状血管走行不可见。

　　活检病理：（右侧声带）鳞状细胞癌。

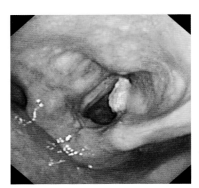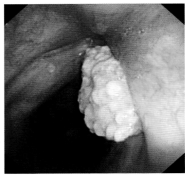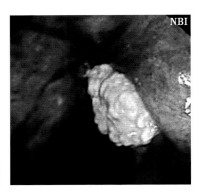

右侧声带癌喉镜下表现（喉部 NBI 分型：Ⅲ型）

治疗方案：手术（喉裂开右侧声带切除术）。

术后病理：（右侧声带）声带高分化鳞状细胞癌，肿瘤侵达黏膜固有层，未累及肌层。

TNM 分期（AJCC 2017 第八版）：$T_1N_0M_0$，Ⅰ期。

术后随访：未见复发。

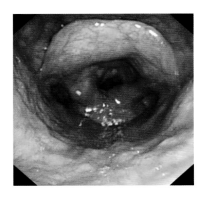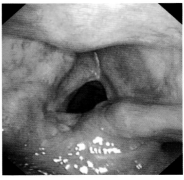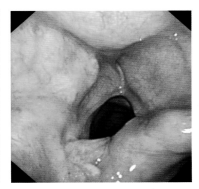

喉癌术后 2 年复查

声门区右侧声带切除，左侧声带基本保留，左侧声带活动尚可。右半喉基本固定

病例3

患者，男，49岁。主诉：声音嘶哑4个月。电子喉镜检查发现声门区左侧声带可见菜花样肿物，表面覆盖较厚白苔。病变累及左侧声带全长，未侵及前联合。右侧声带表面光滑，未见受侵犯。声门下未见明显异常。双侧声带活动正常。NBI模式下IPCL形态不可见，斜行血管和树枝状血管走行不可见。

活检病理：（左声带）符合浅表浸润性高分化鳞状细胞癌。

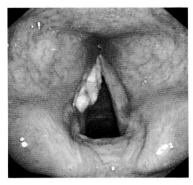 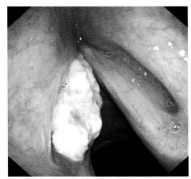 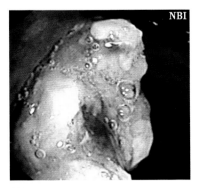

左侧声带癌喉镜下表现（喉部NBI分型：Ⅲ型）

治疗方案：喉镜下微创治疗，将左侧声带肿物切除。

术后随访：未见复发。

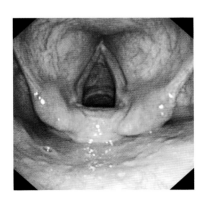 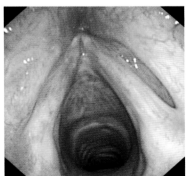 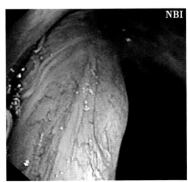

左侧声带癌喉镜下治疗后3个月复查（喉部NBI分型：Ⅰ型）

左侧声带黏膜略充血，左侧声带表面基本恢复平整，未见明显肿瘤征象。NBI模式下黏膜表面基本呈正常血管纹理，未见IPCL扩张

病例4

患者，男，53岁。主诉：声音嘶哑9个月。电子喉镜检查发现右侧声带增厚，表面粗糙不平，覆盖白斑，肿物主要位于右侧声带前端，累及接近全长，向前侵及到前联合，左侧声带前端被遮盖，左侧声带中部可见小息肉。双侧声带活动未见明显受限。声门下未见侵及。NBI模式下IPCL形态不可见，斜行血管和树枝状血管走行不可见。

活检病理：（右声带）乳头状增生的鳞状上皮黏膜呈重度急慢性炎，伴重度不典型增生。

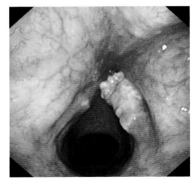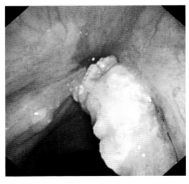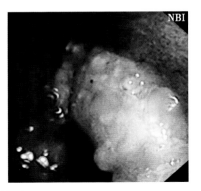

右侧声带癌喉镜下表现（喉部 NBI 分型：Ⅲ 型）

治疗方案：手术（喉裂开右侧声带扩大切除术）。

术后病理：（右侧声带、室带及前联合）右声带高分化鳞状细胞癌。肿瘤侵犯黏膜下层，未累及声带肌、甲状软骨、前联合及右室带。

TNM 分期（AJCC 2017 第八版）：$T_1N_0M_0$，Ⅰ 期。

术后随访：未见复发。

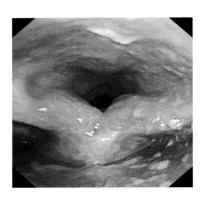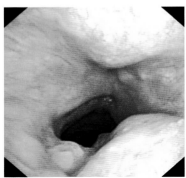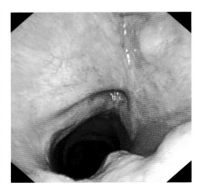

喉癌术后 2 个月复查

喉部会厌结构完整，双侧杓状软骨对称，右侧声带切除，局部基本恢复平整，左侧声带保留。右侧半喉固定，左半喉活动正常

病例 5

患者，男，59 岁。主诉：声音嘶哑 1 年。电子喉镜检查发现声门区右侧声带可见白色新生物，表面呈乳头状，病变累及声带前 2/3，侵及到前联合，左侧声带前端被遮盖，后端显露未见侵及。双侧声带活动未见异常。声门下未见异常。NBI 模式下 IPCL 形态不可见，斜行血管和树枝状血管走行不可见。

活检病理：（右声带）鳞状上皮高度增生伴有不全角化，细胞异型性仅显示为轻度，但上皮基底膜结构紊乱；目前未见到明确浸润。

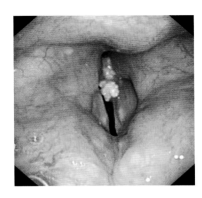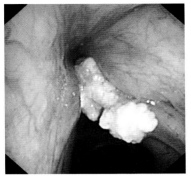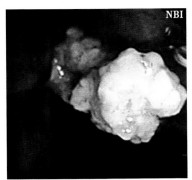

右侧声带癌（喉部 NBI 分型：Ⅲ型）

治疗方案：手术（喉裂开右侧声带切除术）。

术后病理：（右声带）声带高分化鳞状细胞癌，浸润黏膜固有层，累及前联合。

TNM 分期（AJCC 2017 第八版）：$T_1N_0M_0$，Ⅰ期。

术后随访：未见复发。

病例 6

患者，男，66 岁。主诉：声音嘶哑 2 个月。电子喉镜检查发现右侧声带前端明显隆起，病变表面覆盖白色角化物，向前未侵及前联合，未累及右侧喉室及假声带。左侧声带未见明显异常。双侧声带活动基本对称。声门下未见明显异常。NBI 模式下 IPCL 形态不可见，斜行血管和树枝状血管走行不可见。

活检病理：（右侧声带）高分化鳞状细胞癌。

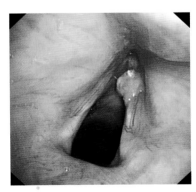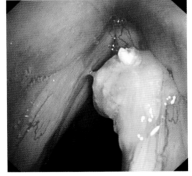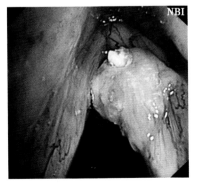

右侧声带癌（喉部 NBI 分型：Ⅲ型）

治疗方案：手术（喉裂开右侧声带切除术）。

术后病理：（右侧声带）右侧声带中分化鳞状细胞癌，未累及声带肌。

TNM 分期（AJCC 2017 第八版）：$T_1N_0M_0$，Ⅰ期。

术后随访：未见复发。

4. 声门下型喉癌。

病例1

患者，男，69岁。主诉：声音嘶哑4月余。电子喉镜检查发现双侧声带下方可见菜花样肿物，向下延伸接近第一气管软骨环。NBI模式下可见微血管被破坏，肿物表面可见散在的斑点。

活检病理：（声门下）鳞状细胞癌。

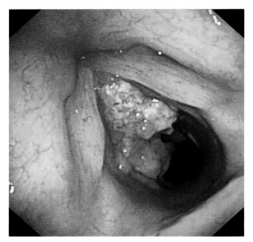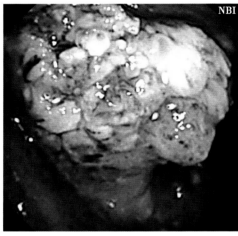

声门下型喉癌
喉镜下表现

声门下型喉癌喉镜下表现（喉部NBI分型：Vc型）

病例2

患者，男，66岁。主诉：声音嘶哑3个月。电子喉镜检查发现声带下方可见肿物生长，累及近全周，向下侵达至上端气管，病变下界距声带约5cm。

活检病理：（声门下）鳞状细胞癌。

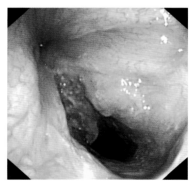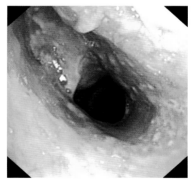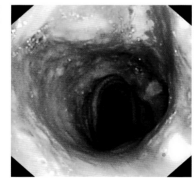

声门下型喉癌喉镜下表现

病例3

患者，男，48岁。主诉：声音嘶哑2年余，伴呼吸困难半年。电子喉镜检查发现喉部会厌完整，左、右侧杓状软骨对称。双侧声带肿胀增厚，活动未见明显受限。声带下方可见菜花样肿物,声门下几乎被堵塞,喉镜勉强通过,病变达声带下方约 3cm,病变下方气管壁基本完整。

活检病理:(声门下)鳞状细胞癌。

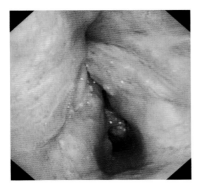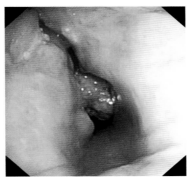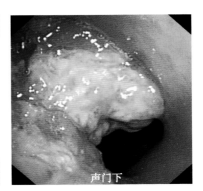

声门下型喉癌喉镜下表现

治疗方案:手术(全喉切除＋双侧甲状腺双侧气管食管沟清扫及双侧颈清扫术)。

术后病理:(全喉＋右侧甲状腺＋颈前带状肌)喉声门下高分化鳞状细胞癌,肿物侵达纤维结缔组织,累及双侧声带黏膜下层、右侧甲状腺、环状软骨和甲状软骨,未累及双侧室带、会厌、双侧杓状软骨、颈前肌肉及左侧甲状腺。淋巴结未见转移性癌(0/73)。

TNM 分期(AJCC 2017 第八版):$T_4N_0M_0$,ⅣA 期。

术后随访:未见复发。

病例 4

患者,女,56 岁。主诉:声音嘶哑 4 个月,伴呼吸困难 1 个月。既往史:肺癌术后 9 年。电子喉镜检查发现喉部声门上黏膜光滑,未见明显异常。双侧声带表面光滑,活动未见明显受限,闭合不全。右侧声带下方可见菜花样肿物,占据声门下方管腔,气管管壁未见明显侵及。NBI 模式下可见病变表面血管扩张呈蛇形及斑点。

活检病理:(声门下)癌,呈腺样分化,富含细胞内黏液。对症肺癌手术切片,喉声门下活检符合肺腺癌复发,复发肿瘤呈实性黏液腺癌形态。

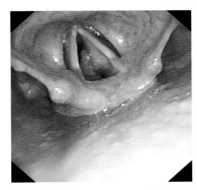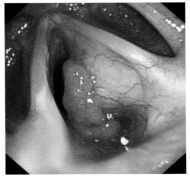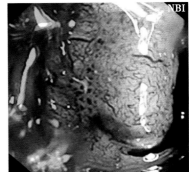

声门下型喉癌喉镜下表现(喉部 NBI 分型:Ⅴb 型和Ⅴa 型)

病例 5

患者，女，56 岁。主诉：声音嘶哑半年。电子喉镜检查发现喉部声门上结构基本完整，双侧杓状软骨对称。双侧声带表面基本光滑，双侧声带活动未见明显受限。右侧声带下方及后联合明显隆起，病变向下延伸至声门下及颈段气管，气管后壁可见形成菜花样肿物，病变下界距离声带约 4cm。NBI 模式下可见病变表面血管扩张呈蛇形。

活检病理：（声门下）腺样囊性癌。

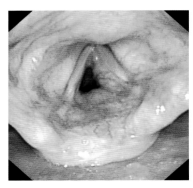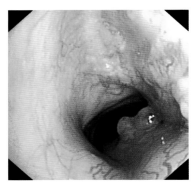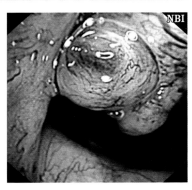

声门下型喉癌喉镜下表现（喉部 NBI 分型：Ⅴb 型）

治疗方案：手术（全喉切除）。

术后病理：（全喉）喉声门下区腺样囊性癌，肿瘤累及右侧声带及气管，侵透环状软骨达骨骼肌，未累及前联合、左侧喉室、右侧室带及甲状软骨。舌根切缘、气管切缘、双侧杓会皱襞切缘未见癌。

5. 喉癌术后复查，NBI 有助于发现早期癌。

病例 1

患者，女，71 岁。主诉：左侧声带癌外院术后 3 个月。电子喉镜检查发现左侧声带黏膜充血，基本平整；NBI 模式下可见左侧声带表面有明显的斑点。

活检病理：（左声带）中度及局灶重度不典型增生。

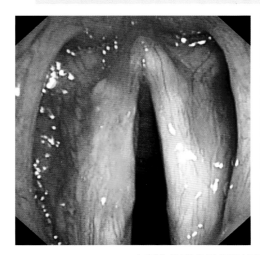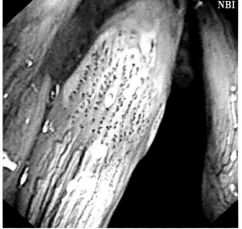

左侧声带癌术后复发（重度不典型增生）

左侧声带癌术后复发（重度不典型增生）（喉部 NBI 分型：Ⅴa 型）

病例 2

　　患者，男，60 岁。主诉：声带白斑外院术后约 2 年，声音嘶哑不见缓解。电子喉镜检查发现左侧声带呈术后纤维化表现，右侧声带黏膜充血，普通光下很难明确右侧声带病变的性质；NBI 模式下可见右侧声带表面有明显的斑点状表现，累及到右侧声带全长。

　　活检病理：（右侧声带）鳞状上皮原位癌。

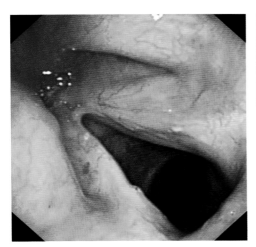 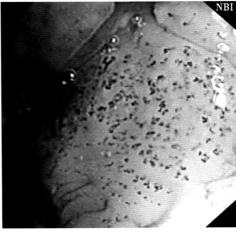 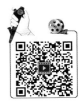

声带白斑术后复发（右侧声带早期癌）

声带白斑术后复发（右侧声带早期癌）（喉部 NBI 分型：Ⅴa 型）

病例 3

　　患者，男，59 岁。主诉：喉癌外院激光术后 2 周。电子喉镜检查发现右侧声带表面呈术后表现，基本平整，略充血。NBI 模式下可见黏膜表面有明显的大斑点。

　　活检病理：（右侧声带）鳞状上皮原位癌。

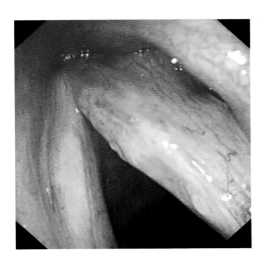 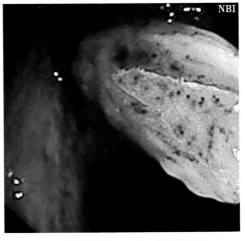 

右侧声带癌术后复发（右侧声带早期癌）

右侧声带癌术后复发（右侧声带早期癌）（喉部 NBI 分型：Ⅴa 型）

病例 4

患者,女,57 岁。主诉:双侧声带息肉外院术后 2 周,术后病理为(声带)原位癌。电子喉镜检查发现右侧声带黏膜充血,表面有散在白斑。NBI 模式下可见右侧声带黏膜表面的 IPCL 扩张形成典型的斑点状表现。

活检病理:(右侧声带)鳞状上皮原位癌。

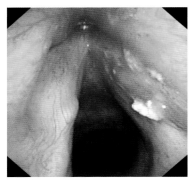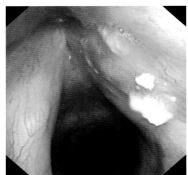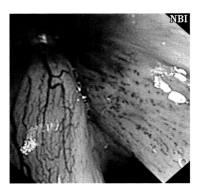

右侧声带癌术后复发(右侧声带早期癌)(喉部 NBI 分型:Ⅴa 型)

十三、喉部神经内分泌癌

病例 1

患者,男,66 岁。主诉:咽部疼痛半年余。电子喉镜检查发现会厌喉面中部可见隆起型肿物,肿物局限在会厌,表面黏膜充血,肿物未侵及喉部其他结构,双侧杓状软骨对称。双侧声带和室带未侵及,双侧声带活动未受限;NBI 模式下可见肿物表面有扭曲扩张的血管,呈蛇形和扭曲的线条型。

活检病理:(会厌)恶性肿瘤,首先考虑分化差的癌。

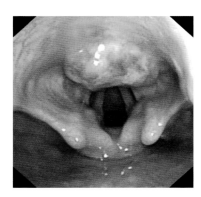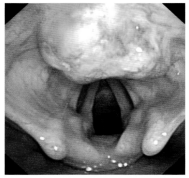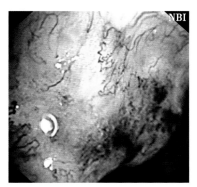

会厌神经内分泌癌喉镜下表现(喉部 NBI 分型:Ⅴb 型)

治疗方案:手术(水平部分喉切除术 + 双颈部淋巴结清扫术)。

术后病理:(部分喉)喉声门上型神经内分泌癌,平均核分裂像 8 个(5～12 个)/10HPF,可见侵犯神经,肿瘤位于会厌喉面,侵透会厌软骨,未累及双侧杓会厌襞、甲状软骨板及舌骨。淋巴结见转移癌(1/59)。免疫组化结果显示:AE1/AE3(1 +),Synaptophysin(2 +),

CD56（1＋），CK18（3＋），CK34βE12（－），Desmin（－），P63（－），S100（－），CD31（－），CD34（－），Vimentin（－），Ki-67（20%）。

　　TNM 分期（AJCC 2017 第八版）：$pT_1N_1M_0$，Ⅲ期。

　　术后随访：未见复发。

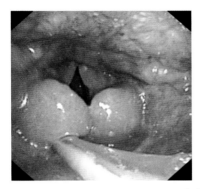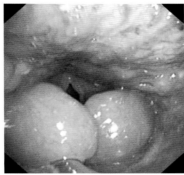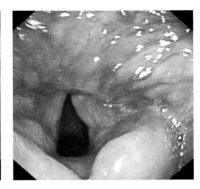

喉声门上型神经内分泌癌术后近 1 个月复查

喉部术后改变，会厌切除，双侧杓状软骨保留，水肿明显。声门区双侧声带表面尚光滑。双侧声带活动未见明显受限

病例 2

　　患者，男，79 岁。主诉：声音嘶哑 2 月余。电子喉镜检查发现右侧声带、室带及喉室可见结节样新生物，前联合未见侵及。左侧室带和声带基本正常。双侧声带活动未见明显受限。声门下未见明显侵及。NBI 模式下可见肿物表面有扭曲扩张的血管，呈扭曲的线条型、蛇形。

　　活检病理：（喉室肿物）恶性肿瘤，伴明显挤压。结合免疫组化结果符合神经内分泌癌，分化较差。免疫组化结果显示：CD56（++），CK7（++），Chromogranin A（散在 +），Synaptophysin（+），AE1/AE3（局灶点状 +），Ki-67（+）>90%，P63（－），TTF1（－），S-100（±），LCA（－），Vimentin（－）。

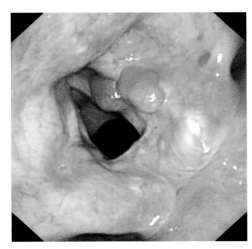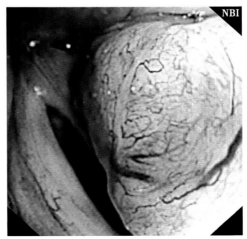

右侧室带神经内分泌癌喉镜下表现

右侧室带神经内分泌癌喉镜下表现（喉部 NBI 分型：Ⅴb 型）

临床诊断：喉神经内分泌癌（$T_2N_0M_0$，Ⅱ期）。

治疗方案：单纯放疗（69.96Gy/2.12Gy/33f）。

疗末情况：肿瘤消退。

随访：未见复发。

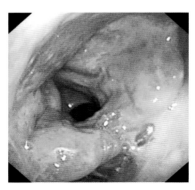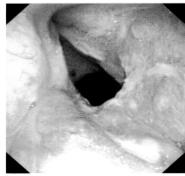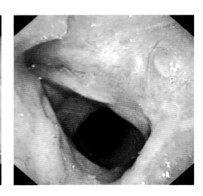

喉神经内分泌癌放疗末

右侧喉部肿物基本消退，右侧室带和声带基本恢复平整。余喉部黏膜充血，双侧声带活动正常

病例 3

患者，男，53 岁。主诉：咽痛伴咽部异物感 3 月余。电子喉镜检查发现喉部右侧杓区可见紫色菜花样肿物，向后外侵及右侧梨状窝内侧壁，喉部会厌及左侧喉部未见受侵及，双侧声带和室带未见明显受侵及。右侧喉部活动略微受限，左侧喉部活动正常。NBI 模式下 IPCL 结构消失，可见杂乱无规则、疏密不匀的斑点。

活检病理：（喉）鳞状细胞癌。

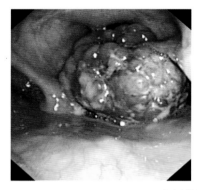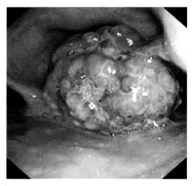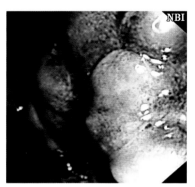

右侧杓状软骨神经内分泌癌（喉部 NBI 分型：Ⅴc 型）

治疗方案：术前同步放化疗（55.12Gy/2.12Gy/26f＋顺铂 50mg d1-3 Q21d×2 周期）＋手术（全喉切除）。

术后病理：（全喉）喉癌，形态不典型，主要呈实性巢片状结构，胞浆丰富，核分裂像 1-7/10HPF，术后切除肿瘤充分取材并经免疫组化检测确证，符合神经内分泌癌，可见脉管瘤栓及神经侵犯。淋巴结转移性癌（1/21）。免疫组化结果：AE1/AE3（3＋），CD56（－），

CK5&6（-），CgA（3+），Ki-67（+，8%），P40（-），P63（-），Syn（1+）。备注：复阅本例术前2次活检，活检组织较少，形态考虑鳞状细胞癌。本次手术标本经充分取材及免疫组化染色，组织形态与活检标本相似，应视为同一肿瘤，具体亚型分类以本次手术标本为准。

TNM 分期（AJCC 2017 第八版）：$pT_1N_1M_0$，Ⅲ期。

术后随访：未见复发。

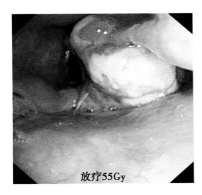 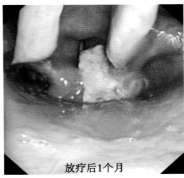 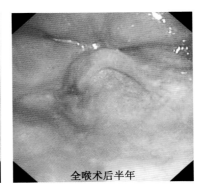

放疗55Gy　　　　放疗后1个月　　　　全喉术后半年

喉部神经内分泌癌治疗过程及复查

喉癌放疗 55Gy，右半喉及右侧梨状窝肿物较前有明显消退，右侧梨状窝及右侧杓状软骨仍可见肿物占据。放疗后 1 个月复查，可见肿瘤残留，主要位于右侧梨状窝和右侧杓状软骨，表面可见溃疡，给予全喉切除。全喉术后半年复查，局部未见明显肿瘤复发征象

十四、喉部 NK/T 细胞淋巴瘤

病例 1

患者，男，63 岁。主诉：咽部疼痛 2 个月。电子喉镜检查发现左侧喉部可见溃疡型肿物，主要位于左侧杓会厌皱襞，侵及左侧杓状软骨。NBI 模式下可见肿物表面无明显的微血管纹理，IPCL 不可见。

活检病理：喉部 NK/T 细胞淋巴瘤。

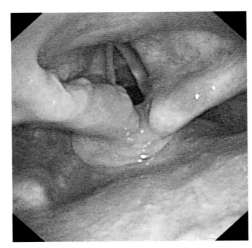 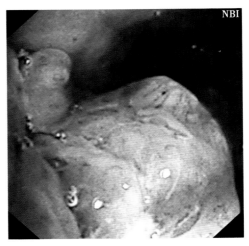

喉部 NK/T 细胞淋巴瘤喉镜下表现

喉部 NK/T 细胞淋巴瘤喉镜下表现（喉部 NBI 分型：Ⅴc 型）

病例 2

患者，男，40 岁。主诉：咽喉疼痛伴声音嘶哑 2 个月。电子喉镜检查发现右侧杓状软骨可见溃疡型肿物，右侧杓状软骨增厚。双侧声带表面黏膜充血、增厚，欠平整。NBI 模式下肿物表面无明显的微血管纹理，IPCL 不可见。

活检病理：结合免疫组化结果，符合结外 NK/T 细胞淋巴瘤。

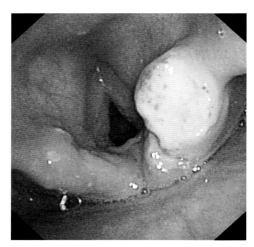 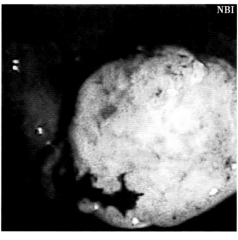 

喉部 NK/T 细胞淋巴瘤喉镜下表现

喉部 NK/T 细胞淋巴瘤喉镜下表现（喉部 NBI 分型：Ⅴc 型）

第六节　窄带成像喉镜在口腔癌应用的病例介绍

广义的口腔癌（oral cancer）包括唇癌、口内癌和口咽癌，狭义的口腔癌指口内癌，其范围以唇内侧黏膜为前界，后界为咽环，即以硬、软腭的分界线为上缘，沿两侧舌腭弓向下，并以舌的轮廓乳头线为下缘所形成的环形入口，包括颊黏膜、上下牙龈、磨牙后区、口底、硬腭和舌的前 2/3。在国际抗癌联盟（UICC）和美国癌症联合委员会（AJCC）的分类中，唇癌、口腔癌、口咽癌均分别列出，但在许多流行病学资料中，往往按广义的口腔癌进行分类和统计，本节所介绍的口腔癌为狭义的口腔癌。我国是口腔癌发病率较低的国家，但是台湾地区是口腔癌的高发地区，印度、斯里兰卡、菲律宾和巴西等地的口腔癌发病率可以达到全身肿瘤发病率的 25% 左右。

【病因】

1. 长期嗜好烟、酒　口腔癌患者大多有长期吸烟、饮酒史，而不吸烟又不饮酒者口腔癌少见。

2. 咀嚼槟榔　槟榔是棕榈科植物槟榔的种子，非洲、东南亚和我国沿海地区的居民有咀嚼槟榔的习惯。咀嚼槟榔是患口腔癌的风险因子之一。咀嚼槟榔容易诱发口腔癌，主要与其含有的化学物质经咀嚼后形成具有致癌作用的亚硝基化合物有关，而且槟榔质硬容易造成口腔黏膜的机械创伤。

3. 病毒感染　口腔癌与人乳头状瘤病毒（HPV）感染相关。尤其是 HPV-16 和 HPV-18 亚型与部分癌前病变和口腔鳞状细胞癌的发生有关。除 HPV 外，口腔癌的发生还与梅毒有关，研究发现近 1/4 的梅毒患者有口腔癌。

4．口腔卫生差　口腔卫生习惯差，为细菌或真菌在口腔内滋生、繁殖创造了条件，从而有利于亚硝胺及其前体的形成。加之口腔炎，一些细胞处于增生状态，对致癌物更敏感，如此种种原因可能促进口腔癌发生。

5．异物长期刺激　牙根或锐利的牙尖、不合适的义齿长期刺激口腔黏膜，产生慢性溃疡乃至癌变。

6．日光照射　唇癌的发生与日光照射有密切关系。

【病理】　口腔黏膜癌以鳞状细胞癌为主，占口腔癌的 90% 左右，其次为起源于小涎腺的恶性肿瘤，如黏液表皮样癌、腺样囊性癌等。口腔溃疡型癌先在黏膜表面出现坏死，并向周围扩展，中央坏死组织脱落后形成凹陷性溃疡，边缘隆起外翻，同时向深层组织浸润。外生型肿瘤组织向表面扩展，浸润不深，而浸润型早期向深层及周围组织侵入，在黏膜下及周围组织形成固定肿块。舌癌和口底癌的淋巴结转移率较高，主要位于Ⅰ区和Ⅱ区。口腔黏膜的白斑和红斑是口腔癌的癌前病变。口腔扁平苔藓和口腔黏膜下纤维化发生癌变的危险性增高，是口腔癌的癌前状态。

【临床表现】　口腔癌早期表现为口腔黏膜溃疡或肿块，可在白斑、红斑等癌前病变或状态的基础上出现，也可表现为小硬块，或在黏膜表面出现裂隙，多不规则，边界不整齐，继而迅速增大，并向周围及深部组织浸润、粘连，基底固定、变硬。溃疡增大后中央坏死形成凹陷，边缘隆起外翻如菜花样，并伴有出血、感染。肿瘤增大后，按其部位可出现相应软组织或骨组织的破坏和功能障碍，如疼痛、口臭、牙齿松动、颌骨病理性骨折、张口困难等，并影响进食、吞咽和语言。肿块可侵犯周围三叉神经、舌下神经等，引起面部麻木、舌活动受限等神经系统症状。口腔癌早期可出现Ⅰ区和Ⅱ区淋巴结转移，早期可为单个活动，晚期则多个淋巴结融合固定。

【NBI 喉镜下表现】　口腔内的病变可以经口直视下观察，但借助电子喉镜的光源和镜头摄像，能够更加清楚展现病灶的局部细节，具有非常好的临床效果，电子喉镜检查在口腔癌的评估中具有重要作用，能够明确病变的准确位置。口腔癌的 NBI 喉镜下表现与喉癌相似，在分型上可参照喉部病变的 NBI 分型，早期可表现为斑点状，随着肿瘤进展，肿物表面的微血管扩张、扭曲，而表现出蛇形、蚯蚓等形状。

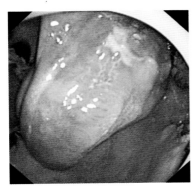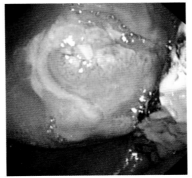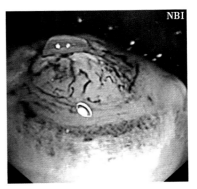

舌癌喉镜下表现

舌体右侧缘腹面可见溃疡型肿物。NBI 模式下可见肿物表面有明显扩张的微血管，呈蛇形、蚯蚓形。活检病理：鳞状细胞癌

【影像学检查】 CT、MRI 和 B 超对评估肿瘤的 T 和 N 分期具有重要作用,用于制订治疗方案。

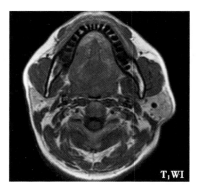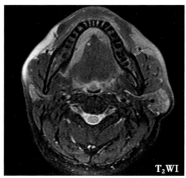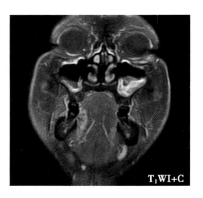

舌癌 MRI 表现

右侧舌缘可见不规则片状异常信号,范围约 1.1cm×2.0cm,T_1WI 为等信号,T_2WI/FS 为高信号,DWI 扩散受限,增强扫描明显强化,可见溃疡。双侧上颌窦、右侧乳突炎症,余扫描范围咽、喉、鼻窦未见明确异常。双颈可见多发淋巴结,大者约 0.8cm

【TNM 分期】

唇癌和口腔癌 TNM 分期(AJCC 2017 年第八版)未包括非上皮性肿瘤,如淋巴组织、软组织、骨和软骨的肿瘤,具体如下:

原发肿瘤(T)	
Tx	原发肿瘤不能评估
Tis	原位癌
T_1	肿瘤≤2cm,浸润深度<0.5cm
T_2	肿瘤≤2cm,0.5cm<浸润深度≤1cm;或 2cm<肿瘤≤4cm,浸润深度≤1cm
T_3	肿瘤>4cm,或者任何大小的肿瘤浸润深度>1cm
T_{4a}	中等晚期局部疾病 * (唇)肿瘤侵犯骨皮质,或侵犯下牙槽神经、口腔底部、面部皮肤(如颏或鼻) (口腔)肿瘤侵犯邻近组织(包括下颌骨和上颌骨、上颌窦、面部皮肤)
T_{4b}	非常晚期局部疾病 肿瘤侵犯咀嚼肌间隙、翼板、颅底和/或包绕颈内动脉
*:原发齿龈的肿瘤仅侵犯浅表的骨、牙槽窝不足以分为 T_4。	
区域淋巴结(N)	
Nx	区域淋巴结不能评估
N_0	无区域淋巴结转移
N_1	同侧单个淋巴结转移,最大径≤3cm,ENE(−)
N_2	
N_{2a}	同侧单个淋巴结转移,3cm<最大径≤6cm,ENE(−)
N_{2b}	同侧多个淋巴结转移,最大径≤6cm,ENE(−)
N_{2c}	双侧或对侧淋巴结转移,最大径≤6cm,ENE(−)
N_3	
N_{3a}	转移淋巴结最大径>6cm,ENE(−)
N_{3b}	任何淋巴结,临床上表现为 ENE(+)

续表

远处转移（M）			
M_0	无远处转移		
M_1	有远处转移		
分期			
0 期	Tis	N_0	M_0
Ⅰ 期	T_1	N_0	M_0
Ⅱ 期	T_2	N_0	M_0
Ⅲ 期	$T_1 \sim T_2$	N1	M_0
	T_3	$N_0 \sim N_1$	M_0
ⅣA 期	T_{4a}	$N_0 \sim N_1$	M_0
	$T_1 \sim T_{4a}$	N_2	M_0
ⅣB 期	任何 T	N_3	M_0
	T_{4b}	任何 N	M_0
ⅣC 期	任何 T	任何 N	M_1

【治疗】　手术和放疗是口腔癌治疗的主要手段，早期的口腔癌可选择手术或放疗，晚期或预后不佳的病例主张采取手术和放疗的综合治疗。化疗一般用于鳞状细胞癌的辅助治疗，对提高疗效有一定的作用。口腔癌的治疗除了考虑肿瘤的治疗外，还应该考虑肿瘤治疗后对患者外形、言语、吞咽、咀嚼等功能的影响，多学科联合治疗对于口腔肿瘤特别重要。对于所有手术可切除的口腔肿瘤，存在淋巴结包膜外受侵和／或切缘阳性的病理不良预后因素，推荐行术后化、放疗（1 类）。对于其他不良预后因素：如原发肿瘤 pT_3 或 pT_4、淋巴结 N_2 或 N_3 转移、Ⅳ区或 Ⅴ区肿大淋巴结、神经周围侵犯、血管内瘤栓，应根据临床评判考虑是否单独行放疗或在放疗基础上增加化疗。

【预防及随访】　口腔癌早期预防与早发现、早治疗非常重要。其预防包括改变不良生活方式，避免吸烟、饮酒和嚼槟榔，定期做口腔检查，防止环境及核辐射的污染。对经过治疗的口腔肿瘤患者进行随访包括定期体格检查，如有指征行胸部影像检查，有过颈部照射的患者每 6～12 个月查促甲状腺素。言语、听力、吞咽功能评估和康复治疗对患者可能有帮助。建议戒烟、行口腔科随访。

【典型病例】

1. 口底癌

病例 1

患者，男，56 岁。主诉：左颌下淋巴结转移癌外院术后 2 周，原发灶不明。电子喉镜检查发现口底偏左侧黏膜略增厚，有充血表现。NBI 模式下病变表面可见清晰的斑点状表现。

活检病理：（口底）鳞状上皮原位癌。

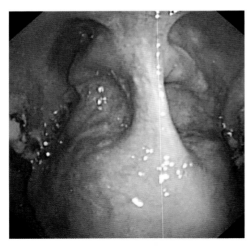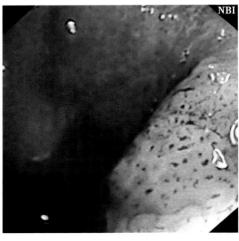

口底早期癌喉镜下表现

口底早期癌喉镜下表现（喉部NBI分型：Ⅴa型）

病例2

　　患者，男，51岁。主诉：颌下淋巴结转移癌2个月，查原发灶。电子喉镜检查发现口底正中舌系带处可见结节状肿物，大小约2cm，边界尚清楚。NBI模式下肿瘤表面可见清晰的斑点状表现，边缘有扩张呈蚯蚓状的微血管。

　　活检病理：（口底）鳞状细胞癌。

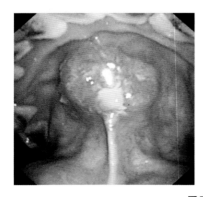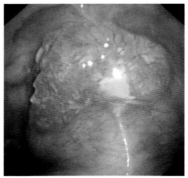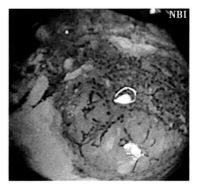

口底癌喉镜下表现（喉部NBI分型：Ⅴa型）

病例3

　　患者，男，48岁。主诉：左颈部肿物2个月，穿刺证明为淋巴结转移癌，为进一步查明原发灶门诊就诊。电子喉镜检查发现左侧口底部充血、略显厚，NBI模式下可见清晰的斑点状表现，刚侵及到舌正中系带。

　　活检病理：（口底）鳞状细胞癌。

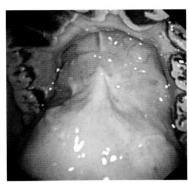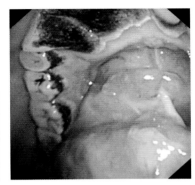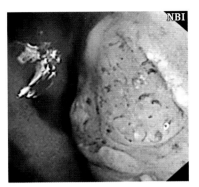

口底癌喉镜下表现（喉部 NBI 分型：Ⅴa 型）

病例 4

　　患者，男，49 岁。主诉：口底疼痛近 1 年，左颌下淋巴结肿大，切取活检病理为转移性鳞状细胞癌。电子喉镜检查发现左侧口底黏膜充血、略增厚，表面粗糙不平。NBI 模式下可见病变表面呈斑点状表现。

　　活检病理：（口底）中分化鳞状细胞癌。

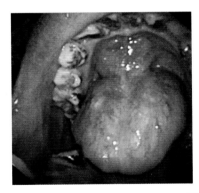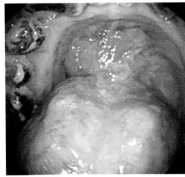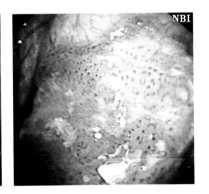

口底癌喉镜下表现（喉部 NBI 分型：Ⅴa 型）

病例 5

　　患者，男，57 岁，主诉：发现口底部溃疡伴有疼痛 2 个月。电子喉镜检查发现左侧口底可见溃疡型肿物，侵及到正中系带。NBI 模式下可见肿瘤组织表面有扭曲呈蚯蚓状的扩张微血管，边缘可见小斑点。

　　活检病理：（口底）鳞状细胞癌。

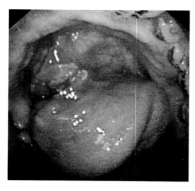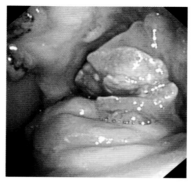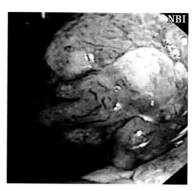

口底癌喉镜下表现（喉部 NBI 分型：Ⅴb 型）

病例 6

　　患者，男，62 岁。主诉：口底部疼痛 3 个月。电子喉镜检查发现口底右侧可见菜花样肿物，边界较清楚，大小约 1cm，累及舌系带，牙龈尚未受累。NBI 模式下可见肿物表面微血管被破坏，无明显微血管显露，隐约可见有斑点表现。

　　活检病理：（右侧口底）中分化鳞状细胞癌。

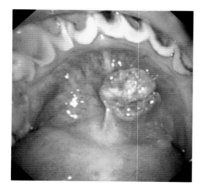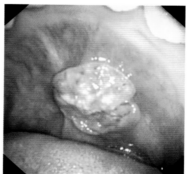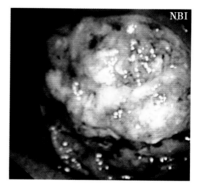

口底癌喉镜下表现（喉部 NBI 分型：Ⅴc 型）

　　临床诊断：口底癌（AJCC 2017 分期：$T_1N_1M_0$，Ⅲ期）。

　　治疗方案：手术（口底癌扩大切除术 + 右颈部清扫术 + 左腓骨肌皮瓣修复术）+ 术后放疗（60Gy/2Gy/30f）。

　　疗末情况：肿物消退。

　　术后随访：未见复发。

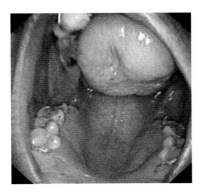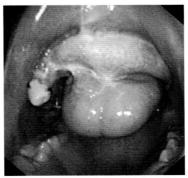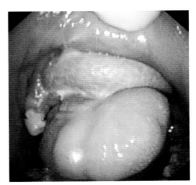

口底癌术后、放疗后4个月复查

2. 硬腭癌

病例1

患者，男，65岁。主诉：口腔内疼痛4个月。电子喉镜检查发现硬腭后方偏右侧可见增厚，表面黏膜充血，不平整，NBI模式下可见肿物表面有明显的斑点状表现。

活检病理：(硬腭)鳞状细胞癌。

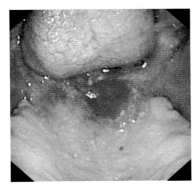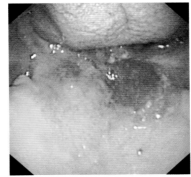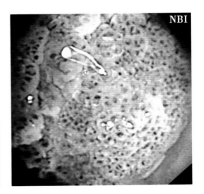

硬腭癌喉镜下表现(喉部NBI分型：Ⅴa型)

病例2

患者，男，36岁。主诉：口腔内部发现溃疡伴有疼痛3个月。电子喉镜检查发现硬腭可见溃疡型肿物，位于中线位置，直径约1.5cm，溃疡较深，底部坏死糜烂明显。牙龈未见侵及。NBI模式下可见肿瘤表面有扭曲扩张的血管，呈蛇形。

活检病理：(硬腭)鳞状细胞癌。

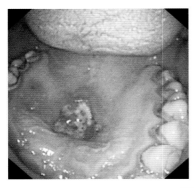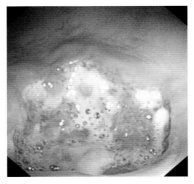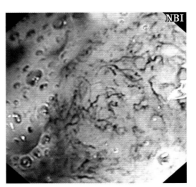

硬腭癌喉镜下表现（喉部 NBI 分型：Ⅴb 型）

3．舌癌。

病例 1

　　患者，男，55 岁。主诉：舌溃疡伴疼痛约 3 个月。既往患有食管癌放疗后 5 年。电子喉镜检查发现右侧舌体边缘可见黏膜充血明显，NBI 模式下可见病变表面黏膜有明显的斑点状表现。

　　活检病理：（舌体）鳞状细胞原位癌。

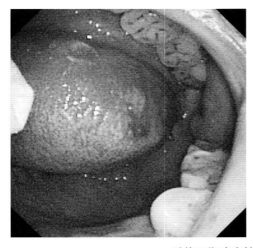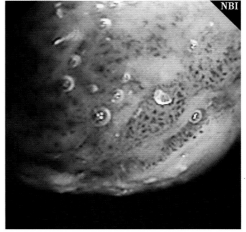

舌体早期癌喉镜下表现

舌体早期癌喉镜下表现（喉部 NBI 分型：Ⅴa 型）

病例 2

　　患者，男，61 岁。主诉：舌痛 1 年，逐渐加重，出现言语不利 10 天。电子喉镜检查发现舌体左侧缘局部增厚，表面糜烂有坏死。NBI 模式下可见肿物表面有坏死物，影响血管的显露，隐约可见有斑点及蛇形血管表现。

　　活检病理：（舌体）高分化鳞状细胞癌。

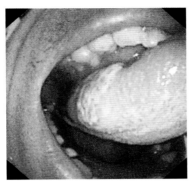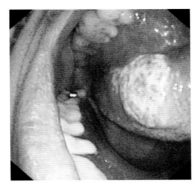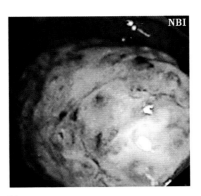

舌体癌喉镜下表现（喉部 NBI 分型：Ⅴc 型）

病例3

患者，男，52 岁。主诉：口腔疼痛半年，发现右侧舌肿物 3 个月。电子喉镜检查发现舌体右侧缘可见溃疡型肿物。NBI 模式下可见肿瘤表面有扭曲扩张的血管，呈蚯蚓、蝌蚪形。

活检病理：（舌体）高分化鳞状细胞癌。

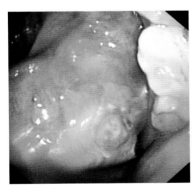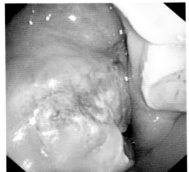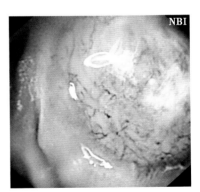

舌体癌喉镜下表现（喉部 NBI 分型：Ⅴb 型）

临床诊断：舌癌（AJCC2017 分期：$T_{4a}N_1M_0$，ⅣA 期）。

治疗方案：术前放疗（53Gy/2.12Gy/25f）＋手术（舌癌联合根治术＋游离股前外侧皮瓣修复术）。

疗末情况：肿物消退。

术后随访：未见复发。

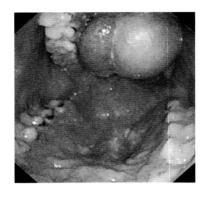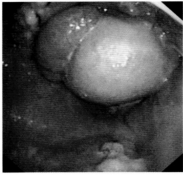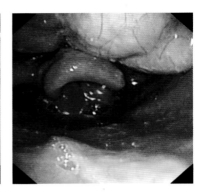

舌癌放疗后、术后3个月复查

右半舌体及舌根部呈术后改变,被修补皮瓣代替,皮瓣基本完整,略肿胀,残舌未见明显肿瘤复发征象

4．颊黏膜癌。

病例

　　患者,女,70岁。主诉:右侧口腔疼痛伴溃疡1年。电子喉镜检查发现右侧颊黏膜近磨牙后区可见大小约1cm×2cm的溃疡型肿物。NBI喉镜下可见肿瘤表面微血管扩张扭曲呈蛇形。

　　活检病理:(右侧颊黏膜)鳞状细胞癌。

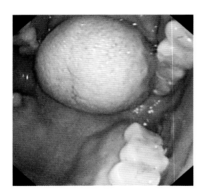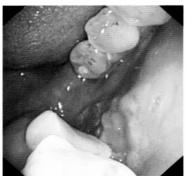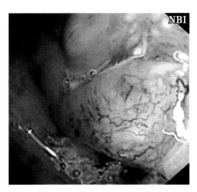

右颊黏膜癌喉镜下表现(喉部NBI分型:Vb型)

　　临床诊断:右颊黏膜癌(AJCC2017分期:$T_3N_{2b}M_0$,ⅣA期)。

　　治疗方案:手术(口内病灶切除,游离前臂皮瓣修复术)+术后单纯放疗(66Gy/2Gy/33f)。

　　疗末情况:肿物消退。

　　随访:未见复发。

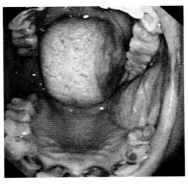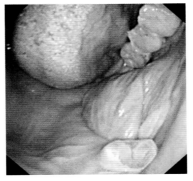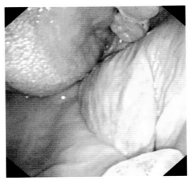

右侧颊黏膜癌术后放疗后1年复查

右侧颊黏膜及右侧磨牙后区术后改变，可见修补皮瓣，手术区域平整，未见肿瘤复发征象

5. 牙龈癌

病例

　　患者，男，63岁。主诉：右上颌牙痛4个月。电子喉镜检查发现右上牙龈可见溃疡型肿物，磨牙已经拔除，累及邻近颊黏膜，向后刚达磨牙后区。NBI模式下肿瘤表面可见明显的斑点状表现。

　　活检病理：（右上牙龈）高分化鳞状细胞癌。

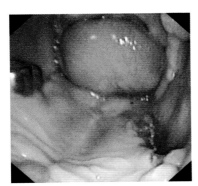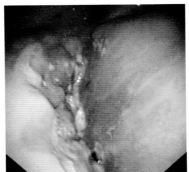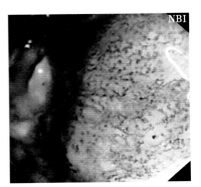

右侧上牙龈癌喉镜下表现（喉部NBI分型：Ⅴa型）

　　临床诊断：右上牙龈癌（AJCC2017分期：T4aN0M0，ⅣA期）。

　　治疗方案：放疗（69.96Gy/2.12Gy/33f）+靶向治疗（泰新生200mg/周×8次）。

　　疗末情况：肿瘤消退。

　　随访：未见复发。

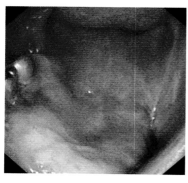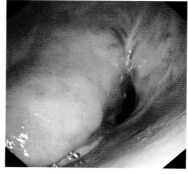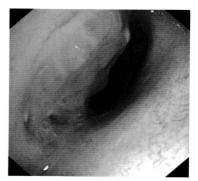

右上牙龈癌放疗后 2 年复查

右侧上牙龈区可见基本变平整，局部形成深凹陷，硬腭及软腭光滑

6. 磨牙后区癌

病例 1

　　患者，女，82 岁。主诉：左侧牙龈疼痛 4 个月。电子喉镜检查发现左侧磨牙后区可见黏膜红区，边界较清楚，NBI 模式下可见清楚的斑点状表现。

　　活检病理：（左磨牙后区）鳞状细胞癌。

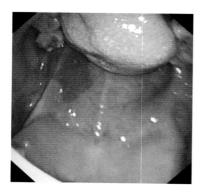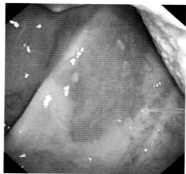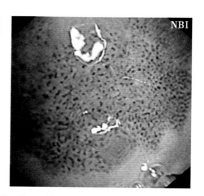

左侧磨牙后区浅表癌喉镜下表现（喉部 NBI 分型：Ⅴa 型）

病例 2

　　患者，女，51 岁。主诉：左侧牙龈疼痛 3 个月。电子喉镜检查发现左侧磨牙后区可见溃疡型肿物，累及邻近牙龈及颊黏膜，NBI 模式下可见有斑点状表现，因黏膜表面有坏死白苔影响，斑点显露不清楚。

　　活检病理：（左磨牙后区）鳞状细胞癌。

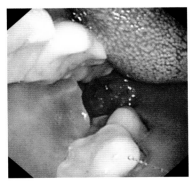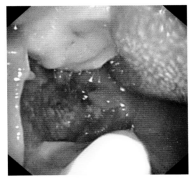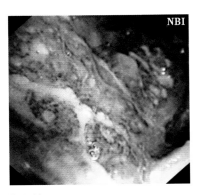

左侧磨牙后区癌喉镜下表现（喉部 NBI 分型：Ⅴc 型）

第七节 窄带成像喉镜在原发灶不明颈部淋巴结转移性鳞状细胞癌应用的病例介绍

　　隐匿性颈部淋巴结转移性鳞状细胞癌的原发灶多位于鼻咽喉部，诊断上主要依靠影像学（CT、MRI 等）和喉镜检查的相互配合。这类隐匿性的原发灶存在两种情况，一种是真没有原发灶，可能是由于免疫抑制的关系，使微小或小而弥散的原发癌消退，而转移癌却继续生长。另一种是应该有原发灶，但临床检查没有发现。NBI 喉镜在检出颈部淋巴结转移癌的原发灶中具有重要的作用，笔者团队前期对 53 例原发灶不明的颈部转移性鳞状细胞癌进行过研究，发现 NBI 喉镜能够检出原发灶 25 例，将原来的诊断能力提高 47%。这些原发灶在鼻咽、口咽、下咽、喉部及口腔均有分布。笔者团队还发现 PET-CT 对鼻咽喉部的早期浅表癌性病灶检出能力不足，在 17 例 PET-CT 检查未发现原发灶的患者中，使用 NBI 喉镜在 7 例患者中找到了原发灶，这些病灶都表现为黏膜充血，表面基本平坦，无明显增厚或溃疡，PET-CT 在该部位无明显摄取，因此 PET-CT 在寻找隐匿性颈部淋巴结转移性鳞状细胞癌的原发灶上作用有限。NBI 喉镜下发现的浅表癌黏膜表面的微血管具有典型的特点：鼻咽部浅表癌病变表面可见蛇形或扭曲线条状的新生血管，口腔、口咽、下咽和喉部浅表癌黏膜表面的血管形态表现出排列紧密的棕色大斑点。

　　隐匿于鼻咽喉部的原发灶，在查找时要注意以下几个要点：

　　1. 首先要明确颈部包块的性质，良性还是恶性，如是恶性，是腺癌，鳞状细胞癌，甲状腺癌转移的，还是其他的病理性质，如果转移的淋巴结是鳞状细胞癌，则原发灶多位于头颈部，如果是腺癌，则多不在头颈部。

　　2. 根据转移淋巴结所处于颈部分区的位置进行查找　在接诊找原发灶的患者时，首先要判断淋巴结所处于的位置，根据淋巴结的位置有针对性的查找，这种对应关系具有较高的准确性。

　　3. 隐匿于口咽部（扁桃体和舌根）的原发灶寻找最困难，因为该部位淋巴组织常增生明显，导致病灶被遮盖或显露不清楚，因此扁桃体和舌根部是最有可能的隐藏之地。

　　4. 位于鼻咽部原发灶影像学多会有体现，最常隐匿于咽隐窝，可以在影像学的提示下，通过喉镜将活检钳探入咽隐窝内部活检，常能够将隐匿于咽隐窝的病灶找到。

表 3-7-1　淋巴结转移部位与潜在原发灶的对应关系

颈部分区	潜在原发灶部位
Ⅰ区	口底、舌体、颊黏膜
Ⅱ区	
Ⅱ A（副神经前亚区）	口咽
Ⅱ B（副神经上亚区）	鼻咽
Ⅲ区	下咽、喉、甲状腺
Ⅳ区	甲状腺、颈段食管、下咽
Ⅴ区	腮腺、肺、胃、乳腺、卵巢、前列腺等

5. 位于下咽和喉部的原发灶是最不应该漏诊的，此部位的漏诊多是检查不规范和不细致造成的，因为这些隐匿的病灶都非常浅表，稍不注意就会被漏掉，NBI 喉镜在寻找下咽和喉部的浅表病灶中具有明显的优势，常会出现典型的 Ⅴa 型大斑点。

6. 在找原发灶的时候要注意在转移淋巴结的同侧进行寻找，很少出现同侧正常，而仅在对侧出现病灶的情况。

7. 随着分子生物学的发展，可以利用分子生物学的手段来判断原发灶可能的位置，然后在相应位置进行针对性活检，如颈部淋巴结 EBER（＋）提示病灶位于鼻咽部，p16（＋）提示病灶位于口咽部。

【典型病例】

病例 1

患者，男，35 岁。主诉：右颈部肿物 2 个月，穿刺细胞学提示为转移性鳞状细胞癌。既往做过常规喉镜、CT、MRI 和 PET-CT 均没有发现原发灶。

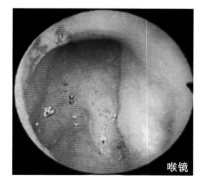 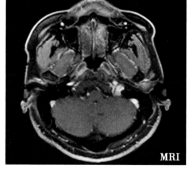 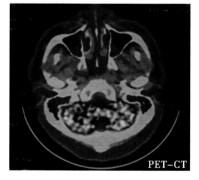

常规喉镜、MRI 和 PET-CT 检查未发现异常病灶

NBI 喉镜检查发现鼻咽右侧咽隐窝有明显扭曲的微血管，呈蛇形，提示为恶性表现。活检病理：鼻咽癌，非角化性，未分化型。

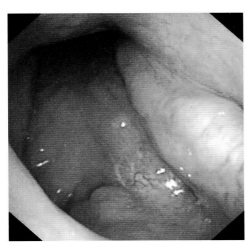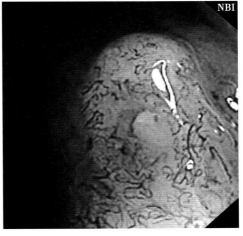

NBI 喉镜检查
发现右侧咽隐
窝浅表癌

NBI 喉镜检查发现右侧咽隐窝浅表癌（鼻咽 NBI 分型：Ⅴ型）

病例 2

　　患者，男，51 岁。主诉：右颈部转移性鳞状细胞癌查原发灶。既往做过常规喉镜、CT 和 PET-CT 均没有发现原发灶。

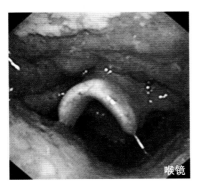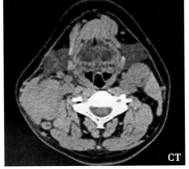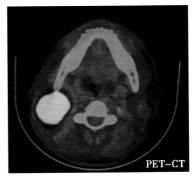

常规喉镜、CT 和 PET-CT 检查未发现异常病灶

　　NBI 喉镜检查发现右侧舌根部有明显的斑点状表现，提示为恶性。

　　活检病理：（右侧舌根）鳞状细胞癌。

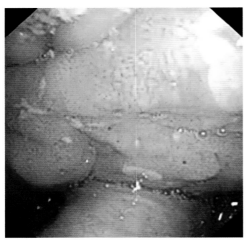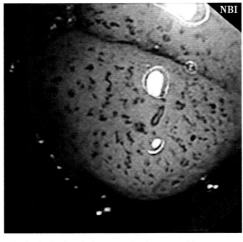

NBI 喉镜检查
发现右侧舌根
部浅表癌

NBI 喉镜检查发现右侧舌根部浅表癌（喉部 NBI 分型：Ⅴa 型）

病例 3

患者，男，65 岁。主诉：右颈部肿物 3 个月，术后病理为淋巴结转移性低分化癌，查找原发灶。既往做过常规喉镜、CT 和 PET-CT 均没有发现原发灶。

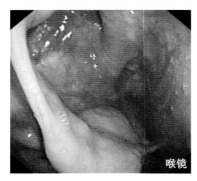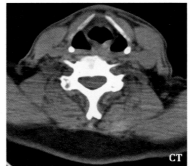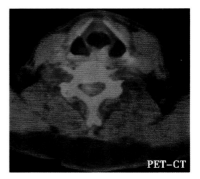

喉镜、CT 及 PET-CT 检查未发现异常病灶

NBI 喉镜检查发现右侧梨状窝黏膜光滑，但外侧壁有片状黏膜充血，NBI 模式下可见病灶表面有明显的斑点状表现。

活检病理：（右侧梨状窝）鳞状上皮原位癌。

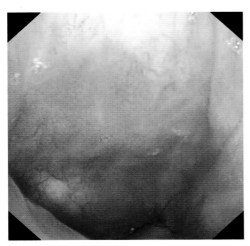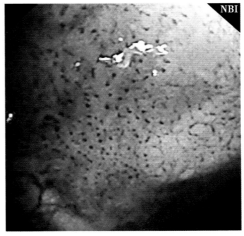

右侧梨状窝早期癌喉镜下表现

右侧梨状窝早期癌喉镜下表现（喉部NBI分型：Ⅴa型）

病例4

　　患者，男，63岁。主诉：发现左颈部包块2个月，穿刺为淋巴结转移性鳞状细胞癌。既往做过常规喉镜、CT和PET-CT均没有发现原发灶。

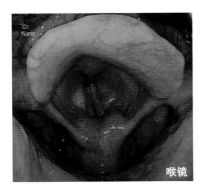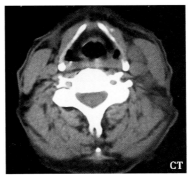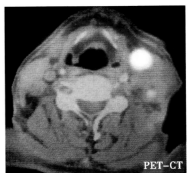

喉镜、CT及PET-CT检查未发现异常病灶

　　NBI喉镜检查发现左侧梨状窝可见浅溃疡型病变，NBI模式下可见黏膜表面有扩张的微血管，呈蛇形，病变向下达梨状窝尖部，未侵及到食管入口。

　　活检病理：（左侧梨状窝）鳞状细胞癌。

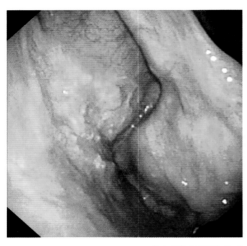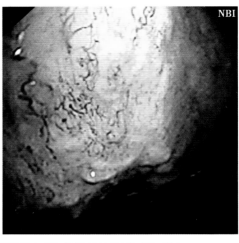

左侧梨状窝浅
表癌喉镜下表
现

左侧梨状窝浅表癌喉镜下表现（喉部NBI分型：Ⅴb型）

病例5

患者，男，59岁。主诉：左上颈部肿物1月余，外院左颈部清扫术后半个月，术后病理为淋巴结转移性鳞状细胞癌，既往做过常规喉镜、CT和PET-CT均没有发现原发灶。

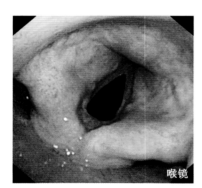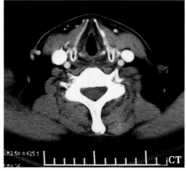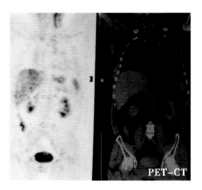

喉镜、CT及PET-CT检查未发现异常病灶

NBI喉镜检查发现左侧声带表面可见异常扩张的斑点，病变向前累及前联合。

活检病理：（喉部）鳞状上皮原位癌。

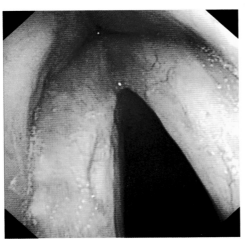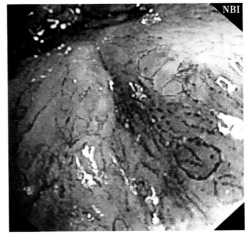

早期声门型喉癌喉镜下表现

早期声门型喉癌喉镜下表现（喉部 NBI 分型：Ⅴa 型）

病例 6

　　患者，男，62 岁。主诉：右颌下淋巴结转移癌，原发灶不明。既往做过常规喉镜、CT
和 MRI 均没有发现原发灶。

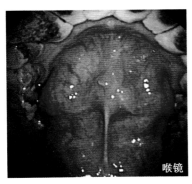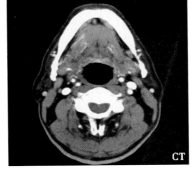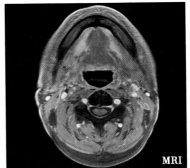

喉镜、CT 及 MRI 检查未发现异常病灶

　　NBI 喉镜检查发现右侧口底黏膜表面可见异常扩张的斑点，病变累及舌正中系带。
活检病理：（口底）鳞状上皮原位癌。

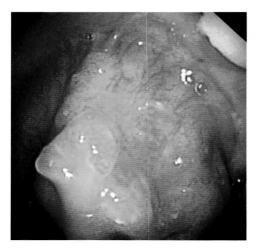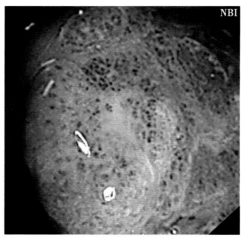

口底早期癌喉镜下表现

口底早期癌喉镜下表现（喉部 NBI 分型：Ⅴa 型）

参 考 文 献

1. 中华耳鼻咽喉头颈外科杂志编辑委员会鼻科组，中华医学会耳鼻咽喉头颈外科学分会鼻科学组. 慢性鼻 - 鼻窦炎诊断和治疗指南（2012 年，昆明）. 中华耳鼻咽喉头颈外科杂志，2013，48（2）：92-94.

2. 中华耳鼻咽喉头颈外科杂志编委会鼻科组，中华医学会耳鼻咽喉头颈外科学分会鼻科学组. 变应性鼻炎诊断和治疗指南（2009 年，武夷山）. 中华耳鼻咽喉头颈外科杂志，2009，44（12）：977-978.

3. Sauter A，Matharu R，Hörmann K，et al. Current adⅤances in the basic research and clinical management of sinonasal inverted papilloma（review）. Oncol Rep，2007，17（3）：495-504.

4. Lesperance MM，Esclamado RM. Squamous cell carcinoma arising in inverted papilloma. Laryngoscope，1995，105（2）：178-183.

5. 董志伟. 临床肿瘤学. 第 1 版. 北京：人民卫生出版社，2002.

6. 文译辉，文卫平. 鼻腔鼻窦恶性肿瘤的治疗进展. 2010—2010 年慢性鼻窦炎研讨会：119-126.

7. 王湘连，刘慧忠. 嗅神经母细胞瘤的治疗与预后探讨. 中华肿瘤防治杂志，2007，14（22）：1728-1729.

8. 陆银萍. 鼻腔神经内分泌癌 2 例报告并文献复习. 浙江大学硕士学位论文，2011.

9. 李晔雄，姚波. 鼻腔 NK/T 细胞淋巴瘤的临床病理特点及治疗. 中华放射肿瘤学杂志，2004，13（3）：172-176.

10. 纪文静，包永星. 鼻腔 NK/T 细胞淋巴瘤的病理特征及治疗进展. 山东医药，2009，49（28）：105-106.

11. 李建文. 鼻腔 NK/T 细胞淋巴瘤的临床特点及治疗现状. 中国医药指南，2010，8（1）：31-33.

12. 沙炎，罗德红，李恒国. 头颈部影像学. 耳鼻咽喉头颈外科卷. 北京：人民卫生出版社，2013.

13. 北京协和医院. 耳鼻咽喉头颈外科诊疗常规. 第 2 版. 北京：人民卫生出版社，2012.

14. 杨桦. 黄德亮. 实用耳鼻咽喉头颈外科临床治疗学. 第 1 版. 郑州：郑州大学出版社，2012.

15. 郭伟. 头颈部肿瘤诊断治疗学. 第 1 版. 北京：人民军医出版社，2013.

16. Casciato DA. 临床肿瘤学手册. 第 6 版. 刘云鹏，李智译. 北京：中国协和医科大学出版社，2012.

17. Snow Jr JB，Wackym PA. Ballenger 耳鼻咽喉头颈外科学. 第 17 版. 李大庆主译. 北京：人民卫生出版社，2012.

18. Barnes L. 头颈部肿瘤病理学和遗传学 /WHO 世界卫生组织肿瘤分类. 第 1 版. 刘红刚主译. 北京：人民卫生出版社，2006.

19. 中国鼻咽癌临床分期工作委员会. 鼻咽癌 92 分期修订工作报告. 中华放射肿瘤学杂志, 2009, 18 (1): 2-6.

20. 李群. EB 病毒 VCA-IGA 和 EA-IGA 抗体与鼻咽癌诊断的关系. 海南医学院学报, 2007, 13 (2): 180-183.

21. 简奕燮, 刘宝瑛, 郭丽霞, 等. 50 例鼻咽结核的诊治分析. 临床耳鼻咽喉头颈外科杂志, 2012 (24): 1138-1140.

22. 朱辉严, 许平, 谢磊. 鼻咽结核 CT、MRI 诊断. 医药前沿, 2013 (1): 30-31.

23. 孙淑清, 郭帅, 吕艳. 鼻咽部结核 1 例报告并文献复习. 临床肺科杂志, 2010, 15 (6): 890-891.

24. 邓伟, 黄天壬, 陈万青, 等. 中国 2003—2007 年鼻咽癌发病与死亡分析. 肿瘤, 2012, 32 (3): 189-193.

25. 罗容珍, 钟碧玲, 宗永生, 等. 高发区鼻咽癌病理组织学类型构成的特点. 中国肿瘤, 2001, 10 (8): 473-475.

26. 魏矿荣, 徐莹, 张文俊, 等. 鼻咽癌的病理组织学分类. 中华病理学杂志, 2011, 40 (5): 355-358.

27. 黄晓东, 易俊林, 高黎, 等. 抗表皮生长因子受体单克隆抗体 h-R3 联合放疗治疗晚期鼻咽癌的 II 期临床研究. 中华肿瘤杂志, 2007, 29: 197-201.

28. 高黎, 易俊林, 黄晓东, 等. 鼻咽癌根治性放疗 10 年经验总结. 中华放射肿瘤学杂志, 2006, 15 (4): 249-256.

29. Lee AW, Sze WM, Au JS, et al. Treatment results for nasopharyngeal carcinoma in the modern era: the Hong Kong experience. Int J Radiat Oncol Biol Phys, 2005, 61 (4): 1107-1116.

30. 易俊林, 高黎, 黄晓东, 等. 416 例鼻咽癌调强放疗远期生存与影响因素分析. 中华放射肿瘤学杂志, 2012, 21 (3): 196-200.

31. 何洁华, 宗永生, 罗容珍, 等. 鼻咽原发性腺癌的临床病理分析. 2003, 22 (7): 753-757.

32. 殷捷, 刘立志, 古模发. 鼻咽腺样囊性癌临床影像学特点. 中华耳鼻咽喉头颈外科杂志, 2013, 48 (11): 930-933.

33. 曹建忠, 罗京伟, 徐国镇, 等. 33 例原发鼻咽腺样囊性癌临床分析. 中华放射肿瘤学杂志, 2009, 18 (1): 26-29.

34. Cao CN, Luo JW, Xu GZ, et al. Management of nasopharyngeal adenoid cystic carcinoma. J Oral Maxillofac Surg, 2013, 71 (4): e203-e209.

35. 郭志祥, 郭睿. 重视咽异感症的诊治. 中华耳鼻咽喉头颈外科杂志, 2005, 40 (8): 638-640.

36. 朱元民, 赵景涛. 咽异感症与消化道疾病. 临床耳鼻咽喉科杂志, 2001, 15 (3): 142-143.

37. 中华医学会呼吸病学分会睡眠呼吸障碍学组. 阻塞性睡眠呼吸暂停低通气综合征诊治指南 (2011 年修订版). 中华结核和呼吸杂志, 2012, 35 (1): 9-12.

38. 中华耳鼻咽喉头颈外科杂志编辑委员会, 中华医学会耳鼻咽喉头颈外科学分会咽喉学组. 阻塞性睡眠呼吸暂停低通气综合征诊断和外科治疗指南. 中华耳鼻咽喉头颈外科杂志, 2009, 44 (2): 95-96.

39. 孙伟, 罗德红, 周强, 等. 口咽部恶性肿瘤的 CT 表现. 临床放射学杂志, 2004, 23 (4): 287-291.

40. 黄辉, 张彬, 陈汶, 等. 口咽部鳞状细胞癌人乳头状瘤病毒感染预后初步分析. 中华耳鼻咽喉头颈外科杂志, 2012, 47 (3): 207-211.

41. 张永侠, 张彬, 高黎, 等. 口咽鳞状细胞癌 318 例临床分析. 中华耳鼻咽喉头颈外科杂志, 2013, 48 (5): 398-404.

42. Denis F, Garaud P, Bardet E, et al. Final results of the 94-01 French Head and Neck Oncology and Radiotherapy Group randomized trial comparing radiotherapy alone with concomitant radiochemotherapy in adVanced-stage oropharynx carcinoma. J Clin Oncol, 2004, 22: 69-76.

43. Vokes EE, Stenson K, Rosen FR, et al. Weekly carboplatin and paclitaxel followed by concomitant paclitaxel, fluorouracil, and hydroxyurea chemoradiotherapy: curative and organ-preserving therapy for adVanced head and neck cancer. J Clin Oncol, 2003, 21: 320-326.

44. Hitt R, López-Pousa A, Martínez-Trufero J, et al. Phase III study comparing cisplatin plus fluorouracil to pacli-

taxel, cisplatin, and fluorouracil induction chemotherapy followed by chemoradiotherapy in locally adVanced head and neck cancer. J Clin Oncol, 2005, 3(34): 8636-8645.

45. Posner M R, Hershock DM, Blajman CR, et al. Cisplatin and fluorouracil alone or with docetaxel in head and neck cancer. N Engl J Med, 2007, 357(17): 1705-1715.

46. Wu RY, Li YX, Wang WH, et al. Clinical disparity and favorable prognoses for patients with Waldeyer ring extranodal nasal-type NK/T-cell lymphoma and diffuse large B-cell lymphoma. Am J Clin Oncol, 2014, 37(1): 41-46.

47. 李月敏, 张伟京. 咽淋巴环淋巴瘤临床研究进展. 白血病•淋巴瘤, 2002, 11(1): 48-50.

48. 吴润叶, 李晔雄, 王维虎, 等. 原发韦氏环弥漫性大 B 细胞与结外鼻型 NK/T 细胞淋巴瘤的临床特征和预后比较. 中华放射肿瘤学杂志, 2012, 21(3): 231-235.

49. 亓妹楠, 李晔雄, 刘清峰, 等. 韦氏环和结内弥漫性大 B 细胞淋巴瘤的临床特征与预后. 中华放射肿瘤学杂志, 2009, 18(1): 7-10.

50. 张宗敏, 唐平章, 徐震纲, 等. 下咽鳞状细胞癌不同治疗方案的临床分析. 中华肿瘤杂志, 2005, 27(1): 48-51.

51. 赵坚强. 下咽癌的治疗进展. 中国医药导报, 2014, 11(13): 161-163.

52. 黄志刚. 下咽癌治疗中的喉功能保留策略. 中华耳鼻咽喉头颈外科杂志, 2014, 49(7): 529-532.

53. 韩德民, Sataloff RT, 徐文. 嗓音医学. 第 2 版. 北京: 人民卫生出版社, 2017.

54. 李进让, 孙建军. 声带任克水肿. 中国耳鼻咽喉头颈外科, 2006, 13(1): 60-61.

55. 于萍, 王刚, 张贵娟, 等. 声带任克水肿的临床特点及治疗原则. 听力学及言语疾病杂志, 2010, 18(6): 571-574.

56. 秦贺, 黄金中. 沟状声带的诊断和治疗进展. 听力学及言语疾病杂志, 2006, 14(5): 393-394, 400.

57. 胡庆华, 韩淼, 王敏. 声带沟的临床治疗进展. 延安大学学报(医学科学版), 2010, 08(2): 4-5.

58. Ford CN, Inagi K, Khidr A, et al. Sulcus vocalis: a rational analytical approach to diagnosis and management. Ann Otol Rhinol Laryngol, 1996, 105(3): 189-200.

59. Nakayama M, Ford CN, Brandenburg JH, et al. Sulcus vocalis in laryngeal cancer: a histopathologic study. Laryngoscope, 1994, 104(1 Pt 1): 16-24.

60. Hsiung MW, Woo P, Wang HW, et al. A clinical classification and histopathological study of sulcus vocalis. Eur Arch Otorhinolaryngol, 2000, 257(8): 466-468.

61. 沙骥超, 朱冬冬, 孟粹达. 间隔六年对侧室带再发局部喉淀粉样变一例. 中华耳鼻咽喉头颈外科杂志, 2014, 49(2): 167-168.

62. 吉晓滨, 梁赐芳. 喉淀粉样变性病. 国外医学(耳鼻咽喉科学分册), 2004, 28(1): 31-34.

63. 李进让, 肖水芳. 咽喉反流性疾病诊疗研究中存在的问题. 中华耳鼻咽喉头颈外科杂志, 2014, 49(5): 353-355.

64. Sataloff RT, Hawkshaw MJ, 徐文. 咽喉反流性疾病. 中华耳鼻咽喉头颈外科杂志, 2014, 49(5): 432-436.

65. 邱新峰, 程万民. 咽喉反流性疾病的诊疗策略. 继续医学教育, 2014, 28(6): 58-60.

66. 郑宏良, 陈东辉. 咽喉反流疾病的诊治亟待规范. 中华耳鼻咽喉头颈外科杂志, 2013, 48(6): 441-444.

67. 陈琦, 丁永清. 咽喉反流的研究进展. 中国眼耳鼻喉科杂志, 2012, 12(1): 6-10.

68. 李进让. 咽喉反流性疾病的诊断和治疗. 中华耳鼻咽喉头颈外科杂志, 2009, 44(2): 172-176.

69. 米姣平, 樊韵平, 王静清. 喉咽反流病的临床表现及诊断. 国际耳鼻咽喉头颈外科杂志, 2009, 33(5): 253-257.

70. Belafsky PC, Postma GN, Koufman JA. Validity and reliability of the reflux symptom index(RSI). J Voice, 2002, 16(2): 274-277.

71. Belafsky PC, Postma GN, Koufman JA. The Validity and reliability of the reflux finding score(RFS). Laryngoscope, 2001, 111(8): 1313-1317.

72. 白玉萍，王志强，毛美玲，等. 国际病理学会第 29 届病理学大会头颈部病理专题研讨会介绍（一）. 诊断病理学杂志，2013，20（9）：587-590.

73. 张红凯，刘红刚. 喉癌前病变的分类及其临床病理学研究现状. 中华病理学杂志，2010，39（8）：570-573.

74. 马丽晶，倪鑫. 喉黏膜白斑病. 国际耳鼻咽喉头颈外科杂志，2007，31（5）：249-252.

75. 杜灵彬，毛伟敏，陈万青，等. 中国 2003—2007 年喉癌发病率和死亡率分析. 中华流行病学杂志，2012，33（4）：395-398.

76. 中华耳鼻咽喉头颈外科杂志编辑委员会头颈外科组，中华医学会耳鼻咽喉头颈外科学分会头颈学组. 喉癌外科手术及综合治疗专家共识. 中华耳鼻咽喉头颈外科杂志，2014，49（8）：620-626.

77. 尹倩. 口腔癌的病因与治疗研究进展. 肿瘤研究与临床，2014，26（8）：573-576.

78. 张陈平. 口腔癌治疗规范的思考. 中国肿瘤临床，2010，37（16）：905-907.

79. 万德森. 临床肿瘤学. 第 3 版. 北京：科学出版社，2010.

80. 吴毅. 原发灶不明颈部转移性鳞癌的诊治. 中华肿瘤防治杂志，2006，13（12）：881-883.

81. 倪晓光，程荣荣，赖少清，张蕾，贺舜，张月明，王贵齐. 窄带成像内镜在原发灶不明的颈部转移性鳞癌诊断中的应用. 中华肿瘤杂志，2013，35（9）：698-702.

第四章
电子喉镜发展历史和未来方向

　　耳鼻咽喉头颈外科学是一门专科性质较强的学科，其中鼻咽喉部各器官部位深在、隐蔽，解剖结构精细、复杂，不易直接窥及，欲认识其正常形态和病理现象，需利用特殊的检查设备。喉镜（laryngoscope）是内镜大家庭中的一员，内镜（旧称为内窥镜或内视镜）一词的英文为"endoscopy"，起源于希腊语，系由字首"endo"（内部），与动词"skopein"（观察）组合而成，原意为窥视人体内部腔道的一种方法。喉镜从最初的间接喉镜到直接喉镜，从硬性喉镜到软性喉镜，从纤维喉镜到电子喉镜，经过一代代的发展，目前已经成为耳鼻咽喉科医生手中的一种重要工具。喉镜的出现极大地推动了对鼻咽喉部疾病的认识，促进了临床诊疗水平的不断提高。

第一节　喉镜的发展历史

一、间接喉镜

　　间接喉镜（indirect laryngoscope）是由西班牙一名声乐教师 Manuel García 于 1854 年发明，成为历史上观察到自己喉部结构第一人，被称为"喉镜之父"。随后这项技术被一位维也纳大学神经病学家 Ludwig Türck 教授所注意，并对间接喉镜进行了设计和改进，但由于方法不当，没能够很好地应用于喉部检查。1858 年，当时在波兰克拉科夫（Krakow）工作的生理学教授

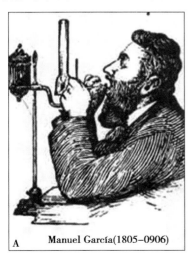 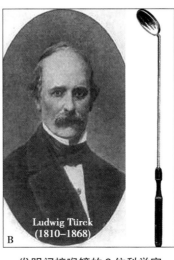 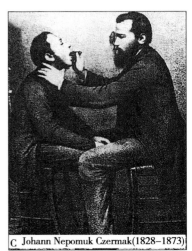

发明间接喉镜的 3 位科学家

A. García 利用间接喉镜观察自己的声带　B. Türck 及其发明的间接喉镜　C. Czermak 使用间接喉镜检查病人的喉部

Johann Nepomuk Czermak 来到维也纳度假,听说了 Türck 设计的间接喉镜,非常感兴趣,于是从 Türck 教授那里将间接喉镜借走,在自己的试验室使用 Türck 设计的间接喉镜来重复 García 的检查方法,由于方法得当,取得了成功,并在病人身上得到了应用。随后又设计通过凹面头镜聚光来观察喉部,提高了这项技术的实用性,迅速在临床上得到了推广。后来 Czermak 又设计了可以由鼻咽腔观察鼻腔后壁的鼻咽镜,这种通过镜面反射作用观察到喉部、鼻咽部及鼻腔后部的间接喉镜,作为耳鼻咽喉科的一种最常用而简便的检查器械一直延续到现在。

二、直接喉镜

随着医学的不断进步,这种利用镜面反射间接观察喉部的方法已不能满足临床上的需要。1895 年,德国内科医生 Alfred Kirstein 对硬性食管镜进行了改进,发明了一种能够直接观察到喉部检查器械,称为"autoscope",开辟了直接喉镜(direct laryngoscope)临床应用的先河。1906 年,美国的 Chevalier Jackson 结合了硬性内镜和电灯照明设计制造出著名的 Jackson 式直达喉镜,以 Jackson 式直达喉镜为基本原理的各式硬性喉内镜应用了近半个世纪。由于最初的直接喉镜需要检查者用一只手提喉镜柄,才能使直接喉镜固定在某一位置,1910 年德国医生 Gustav Killian 设计和介绍了一种原始的悬吊喉镜(suspension laryngoscopy),改变了手工提举喉镜费力且不能持久的局面,使外科医生的双手解放出来,从而为 20 世纪中期逐步开展的显微喉镜手术奠定了基础。1961 年德国医生 Oskar Kleinsasser 发明支撑喉镜(self-retaining laryngoscope),利用放在胸部的一种支撑装置,将硬性喉镜伸入咽喉部并固定,能够很好地显露出喉内的结构,这种原始的支撑喉镜设备随后得到逐步完善并在临床上得到快速推广应用,通过联合应用光源、摄像头、显微镜等设备,可以放大观察喉部影像并进行手术操作。到了 1970 年,美国医生 Jako 对支撑喉镜进一步改良,率先将激光技术引进喉部手术。直接喉镜属于硬性内镜的范畴,通过硬管在外部直接观察无论从图像的清晰度还是光线的亮度上受到了很大的制约。随着 20 世纪 60 年代后 Hopkins- 玻璃纤维 - 杆状透镜光学系统得到成熟和发展后,出现了光线亮度和图像清晰度明显提高的硬性喉内镜,其与直达喉镜结合应用后,大大促进了喉部检查和显微外科技术的发展,这种技术一直延续使用到现在。

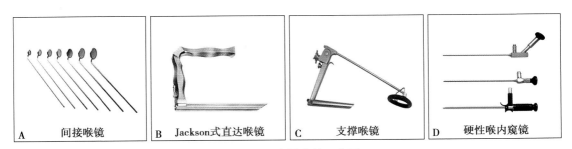

| A 间接喉镜 | B Jackson式直达喉镜 | C 支撑喉镜 | D 硬性喉内窥镜 |

间接喉镜及直接喉镜示意图

三、频闪喉镜

频闪喉镜(strobolaryngoscope)又称为动态喉镜,是一种用来观察声带振动和黏膜波传播的电子仪器。1878 年德国内科医生 Max Joseph Oertel 将工业上用的频闪仪创新性的应用在声带研究中,他使用频闪仪提供的光源代替普通光源,并使频闪光源的频率与音频一致,首次在体内观察了人类声带的"慢速"振动,实现了真正意义上的频闪喉镜检查。早期的频闪喉镜缺少足够亮度的照明,进入 20 世纪,卤素灯的引入解决了检查中的光源问题,频闪喉镜下的成像效果越来越好。现代频闪喉镜的开创者主要有格罗宁根大学的 Janwillem van den Berg、汉堡大学的 Rolf Timke、加州大学的 Hans von Leden 和美国医生 Elimar Schonharl,他们在 1960 年首先确定了频闪喉镜检查的内容和各种操作方法。1975 年 Hirano 将声带组织学研究与声带发音的生理功能紧密结合起来,提出了著名的声带黏膜体层 - 被覆理论,开创了嗓音学研究的新时代。频闪喉镜是观察声带黏膜波的重要工具,促进了嗓音学研究的迅速发展。随着技术及设备的进步,目前的频闪喉镜系统由频闪光源、内镜、麦克风、摄像系统及显示系统组成。频闪喉镜的观察可以通过硬性内镜也可以通过软性内镜进行观察,每种内镜都有自己的优点和缺点。

四、纤维喉镜

硬性喉镜在局麻检查中有一定的局限性,人们希望用可弯曲的软性内镜以减少检查过程中病人的痛苦和降低并发症。光导纤维的发展,为硬性不可弯曲内镜变为可曲性内镜提供了基础。20 世纪 50 年代初,荷兰的 Heel 和美国 Brien 相继将玻璃纤维制成束状,使光线能通过每根纤维向前透射。1954 年英国 Hopkins 和 Kapany 又按光学原理将玻璃纤维有规则地排列成束,制造出了用于体腔观察的内镜,并称之为纤维镜(fibroscope)。1957 年美国消化科医生 Basil Hirschowitz 与其他人合作发明了第一个胃十二指肠纤维镜(gastro-duodenal fibroscope)。但在当时,内镜的照明是通过安装在内镜顶端的小电灯泡来实现的,亮度有限,不能够有效地进行图像的观察和记录。为了克服这一缺点,日本的 Shigeto Ikeda 设想通过玻璃导光纤维将外部更亮光源的光线传送到内镜的前端,从而取代安装于前端的小灯泡,1964 年 Machida 公司生产出了世界上第一台纤维支气管镜的原型。1966 年日本生产出真正意义上的纤维支气管镜。纤维喉镜的发展落后于纤维消化内镜和纤维支气管镜,1968 年日本东京大学言语与嗓音医学研究所的 Sawashima 和 Hirose 首先报道了用于喉部检查的纤维喉镜(fibrolaryngoscope)。20 世纪 80 年代后,纤维喉镜的目镜部分与摄像机连接,组合成电视纤维喉镜,可将病变放大并在电视屏幕上实时显示病变的图像或手术过程,改变了过去仅供医师单人窥视及治疗的状态,能够提供多人同时观察,便于示教。纤维内镜的出现宣告软性内镜时代的到来,使内镜下的检查及治疗进入一个新的篇章,成为临床上非常重要的诊断工具。

五、电子喉镜

电子内镜是继硬性内镜和纤维内镜之后出现的新一代软管内镜,被认为是内镜发展史上的一个重要里程碑事件。电子内镜的出现与计算机和微电子技术的发展密不可分。1983 年美国 Welch Allyn 公司研制并应用微型图像传感器——电荷耦合器件(charge coupled device,CCD)代替了纤维内镜的光导纤维导像束,宣告了电子内镜的诞生。1984 年在日本的消化疾病周大会上,富士公司发布声明,研制出日本国内第一套电子内镜。日本在电子内镜的研发上处于世界的领先水平,随后日本的奥林巴斯(Olympus)公司、宾得(Pentax)公司等相继生产出电子胃镜、电子肠镜及电子支气管镜,广泛应用于临床上。由于鼻咽喉部各器官解剖结构的特殊性,需要非常纤细的管径才能通过鼻腔再探查到咽喉部,而 20 世纪 80 年中后期生产的集成电路微型摄像机体积偏大,不能经鼻腔置入。到了 20 世纪 90 年代初,微型计算机集成电路的生产能力逐渐成熟,日本的 Asahi Optical 公司于 1993 年首先生产出外径为 4.9mm 的电子鼻咽喉镜(VNL-1530,Pentax)。日本东京都立大冢病院(Tokyo Metropolitan Ohtsuka Hospital)的耳鼻咽喉科医生 Kawaida 于 1994 年首先报道了该内镜的使用情况,并与纤维喉镜做了对比,认为电子喉镜（electronic laryngoscope）的图像要明显优于纤维喉镜。1995 年 Asahi Optical 公司又推出了带活检孔道的治疗性电子鼻咽喉镜（VNL-2000，Pentax）。随后 Kawaida 于 1998 年和 2002 年又报道了更为纤细的内镜前端为 4.1mm 的电子鼻咽喉镜（VNL-1330，Pentax）和内镜前端为 3.9mm 电子鼻咽喉镜（ENF-240，Olympus）的临床应用情况，从此电子鼻咽喉镜基本接近成熟状态，并朝着更加纤细、更加高清的方向发展和完善。

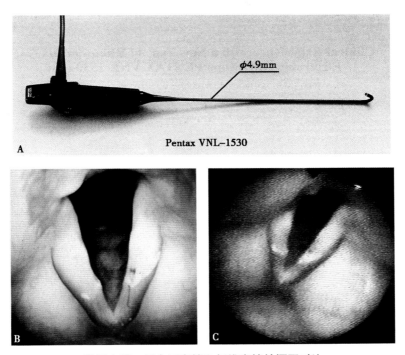

世界上第一例电子喉镜和纤维喉镜拍摄图对比
A. 世界上第一例电子喉镜 Pentax VNL-1530（日本 Asahi Optical 公司）　B 和 C. 同一个病人声带分别使用电子喉镜（B）和纤维喉镜（C）拍摄的图片对比

　　电子内镜与纤维内镜外形相似，照明仍用玻璃纤维导光束，但成像原理完全不同，纤维内镜以光导纤维（即导像束）来传递图像，操作者是通过目镜进行观察，或者电视摄像转接口安置在目镜处，通过监视器屏幕观察。而电子内镜则在内镜的前端装有一个微型 CCD，相当于一个微型电子摄像机，用 CCD 取代了纤维内镜的导像束，操作者是通过监视器的屏幕进行观察。图像质量是电子内镜的本质和最重要的性能指标，CCD 是决定电子内镜图像质量的核心部件，CCD 的基本构造是对光敏感的硅片，此硅片又被绝缘物分隔成栅状的势阱，每一个栅格代表一个成像元素，由一个二极管构成。当不同强度的光信号照射到 CCD 后，光子刺激硅片可产生相应能量的电荷蓄积于势阱内，并以电荷耦合的方式将光信号转变为电信号，这些分布电荷信息再经过视频处理中心转换成视频信号，输入监视器，监视器的屏幕上即可展现所要观察到的图像。CCD 仅能感受光信号的明暗强弱，只能得到黑白图像。为了获得彩色图像，必须在光学通路中放置彩色滤光片，大体上有以下两种方式：一种是顺次方式，在光源与导光纤维之间放置一块快速旋转的圆盘形 RGB 三原色滤光片，使红、绿、蓝 3 种色光顺次照射被摄物体上。CCD 捕捉顺序摄得 RGB 图像信号，通过记忆装置在视频处理器中变换成同时信号，将图像进行合成，在显示器上得到同步真彩色图像。另一种是同时方式，在 CCD 受光面装置镶嵌式原色或补色滤光片，受白色光源照射的对象物体发出的信号作用到 CCD 时，由于镶嵌式滤光片的作用立即转化为色信号，传递并贮存记忆进视频处理器，红、绿、蓝三种色信号同时传送，在时间上无差异。顺次成像方式的 CCD 尺寸小，色彩重建效果逼真，图像清晰度高。缺点是红、黄、蓝 3 种色信号的传送有时间上的差异，如果被照物体移动度大时，会出现"彩虹效应"（图像边缘会产生红、绿、蓝色）。目前电子喉镜产品主要采用同时成像方式。电子内镜在成像质量上明显由于纤维内镜，明显提高了对黏膜表面微细病变的观察能力。另外，由于光导纤维内镜由数万根纤细的玻璃纤维传导图像，随着使用次数的增多，玻璃纤维将逐渐折断，视野中的黑点也将越来越多，视野变得暗淡不清楚。电子内镜通过 CCD 导像，不存在玻璃纤维折断和易受 X 线破坏的缺陷，因此电子内镜的耐用性上要优于纤维内镜。电子内镜通过显示器观察，适合教学和观摩，通过与计算机连接，建立内镜影像工作站，在图像的记录、保存及检索等方面有明显的优势。

第二节　电子喉镜的未来发展方向

电子喉镜管径纤细，镜身柔软，图像清晰，能够充分检查到口腔、鼻腔、鼻咽腔、口咽腔、下咽和喉部等器官的黏膜情况，进而明确诊断疾病，并可以通过微创的方式进行内镜下治疗，已经成为耳鼻咽喉 - 头颈外科医生手中的一种重要工具，同时也有利地推动了鼻咽喉部学科的蓬勃发展。

电子喉镜在临床上主要发挥诊断和微创治疗的作用，在未来的发展过程中也主要围绕这两方面来加强和提高：

一、诊断方面的发展方向

1. 增加受试者舒适度和检查者便捷度　喉镜检查常规都从鼻腔进镜，因此要求镜身纤细、柔软，这样才能够减轻镜身通过患者鼻腔时的疼痛感，另外镜身纤细也能够减轻检查患者咽喉部的不适感，减轻对咽喉部的刺激，增加检查时的舒适度，提高患者的配合度。目前先端部最细的电子喉镜是 2.9mm，先端部最细的纤维喉镜是 1.8mm，已经达到比较纤细的程度，但是这两款内镜都没有活检孔道，只适合检查，不能够活检及治疗，在未来的发展过程中，会出现带活检孔道的纤细喉镜，满足临床上检查及治疗一体化的需要。为了方便门诊和急诊患者的检查，喉镜的主机及光源系统需要进一步简化，提高喉镜整体的便携度，这方面纤维喉镜的优势要优于电子喉镜，电子喉镜要逐步提高便携度的设计，在内镜主机、光源及图像显示方面进一步集成和一体化，来满足临床上的一些特殊需要。

2. 加强对黏膜表面的观察（发展重点）　内镜是观察空腔脏器黏膜最直接有效的手段，明显要优于影像学检查（CT 和 MRI 等）。鼻咽喉部肿瘤早期发现困难，多数患者确诊时病期常较晚，病变范围较广泛，不仅生存时间明显缩短，而且手术切除范围大，常导致患者吞咽和发声功能丧失，严重影响患者的生活质量，因此积极开展鼻咽喉部恶性肿瘤的早期诊断具有重要的临床意义。内镜检查能够直接观察到黏膜表面的形态学变化，并可以获得组织学证据，因而是发现和诊断早期鼻咽喉部恶性肿瘤的关键手段。电子内镜图像清晰度高，因此对黏膜表面的观察能力要优于纤维喉镜，但是目前纤维喉镜因为价格上明显低于电子喉镜，仍在许多单位继续应用。随着电子设备的快速更新换代以及临床上对图像清晰度的要求不断提高，电子喉镜将会成为各大医院鼻咽喉部检查的主要工具，纤维喉镜可能最终会被电子喉镜代替而逐渐退出历史舞台。

电子喉镜的发展要落后于电子胃肠镜和电子气管镜，从消化内镜和呼吸内镜的发展经历来看，电子喉镜还有很大的提升空间。为了加强对黏膜表面的观察，消化内镜已经开发出了附有变焦镜头（zoom）的放大内镜（magnifying endoscopy），其软性镜身的外径与普通电子胃镜完全相同；应用同一根镜子既可以进行常规胃镜检查，发现病变后可立即变焦即时进行放大观察，其放大倍数介于肉眼和显微镜之间，与实体显微镜所见相当，可清晰显示消化道黏膜的腺管开口形态、分布等变化，可起到光学活检的作用，可比较准确地反映病变的组织病理学背景，在一定程度上区分炎症性、增生性、腺瘤性和癌性病变，提高癌前期病变的检出率。常规内镜检查易漏诊的黏膜早期微小病变，运用内镜下染色结合放大内镜可及早发现，对消化道肿瘤的早期诊断有很大帮助。而激光共聚焦显微内镜（confocal laser endomicroscopy）是将电子内镜和共聚焦显微镜相结合，放大倍数可达 1 000 倍，分辨率为 0.7 微米，对表面和表面下的观察可达 250 微米的深度。由于其可深入组织深处进行虚拟光学切片分割，因此可识别固有层血管和细胞、完整基底膜、结缔组织和炎性细胞的典型组织学特征，进行细胞水平的组织学成像。这项技术对某些疾病（例如：结肠癌和早期癌病、溃疡性结肠炎、Barrett 食管、幽门螺旋杆菌感染、乳糜泻、胃食管反流和非糜烂性反流病）的早期诊断和治疗有重要意义。

电子内镜除了向高清、放大的方向发展外，近些年来又集中出现了一些具有特殊光学变化的内镜，代表性的是 Olympus 公司的窄带成像内镜（narrow band imaging，NBI）和自发荧光内镜（auto-fluorescence imaging，AFI），Fujinon 公司的富士智能分光比色内镜（Fuji intelligent colour enhancement，FICE）和 Pentax 公司的 I-Scan 内镜等，这些技术的特点是能够鲜明地增加病灶与背景之间的对比效果，明显提高临床上微小和浅表的早期癌性病灶的检出能力，而且这些技术具有良、恶性病变鉴别诊断的作用，使内镜下的正确诊断率明显提高，已经在消化内镜的检查中发挥着重要的作用。目前 Olympus 公司的具有 NBI 功能电子喉镜在临床上应用较多，明显提高了鼻咽喉部恶性肿瘤的早期诊断能力，相信不久其他一些成熟的光学染色内镜技术陆续会整合到电子喉镜上，使电子喉镜在诊断方面出现明显的进步。

3. 加强对病变浸润深度和黏膜下病变的观察　常规内镜的光学作用只能观察黏膜表面的情况，无法探查到管壁层次结构或黏膜以外的情况，超声内镜（endoscopic ultrasonography，EUS）的出现解决了这个问题，开拓了内镜诊断和治疗的新领域。超声内镜同时具有内镜和超声波的双重功能，微型高频超声探头安置在内镜的前端，通过向人体组织表面发射超声波后，对人体各组织层次之间的回声信号进行识别，来获得管壁各层次的组织学特征及周围邻近结构的超声图像。目前消化内镜的超声内镜和支气管镜的超声内镜已经在临床上得到了广泛应用，其中消化内镜的超声内镜的主要优势在于确定胃肠黏膜下病变的性质，判断消化道恶性肿瘤的侵袭深度和范围，诊断胰腺系统疾病等。呼吸内镜的超声内镜主要结合穿刺技术，在超声引导下穿刺纵隔及支气管壁外的肿大淋巴结，进行定性诊断。目前还没有专门整合在电子喉镜上的超声内镜，最细小的超声内镜前端外径是 6.9mm，通过鼻腔进入有一定困难，期待公司能够推出更细小的超声内镜以便用于鼻咽喉部疾病的诊断上。诊断鼻咽喉部的超声内镜一方面可以探查出病变的浸润深度，为开展微创治疗提供必要的信息。另一方面将会提高壁外或黏膜下病变的诊断能力，结合穿刺技术，获取病理或细胞学标本以明确诊断。

二、治疗方面的发展方向

电子喉镜最主要的临床作用是诊断，但是不要忽视它在鼻咽喉部疾病中所具有的微创治疗作用。在电子喉镜下开展治疗所具有的优势是图像清晰，所有操作一般在表面麻醉下进行，方便、快捷，患者痛苦小，术后恢复快，局部反应轻，不需要气管切开，手术费用低。目前大多数声带息肉、声带小结以及咽喉部的乳头状瘤都可以直接在门诊通过电子喉镜下切除，不需要行全麻支撑喉镜下的喉显微手术。要想进一步扩大电子喉镜在微创治疗方面的适应证，必须要在两个方面有所改进和提高。

1. 内镜本身的改良　内镜本身应是带活检孔道的治疗镜，目前最细小的治疗性喉镜的先端部外径是4.8mm，工作管道内径是2mm，有时难以通过外径较粗大的治疗性辅助器械，尚不能满足治疗上的需要，因此需要发展在先端部外径不变的情况下，增加工作管道内径（要达到≥2.8mm）的治疗性内镜。这样会有更多的辅助配件可供选择，扩大电子喉镜下微创治疗的适应证，提高微创手术治疗的效果，减少患者的不适反应。

2. 治疗用辅助器械或配件的完善　目前常用的辅助器械或配件有活检钳、异物钳、圈套器、各种激光光纤和导管等。消化内镜在治疗方面进展较快的是内镜黏膜下剥离术（ESD），这与黏膜下剥离所需的辅助配件的发展有密切的关系，各种形状的黏膜下剥离刀大大推动了对消化道早期癌的内镜微创治疗水平，这些配件将来有可能将会应用在电子喉镜中。高能量光纤型激光对开展电子喉镜下的微创治疗具有重要的作用。目前用于临床上的激光有YAG、KTP、半导体、CO_2、铥激光等，这些激光器输出的激光可通过光纤传输，可以导入电子喉镜的工作管道内，能够开展鼻咽喉部及气管内病变的微创治疗，如声带白斑、声带癌前病变和早期癌、会厌囊肿、喉狭窄和喉乳头状瘤等。内镜下开展的治疗项目效果的好坏与治疗用的辅助器械或配件密切相关，输出的激光生物组织效应应朝着稳定精确的方向发展，光纤内径要细小耐用，配套的仪器设备应性能高、操作方便、使用成本低廉。

电子喉镜在临床上的应用自1993年至现在已经近30年了，其本身以高清的图像清晰度、灵活的内镜操作度、便捷的内镜图像存储及报告输出得到了耳鼻咽喉科医生的认同。随着现代科学技术的快速发展，尤其是微电子、光学和物理学的发展，必将推动新式电子喉镜的不断推陈出新，来满足临床医生的工作需要。新式的电子喉镜将会朝着提高病变检出率、提高病变性质判断准确率和促进微创治疗的方向发展，将会成为耳鼻咽喉科医生开展临床工作的重要工具。

参 考 文 献

1. Snow Jr JB，Wackym PA. Ballenger耳鼻咽喉头颈外科学. 第17版. 李大庆主译. 北京：人民卫生出版社，2012.

2. Jako GJ. Laryngoscope for microscopic observation, surgery and photography. The development of an instrument. Arch Otolaryngol，1970，91（2）：196-199.

3. Strong MS，Jako GJ. Laser surgery in the larynx: early clinical experience with continuous CO2 laser. Ann Otol Rhinol Laryngol，1972，81（6）：791-798.

4. Hopkins HH. The Application of Frequency Response Techniques in Optics. Proc Phys Soc，1962，79（5）：889-896.

5. 雷科，吴赓之. 动态喉镜的进展及其应用. 临床耳鼻咽喉科杂志，1996，10（5）：319-320.

6. 杨式麟，何平. 频闪喉镜的原理和应用. 中华耳鼻咽喉科杂志，1996，31（2）：123-124.

7. 魏春生，王薇. 动态喉镜应用和研究进展. 中国眼耳鼻咽喉科杂志，1999，4（5）：182-184，208.

8. 韩德民，Sataloff RT，徐文. 嗓音医学. 第2版. 北京：人民卫生出版社，2017.

9. 李强. 呼吸内镜学. 第1版. 上海：上海科学技术出版社，2003.

10. 周水淼. 电子喉镜和纤维喉镜诊断治疗学. 上海：上海第二军医大学出版社，2002.

11. Morgenthal CB, Richards WO, Dunkin BJ, et al. The role of the surgeon in the evolution of flexible endoscopy. Surg Endosc, 2007, 21（6）: 838-853.

12. 孔维佳. 耳鼻咽喉头颈外科学. 第 2 版. 北京：人民卫生出版社，2010.

13. Kawaida M, Fukuda H, Kohno N. Clinical Experience With a New Type of Rhino-Larynx Electronic Endoscope PENTAX VNL-1530. Diagn Ther Endosc, 1994, 1（1）: 57-62.

14. Kawaida M, Fukuda H, Shiotani A, et al. Initial experience of endoscopic phonosurgery with a prototype of the therapeutic rhinolarynx electronic endoscope. Diagn Ther Endosc, 1995, 1（4）: 229-232.

15. Kawaida M, Fukuda H, Kohno N. Electronic videoendoscopy of laryngeal lesions using a new type of rhinolarynx endoscope portion. Diagn Ther Endosc, 1998, 4（4）: 199-204.

16. Kawaida M, Fukuda H, Kohno N. Digital image processing of laryngeal lesions by electronic videoendoscopy. Laryngoscope, 2002, 112（3）: 559-564.

17. 李益农, 陆星华. 消化内镜学. 第 2 版. 北京：科学出版社，2004.

18. 曹绿红, 孙广滨. CO_2 激光在治疗喉部疾病中的临床应用. 国际耳鼻咽喉头颈外科杂志，2012, 36（5）: 259-261.

附　　录

笔者以第一/通讯作者发表的 NBI 喉镜相关文章

1. Ni XG，Wang GQ，Hu FY，Xu XM，Xu L，Liu XQ，Chen XS，Liu L，Ren XL，Yang Y，Guo L，Gu YJ，Hou J，Zhang JW，Yang Y，Xing B，Ren J，Guo HQ. Clinical utility and effectiveness of a training programme in the application of a new classification of narrow-band imaging for vocal cord leukoplakia：A multicentre study. Clin Otolaryngol，2019，44（5）：729-735.

2. Ni XG，Zhu JQ，Zhang QQ，Zhang BG，Wang GQ. Diagnosis of vocal cord leukoplakia：The role of a novel narrow band imaging endoscopic classification. Laryngoscope，2019，129（2）：429-434.

3. 张宝根，倪晓光（通讯作者）. 窄带成像内镜在头颈部肿瘤诊断中的应用. 癌症进展，2019，17（2）：125-127，161.

4. 张晴晴，张宝根，倪晓光（通讯作者）. 窄带成像内镜对喉癌诊断价值的 Meta 分析. 癌症进展，2018，16（14）：1719-1723.

5. 冯炜，杨翼，辛忠海，倪晓光（通讯作者）. 以急性喉炎为首发症状的喉癌误诊体会. 中华耳鼻咽喉头颈外科杂志，2018，53（8）：640.

6. 倪晓光，张宝根. 窄带成像内镜在鼻咽癌早期诊断中的作用. 中华耳鼻咽喉头颈外科杂志，2018，53（1）：44-44.

7. Ni XG，Zhang QQ，Zhu JQ，Wang GQ. Hypopharyngeal cancer associated with synchronous oesophageal cancer：risk factors and benefits of image-enhanced endoscopic screening. J Laryngol Otol，2018，132（2）：154-161.

8. Ni XG，Zhang QQ，Wang GQ. Classification of nasopharyngeal microvessels detected by narrow band imaging endoscopy and its role in the diagnosis of nasopharyngeal carcinoma. Acta Otolaryngol，2017，137（5）：546-553.

9. 冯炜，倪晓光（通讯作者）. 窄带成像内镜在声带息肉样病变中的鉴别诊断作用. 中华耳鼻咽喉头颈外科杂志，2017，52（2）：157-158.

10. 倪晓光. 窄带成像内镜对声带白斑的鉴别诊断. 中华耳鼻咽喉头颈外科杂志，2017，52（1）：76-77.

11. Ni XG，Zhang QQ，Wang GQ. Narrow band imaging versus autofluorescence imaging for head and neck squamous cell carcinoma detection：a prospective study. J Laryngol Otol，2016，130（11）：1001-1006.

12. 倪晓光. 窄带成像内镜在早期下咽癌诊断中的的应用. 中华耳鼻咽喉头颈外科杂志，2016，51（2）：104-104.

13. Ni XG，Wang GQ. The Role of Narrow Band Imaging in Head and Neck Cancers. Curr Oncol Rep，2016，18（2）：10.

14. 倪晓光. 从间接喉镜，硬性喉镜到未来的喉镜. 国际耳鼻咽喉头颈外科杂志，2016，40（4）：254-255.

15. 张晴晴，倪晓光（通讯作者）. 下咽癌的区域癌变现象及临床意义. 癌症进展，2016，14（9）：826-829.

16. 倪晓光，程荣荣，赖少清，张蕾，贺舜，张月明，王贵齐. 窄带成像内镜在原发灶不明的颈部转移性鳞癌诊断中的应用. 中华肿瘤杂志，2013，35（9）：698-702.

17. 倪晓光，程荣荣，高黎，赖少清，张蕾，贺舜，张月明，王贵齐. 窄带成像内镜在鼻咽癌诊断中的价值. 中国耳鼻咽喉头颈外科，2012，19（2）：57-61.

18. Ni XG，He S，Xu ZG，Gao L，Lu N，Yuan Z，Lai SQ，Zhang YM，Yi JL，Wang XL，Zhang L，Li XY，Wang GQ. Endoscopic diagnosis of laryngeal cancer and precancerous lesions by narrow band imaging. J Laryngol Otol，2011，125（3）：288-296.

19. 倪晓光，王贵齐. 咽喉部恶性肿瘤窄带成像特点及其临床应用价值. 中国医学文摘耳鼻咽喉科学，2011，26（4）：193-196.

20. 倪晓光，王贵齐. 窄带成像内镜在下咽癌诊断中的应用. 中华消化内镜杂志，2010，27（3）：166-168.

21. 倪晓光，贺舜，徐震纲，吕宁，高黎，袁峥，张月明，赖少清，易俊林，王晓雷，张蕾，李晓燕，王贵齐. 窄带成像内镜在喉癌诊断中的应用. 中华耳鼻咽喉头颈外科杂志，2010，45（2）：143-147.

22. 倪晓光，贺舜，高黎，徐震纲，吕宁，袁峥，张月明，赖少清，易俊林，王晓雷，张蕾，李晓燕，王贵齐. 窄带成像内镜在喉咽癌早期诊断中的应用. 中国耳鼻咽喉头颈外科，2009，16（10）：550-554.

结语与致谢

近几年来，NBI 喉镜在国内推广普及得很快，这极大促进了鼻咽喉部肿瘤尤其是早期癌变诊断水平的提高。然而在多次和同行的交流中，不少医师反映在 NBI 喉镜的临床具体应用中还有许多疑惑和问题，希望有专门的书籍介绍相关的内容。于是我在 2015 年底出版了一部书籍——《电子喉镜临床应用——鼻咽喉部肿瘤窄带成像内镜图谱》，在这部书重点介绍了 NBI 喉镜的相关知识和典型病例，图书出版后市场反应热烈。

3 年多的时间过去了，我又积累了一些非常具有代表性的病例和喉镜视频，也针对大家在 NBI 喉镜临床使用中疑难问题进行了专项的研究，对 NBI 喉镜的相关内容进行了针对性的梳理和总结，遂于今年年初撰写完成这部临床实用性强、针对 NBI 喉镜的专著——《窄带成像喉镜临床应用》。该书的特点是对 NBI 喉镜在鼻咽喉部疾病（尤其是鼻咽喉部肿瘤）中的应用进行了系统的总结，汇聚了约 500 个典型病例的代表图片和 173 个典型视频来展现 NBI 喉镜在鼻咽喉部肿瘤中的具体表现，希望通过经典的病例和视频让读者掌握不同类型病变的典型特点，尤其是具体临床分型的应用，以及如何通过分型判断病变的性质，鉴别肿瘤和非肿瘤、良性肿瘤和恶性肿瘤。

在我进行内镜检查时，我发现 NBI 技术对发现鼻咽喉部的早期癌变及判断病变的侵犯范围具有重要的作用（但是亦不可夸大 NBI 喉镜的作用，白光普通内镜仍是我们进行内镜观察和诊断的重要依据）。对一些疑难病变的诊断，需要结合白光和 NBI 模式下的表现进行综合分析判断。对一些早期癌变，通过白光发现病变，NBI 技术才有用武之地，如果连病变都发现不了，NBI 模式的应用也是无的放矢。所以练就一双火眼金睛，是每个喉镜检查操作者的必修功课，借助优质的高清喉镜检查者当然更容易发现病灶，但一名优秀的喉镜检查操作者要力求做到在喉镜设备条件不佳的情况下也要争取把病灶发现。这不仅需要扎实的喉镜检查基本功，养成良好的操作习惯，且规范的进行喉镜操作检查是内镜下诊断的关键。因此在本书开篇我重点介绍了电子喉镜规范化操作的内容，做喉镜检查的医生一方面要不断提升检查的动作和手法，让自己有技术操控好内镜贴近病变表面进行观察，另一方面还要有构图意识、审美意识，利用好解剖标志，处理好整体和局部的关系，在喉镜下采集的每一张图片都要当成自己的一幅艺术作品，让其他的观察者明白图片重点展示的内容，从而获取到更多的临床信息，为后续的治疗做好服务。电子喉镜的规范化操作，我总结成八个字：清楚、端正、远近结合。做到这几点，对病变性质判断的帮助有时胜过高级昂贵喉镜的辅助，所以规范化的操作是我们进行内镜下诊治活动的根本，早期癌变的发现不在于有没有高端的内镜设备，重点在于有没有按照规范进行操作，只有达到规范化操作的要求，新技术出现的时候才能够把新技术用好，才能为自己的内镜水平助力。

写书是非常耗时费力的一件事，我做这件事全凭自己的兴趣。图书与发表于期刊的论文相比，可以更多地展示临床工作的细节，写作时可以更多地融入我自己多年凝萃的临床经验和写作风格。单单从本书动笔到完稿，经历了300余个日夜，而前期的资料搜集整理和专著框架构思耗时更是不计其数。

虽然整本书全部由我一人逐字逐句完成，但是与众多老师、朋友、亲人的帮助、指导、关心和支持是分不开的，借本书付梓之际表达我的衷心谢意。

首先要感谢的是我所在科室的主任王贵齐教授，在他的带领下，我们将NBI技术在全国率先引入到鼻咽喉部肿瘤的内镜检查中，他开阔的眼界，敬业的工作精神为我做出了榜样。同时要感谢科里共同工作的各位医生和护士，他们的积极配合和帮助让我有时间把更多的经历投入到该书的写作之中。

感谢中国医学科学院肿瘤医院给了我一个宽阔的学习平台，让我不断吸取新知，充实自己，不断提高。

感谢南京明基医院耳鼻咽喉头颈外科诊疗中心院长于振坤教授在该书出版中给予的帮助和宝贵意见。

感谢锦州医科大学附属第一医院耳鼻咽喉头颈外科王艳锟医生对我所著的上一本书提出的宝贵意见和为本书的出版提供的宝贵病例资料。感谢河南省汝州市中医院耳鼻喉科张俊伟医生为该书提供了宝贵的病例资料。

同时还要感谢奥林巴斯公司贾健、马文静等给予的帮助和支持。

感谢人民卫生出版社给予的建议和帮助。

本书出版得到"深圳市'医疗卫生三名工程'项目资助（项目编号SZSM201911008)"。

最后，还要特别感谢的是我的父母、妻子和儿女，所有的文字都是在一天繁忙的工作后利用业余和休假时间完成的，都是从应该陪伴家人的时间中挤出来的，所以对爱人、父母、孩子有深深的愧疚感。他们对我无私的爱与照顾是我不断前进的动力源泉，是我工作、研究及写作的坚强后盾。我想把最后的劳动果实献给他们，希望我的亲人们能够理解和欣慰。

千言万语，难以完全表达我心中的感激之情。在本书即将出版之际，我又诚惶诚恐：书中所著多为我从业十余年的临床经验所得，而国内外关于鼻咽喉部NBI喉镜领域的参考资料少之又少故难以辅证，且本人非耳鼻咽喉专业出身，所以书中难免有错误、疏漏及不足之处，还请各位同行提出宝贵意见，以便下次再版时纠错补疏、改进提高，在此表示诚挚感谢。

倪晓光

2019年2月20日

图书在版编目（CIP）数据

窄带成像喉镜临床应用 / 倪晓光著. —北京：人
民卫生出版社，2019

ISBN 978-7-117-28887-3

Ⅰ. ①窄…　Ⅱ. ①倪…　Ⅲ. ①喉镜检　Ⅳ.
①R767.04

中国版本图书馆 CIP 数据核字（2019）第 192633 号

人卫智网	www.ipmph.com	医学教育、学术、考试、健康，购书智慧智能综合服务平台
人卫官网	www.pmph.com	人卫官方资讯发布平台

窄带成像喉镜临床应用

著　　者：倪晓光
出版发行：人民卫生出版社（中继线 010-59780011）
地　　址：北京市朝阳区潘家园南里 19 号
邮　　编：100021
E - mail：pmph @ pmph.com
购书热线：010-59787592　010-59787584　010-65264830
印　　刷：北京盛通印刷股份有限公司
经　　销：新华书店
开　　本：787×1092　1/16　印张：22
字　　数：535 千字
版　　次：2019 年 9 月第 1 版　2019 年 9 月第 1 版第 1 次印刷
标准书号：ISBN 978-7-117-28887-3
定　　价：225.00 元

打击盗版举报电话：010-59787491　E-mail：WQ @ pmph.com
（凡属印装质量问题请与本社市场营销中心联系退换）